Preemie Care: A Guide to Navigating the First Year
with Your Premature Baby

早产儿第一年

从NICU到家庭照护完全指南

[加]卡伦·拉斯比　　[加]塔米·谢罗 ◎ 著

徐俊华 ◎ 译

北京科学技术出版社

著作权合同登记号　图字：01-2022-4822

图书在版编目（CIP）数据

　早产儿第一年：从NICU到家庭照护完全指南 / (加)
卡伦·拉斯比 (Karen Lasby) , (加) 塔米·谢罗
(Tammy Sherrow) 著；徐俊华译. — 北京：北京科学
技术出版社, 2022.11
　书名原文：Preemie Care: A Guide to Navigating
the First Year with Your Premature Baby
　ISBN 978-7-5714-2468-8

　Ⅰ.①早… 　Ⅱ.①卡… ②塔… ③徐… 　Ⅲ.①早产儿
—护理—指南②早产儿—哺育—指南　Ⅳ.①R473.72-62
②R174-62

　中国版本图书馆CIP数据核字（2022）第123910号

策划编辑：潘海坤　路　杨
责任编辑：路　杨
责任校对：贾　荣
图文制作：艺琳设计工作室
责任印制：吕　越
出 版 人：曾庆宇
出版发行：北京科学技术出版社
社　　址：北京西直门南大街16号
邮政编码：100035
电　　话：0086-10-66135495（总编室）　0086-10-66113227（发行部）
网　　址：www.bkydw.cn
印　　刷：三河市华骏印务包装有限公司
开　　本：787 mm × 1092 mm　1/16
字　　数：315千字
印　　张：18.75
版　　次：2022年11月第1版
印　　次：2022年11月第1次印刷
ISBN 978-7-5714-2468-8

定　　价：98.00元

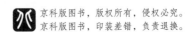

我们曾陪伴数千名早产儿和他们的父母走过成长的旅程。父母们的能力、毅力和爱一直鼓舞着我们。

谨以此书献给他们。

《早产儿第一年》英文版所获赞誉

卡伦·拉斯比和塔米·谢罗合作完成了一本讲述如何关爱和照顾早产儿的指南——它可以作为早产儿家庭首选的参考资料。在本书中，那些家有早产儿的父母各自分享了自己的小故事，给阅读这本书的其他早产儿父母带来了极大的安慰和帮助。对于正在 NICU 接受治疗或已经痊愈并即将被父母接回家的早产儿，我强烈地向他们的父母推荐这本书。它分析了早产儿出生后第一年可能出现的各种状况，解答了父母心中的困惑，给出了积极应对的方案。

迈克尔·纳维博士

新生儿学专家，"All Things Neonatal"网站创始人

早产儿被父母接回家后，整个家庭将会面临很多困难。在《早产儿第一年》一书中，卡伦·拉斯比和塔米·谢罗针对早产儿可能出现的每一个问题，阐述了重要的观点并逐一做了解答。两位作者曾帮助过众多有早产儿的家庭，指导他们解决照顾早产儿的过程中遇到的所有问题。这本书是一个非常好的资源库，通俗易懂且实用，所有准备迎接早产儿出院回家的父母，读后都会受益无穷。

黛博拉·克拉克博士

新生儿学专家，加拿大卡尔加里大学临床医学副教授

家中如有早产儿，将会体验一种充满恐惧、压力和不确定性的生活，甚至可能改变父母的人生。两位经验丰富的 NICU 的护士撰写了《早产儿第一年》，为早产儿父母提供了一件"救生衣"，指导他们如何顺利走过照顾早产儿这一充满挑战的旅程。

黛布·弗雷泽

新生儿科护士，
《Neonatal Network：Journal of Neonatal Nursing》编辑

NICU 的护士可以将《早产儿第一年》推荐给早产儿的父母，帮助他们了解在 NICU 里会遇到的问题以及早产儿出院以后需要应付的情况。本书描述了 NICU 的环境和早产儿典型治疗案例，并提供科学、实用的应对技巧。我为两位作者喝彩，他们为很多有早产儿的家庭提供了切实有用的帮助。

艾米·赖特博士
加拿大新生儿护士协会主席，
加拿大多伦多大学劳伦斯·S. 布隆伯格护理学院副教授

这是一本非常全面且实用的书，为所有护理 NICU 里的早产儿的医务工作者提供了很好的建议。凭借丰富的学习和工作经验，卡伦·拉斯比和塔米·谢罗提供了关于早产儿在 NICU 和出院后的重要信息。她们把复杂的信息通过简单明了、极具亲和力的方式展现出来。作为一名拥有四十多年 NICU 临床经验的医生，这本书是我重要的参考资料，它针对许多家庭和同事曾经提出的关于早产儿出现的一系列问题，给出了透彻的解释和正确的答案。

莱格·萨乌博士
加拿大卡尔加里大学名誉教授

早产儿的父母们经常会询问：早产儿从 NICU 出院被接回家后，该如何护理呢？这本书中有他们一直等待的答案，甚至许多早产儿的父母自己都没考虑到的问题，它也给出了明确的解释。我向所有在 NICU 里接受治疗的早产儿的父母强烈推荐这本书。

黛布·麦克尼尔
前 NICU 护士，教育家，临床护理学专家，
加拿大卡尔加里大学妇幼保健学教授

面对如何在家照顾一个早产儿，父母往往会感到茫然不知所措。这本书可以帮助他们把复杂的问题变得简单明了。作者用通俗易懂的语言为父母提供了如何分阶段照顾早产儿的生存指南。它不仅帮助父母解决了在照顾早产儿过程中实际遇到的各种困难，而且还提醒他们不要忘记感受生命的奇迹。这是一本所有早产儿父母翘首以盼的书。

法比亚娜·巴基尼

加拿大早产儿基金会执行董事，
《From Surviving to Thriving-A Mother's Journey through Infertility,
Loss and Miracles》作者

作为一名新生儿护理从业者，当一个个生命力非常脆弱的早产儿出院被接回家时，我帮助他们的家庭协调和办理非常复杂的出院手续。尽管进行了精心准备和多次练习，父母在接早产儿出院的当天仍然会感到不知所措。《早产儿第一年》将成为父母如何照顾好早产儿的宝贵资源，帮助他们平安顺利地度过困难的第一年。

珍妮·苏格兰

护理学硕士，新生儿科执业护士

对于任何需要应对 NICU 经历的父母或家庭成员来说，这都是一本必读书。它内容详尽、贴近生活，读后让我们热泪盈眶。

希瑟和杰森·曼纳

妊娠 29 周出生的双胞胎男孩的父母

　　读完《早产儿第一年》后，我信心倍增。宝宝在 NICU 被治愈的经历，以及接宝宝出院回家后如何照顾，我需要知道的一切都包含在这本书里。书中还有对早产儿父母的温馨提示：首先要好好照顾自己。初为人母，而且还是孕期 25 周出生的早产儿的妈妈，这本书不愧是我的"救星"。我所有的疑虑和困惑都可以从这本书中找到解答。

丹维尔·考尔

妊娠 25 周出生的男孩的母亲

　　从 NICU 接宝宝出院回家后，我们没有育儿的经验，不知道应该如何照顾新生儿，更不用说照顾早产宝宝了。我们非常幸运能拥有这本书，它给我们带来了极大的安慰和帮助。书中体现了作者诲人不倦的精神，介绍了丰富的专业知识，告诉我们在家照顾早产儿时将会遇到哪些问题以及应该如何正确处理。

碧碧

妊娠 27 周出生的女孩的母亲

　　我的宝宝正在 NICU 接受治疗，这本书让我深入了解到在这期间我们将会共同经历哪些困境。经过一段时间的精心治疗，我终于可以接亲爱的宝贝回家了。尽管今后可能会遇到很多困难，但这本书给了我充足的信心和丰富的专业护理知识去应对那些难题。它绝对是一本早产儿父母必读的工具书！

萨凡纳·维克隆

妊娠 26 周出生的男孩的母亲

中文版推荐序

有些宝宝在妈妈肚子里不足十个月就迫不及待来到了这个世界，这些宝宝被我们称为"早产儿"。孩子早产会让父母措手不及，随之困惑、伤心、焦虑、气愤、内疚、无助等情绪汹涌而来。

随着医疗技术尤其是在围产及 NICU 方面的技术的发展，如今早产儿的数量较以前显著增加了。世界卫生组织的研究数据表明，全球每年早产发生率约为 10%。其中，中国早产儿数量居世界第 2，每年约有 117 万名早产儿出生，这是一个不容忽视的数字。早产引发的宝宝自身的健康与发展问题，包括由此带来的家庭和社会问题，近年来引起了广泛关注。

作为一名国内最早关注早产儿的医生，我惊喜地发现，近些年，关于指导早产儿养育的专业和科普书籍越来越多，这对于早产儿家庭无疑是福音，尤其是对那些一出生就被转入 NICU 的早产儿的父母。他们不用只是无助地等待来自于医护人员的消息，而是可以通过这些早产儿养育的科普读物详细了解并且做一些必要的准备。说实话，这些科普书籍也让我们专业人员更加全面地了解了早产儿及其家庭面临的困难，并把有用的知识分享给早产儿父母，协助他们帮助早产儿度过出生后最艰难但最重要的最初的日子。

这些书籍中，《早产儿第一年》有着几个突出的特点：

1. 无论是在 NICU 还是出院之后，给出了非常实用的护理建议。在我自己作为早产儿医生的近 20 年里，我随访了数不清的早产儿家庭，但在实施层面常常是需要反复和家长讨论，有时候常常感觉没有指导到位。在读这本书的过程中我茅塞顿开，它就如同医生给父母的实操手册。比如喂养方面，早产儿的居家喂养面临很多挑战，即使医生在出院前给予了指导，但居家实施起来依然需要父母非常大的耐心。本书从各个角度描述了早产儿可能遇到的喂养问题及解决方案，内容专业且易于操作。

2. 从早产儿父母的角度出发，容易引起他们的共鸣。对于早产儿来说，父母是养育和干预团队最核心的成员，没有之一。无论在出院时还是每次的随访，医护人员都会详细告知父母早产儿目前面临的问题及护理早产儿的注意事项，但常常忘记提醒他们同样需要照顾好自己。本书从 NICU 部分开始就提醒父母要照顾好自己，如书中写到：关心自身的需求并非自私的表现，只有照顾好自己，才能有充沛的精力去照顾好宝宝……不仅如此，书中还有很多"过来人"的经验分享，让早产儿父母不再感觉孤独，同时能接纳自己的情绪和感受，减少无助和自责感。"过来人"会告诉你，你也需要被关注，不能长期忽视自己的需求。否则，你、宝宝和家人的身心健康都会受到影响……的确如此，多年来我在临床工作中发现，照顾不好自己的早产儿父母很难持久地照顾好宝宝，况且养育早产儿就像跑一场马拉松比赛，所以父母及时给自己补充能量和获取帮助尤为重要。

3. 从早产儿的角度描述不同矫正月龄宝宝的发育特点，以及可以实施的和需要关注的方面，这让父母更容易接受养育的本质就是尊重孩子自身的发育规律这一观念。帮助父母接受宝宝早产这一事实，给予他足够的追赶空间，同时要减少焦虑，利用好身边的各种资源努力去做，剩下的就交给时间吧。

总之，养育早产儿，尤其在第一年，常常走两步退一步，或者有好消息的同时也会有需要关注的问题。我愿意将这本书推荐给早产儿家庭，陪伴他们、帮助他们顺利度过具有挑战同时值得怀念的这一年。祝福所有早到的"精灵"，祝福他们的家庭。

李月萍

中国优生科学协会早产与早产儿管理分会常委兼秘书长

2022 年 9 月

前　言

如今，大多数早产儿都可以存活下来，并健康地成长。这些早产儿出生后需要在 NICU 接受治疗，这使得整个家庭随之陷入了焦虑和不安之中。那么，如何才能顺利地照顾家中的早产儿呢？三十多年来，我一直致力于研究如何完成早产儿从医院到家庭的平安过渡。然而，直到今天，还有许多早产儿的父母跟我讲的故事和三十多年前我所听到的相似，这种现象令人感到悲哀。尽管现在针对早产儿的医疗水平和出院后续护理计划都取得了不小的进步，但是早产儿在离开 NICU 的安全环境后，他们的父母依然会面临很多问题，并被恐惧和不安折磨着。早产儿在回家后最初的几个月里，他们的父母总是担心自己的育儿经验不足，不能正确地判断宝宝生病与否，也无法做到科学喂养，进而影响到宝宝的健康发育。随着时间的推移，有些家庭的焦虑会逐步缓解，而有些则继续备受煎熬，情况糟糕的可能会持续一年多。

《早产儿第一年》主要是为早产儿父母撰写的，卫生护理专业人员也可以阅读，从而了解在 NICU 和早产儿居家照顾时，早产儿父母内心的感受和面临的困难。从早产儿进入 NICU 的那一刻起，直到安全出院，整个家庭就像被卷入了一场风暴，在狂风大雨中艰难前行。出院时，医护人员会详细告知父母护理早产儿的注意事项，但常常忘记提醒他们同样需要照顾好自己。本书作者卡伦·拉斯比和塔米·谢罗是新生儿医学领域的专家，她们为早产儿父母提供了很多如何照顾早产儿的重要指导，帮助他们在家里顺利地照顾 1 周岁前的孩子。本书完全是从父母养育孩子的整个过程进行谋篇布局，依据标题就可以轻松、快速地找到相应的信息。在书中，父母小组的成员们分享了自己的故事，使书中的内容更加贴近生活，让人备感亲切。从他们分享的只言片语中，早产儿的父母可以联想到自己的亲身经历。本书在最后一部分收录了成功养育早产儿的案例，希望可以增加其他早产儿父母的信心，让他们相信自己也可以很好地养育自己的小宝贝。

如果早产儿的父母得不到社会适当的关注和支持，他们连照顾好早产儿的信心都没有，又何谈完成艰巨的育儿任务。这本书旨在提升早产儿父母的育儿能力，引导父母尽快熟练地参与到护理早产儿的任务当中；同时，帮助卫生护理专业人员了解早产儿家庭的困境，以便在 NICU 工作中以及早产儿出院被父母接回家后，为早产儿的家庭提供支持。早产儿 1 周岁前的养育过程可能充满艰辛，希望这本书可以为早产儿的父母提供支持，陪伴他们走过人生这段坎坷的旅程。

卡罗尔·肯纳

医学博士，注册护士，美国护理学会研究员，
国际新生儿护理理事会大会主席

简　介

意外之旅

· · · · · · · · ·

你的孩子早产了，育儿之旅以这样的方式开始，实在让人措手不及。困惑、伤心、焦虑、气愤、内疚等情绪汹涌而来，几乎把你吞噬了。你不知道接下来应该怎么办，前途未卜。你就像一艘船，在大海上迷失了方向。对于早产儿和他们的父母来说，生活处处充满艰辛。虽然每个有早产儿的家庭境况各不相同，但都会面临一些相似的问题和困难。每一位早产儿父母都渴望获得如何照顾宝宝的相关信息、支持、指导，以及一个称职的医疗团队的援助。在家里照顾一个早产儿是非常困难的，一方面父母会忧心忡忡，另一方面也会让他们的家人感到精疲力竭。本书为早产儿的父母提供了专业的护理指导，帮助他们陪伴早产儿平安度过最艰难的第一年。

首先，恭喜你的宝宝出生了！如今，早产儿的出生率有增加的趋势。据统计，世界上每10个新生儿中就有1个是早产儿。与正常新生儿相比，早产儿胎龄不足，需要特殊照料才能健康地生长发育。早产儿父母在NICU和家里，常常要面临很多挑战，他们觉得自己的育儿知识不够，没有信心照顾好自己的宝宝，更不清楚应该向谁去寻求早产儿护理的专业指导。

我们特地编写了这本书，为这些父母提供早产儿护理的专业指导和支持，帮助他们度过这段艰辛的育儿之旅。在NICU和社区，我们曾经服务过两千多名早产儿和他们的家庭，拥有丰富的经验。你所经历的一切，许多早产儿父母都曾经历过。有了新生儿科医护人员的支持，他们明显感到放心多了。多年以来，我们有缘与许许多多的早产儿父母相识，这些经历激励着我们成为知识丰富的育儿专家和老师。事实上，能够为众多的早产儿和他们的家庭提供服务，我们深感荣幸和满足。很多人建议我们写一本关于早产儿护理的专业书籍，与更多的家庭分享我们丰富的经验、独到的见解和专业的知识。本书内容涵盖范围比较广，涉及早产儿在NICU治疗阶段、准备出院和被父母接回家，以及早产儿出生后第一年如何养育等问题。我们为你提供多种早产儿护理的详细方案，确保大人身心健康、宝宝茁壮成长。

本书中关于早产儿护理的方案都是经过父母亲测、专业人士设计、科学研究证实过的。希望早产儿和他们的家庭都能够从中受益。你可以从头至尾、有顺序地通读整本书。假如你的宝宝正在 NICU 接受治疗，我们强烈推荐你先读第一、二章，其中的内容可以帮助你心态平稳地度过这个阶段，并且保持旺盛的精力，为迎接宝宝出院回家做好充分准备。然后，你可以按照章节顺序继续阅读下面的内容。当然，你也可以直接阅读其中的某一章节，解答自己心中的疑惑；或者根据自己在护理宝宝过程中实际遇到的困难，挑选适合的内容来阅读和学习。

我们的网站 www.preemiecare.ca 可以提供很多精准且有价值的资源，欢迎随时访问。我们还提供教育类资源，例如新闻、视频和网络研讨会等。另外，我们的联系方式也已公布在网站上，你可以随时与我们直接联系和沟通，还可以关注我们在社交媒体 Facebook、Instagram、LinkedIn 和 YouTube 上的账号。

在编写本书的过程中，我们有幸得到了 10 个早产儿家庭的帮助，他们给予了我们大力的支持。这些家庭加入了最初的焦点小组，为本书的内容提供观点和建议，并同意把自己的故事收入书中。他们照顾早产儿的故事内容丰富且鼓舞人心，让整本书变得更加生动和真实。在养育早产儿的旅途中，你并不孤单。我们希望其他早产儿父母的经历能对你有所帮助。

怀孕的过程就像计划一个令人兴奋的假期。我们心里十分清楚，等到宝宝出生的时候，生活将会发生巨大的变化，我们必须提前做好准备。我和丈夫一起浏览和怀孕有关的杂志，挑选婴儿家具和生活用品。我十分注意自己的饮食，也记得好好休息，并保持一定的活动量。家人和朋友们很关心我的状况，时常询问"大日子"是什么时候。我很享受这么多的关注！

然而，意外发生了。有一天，我因为突然阴道流血被紧急送往医院。医生告诉我，我的宫颈开始扩张了，我会提早分娩。他们让我卧床休息，给予药物中止分娩过程。除此之外，我还使用了一种药物，用于加速宝宝的肺部发育。躺在病床上，腹部的每一次刺痛和痉挛都使我焦虑。这不可能发生在我身上！为了分娩的顺利，我做了一切应该做的事情，然而为什么意外还会发生在我身上？我感到我的世界正在失控。

一周后，医生告诉我们，宝宝状况不太好，需要提前分娩。准备接受手术的时候，我和丈夫哭着抱在一起。过了没多久，我们就看见了刚刚出生的宝宝，她红色的、娇小的身体湿漉漉的。医生和护士立即把她送去一个温暖的地方。要过几个小时以后，我们才能再见到宝宝。此时，我和丈夫都惊呆了。这一切发生得太快了。我们只感到晕头转向，心怦怦直跳。同时，一种无助的感觉吞没了我们，美好的梦想仿佛破灭了。

NICU 的景象让人难以忍受，待在那里我无法集中精神。仪器设备上写着奇怪的缩写，如 RDS、PDA、CPAP、"A 和 B"。"血氧饱和度""心动过缓"和"胸凹陷"，这些词我也完全不懂。我感觉就像到了一个陌生的地方，完全迷失了方向，真不知道该如何熬过这段时间。在NICU，我遇到了其他早产儿的父母，我们看着彼此的眼睛，轻轻点头，对彼此表示理解和同情。我们就像在同一条船上。

目　录

第二章 回家之旅——从 NICU 到家 031

第三章　浮在水面——在家照顾宝宝　063

第四章 补充能量——早产儿的喂养和生长发育 115

第一章

穿越风暴——NICU 里的你和宝宝

生育就像一次冒险，不同于其他任何生活经历，大多数的父母都会既兴奋又害怕。但没有几个父母会想到自己的宝宝会早产或一出生就进入新生儿重症监护病房（Neonatal Intensive Care Unit, NICU）。与大多数正常新生儿的父母相比，早产儿的父母承受着更大的压力。宝宝进入 NICU 的初期，他们可能都吓坏了。陌生的场景和声音确实让人感到十分害怕，但请放心，医护人员利用一些仪器和设备，目的都是让早产儿能够更加健康地发育。一旦了解了这些仪器的功能，你就会放心很多。

在 NICU 里，你一面担心着宝宝的健康，一面对周围环境感到陌生和茫然。然而，慢慢地你将会熟识照顾宝宝的医护人员，并与他们建立相互支持的关系，从而弄清楚在 NICU 里自己的角色和位置，与医护人员并肩站在一起，成为照顾宝宝的重要成员。

本章重点介绍父母在 NICU 里的初期体验，以及在这一阶段要如何照顾自己和宝宝。通常，早产儿父母在此时关注的焦点是宝宝，并不知道自己在 NICU 里能做什么以及应该怎么做。很多早产儿父母反映，在接宝宝出院回家几个月后，他们才逐渐意识到在 NICU 里的日子太艰难了。本章提供了很多早产儿护理的方案，且有科学研究基础和经过父母亲测，可以帮助你渡过难关，为接下来的生活做好准备。

> ♥ 一眨眼，我的宝宝就出生了。预产期本来在 4 个月后，但宝宝提前出生了。我只看了她几秒钟，医护人员便告诉我宝宝很好，但我还不能照顾她，也不能触摸她。宝宝只有一磅重。我究竟做错了什么？是我让宝宝早产了吗？NICU 是我去过的最可怕、最吓人的地方……同时，那里又是一个世界上最充满爱心、最神奇的地方。

在 NICU 里，每个家庭的感受各不相同。宝宝早产了，面对这样突如其来的变化，新生儿父母的反应不尽相同。有的父母难以置信，不能接受宝宝早产这个现实。有的父母泪流满面，整日焦虑不安。NICU 配备了高科技的护理设备，这让有的父母感到很安心，相信宝宝得到了最好的照顾，但是有的父母会觉得这些陌生的设备和医疗词汇让自己感到茫然不知所措。在面对这一切时，有的父母把负面的情绪埋进心里，有的则向外寻求帮助。所有这些反应都是很正常的。

> ♥ 我花了很长时间才适应 NICU 的环境。医护人员非常尽职尽责，但是这个地方给人一种压迫感，让人难以忍受。但别忘了，医生和护士也可以给你提供支持。他们见过成百上千个这种情景下的家庭和他们各种各样的反应。我开始跟他们聊起自己的不安和担心，护士非常善于给予积极的回应，我完全没有被评判的感觉。

你可能有负罪感，觉得自己应该为此承担责任。面对宝宝早产，你会反思自己的身体健康状况，回忆孕期生活的点点滴滴，试图为宝宝早产寻找一切可能的原因。但实际上，你很可能找不到任何确定的证据。即使宝宝早产的原因无法明确，父母仍会有负罪感。这种情感很正常。

你可能感到愤怒。分娩没有按照计划正常进行，家人和朋友没有表示足够的理解，伴侣没有给你提供应有的支持，所有这些都会让你感到愤怒。你甚至会对宝宝生气，因为他来早了。

你可能感到精疲力竭，尤其在刚刚分娩之后。产妇还没有从分娩中恢复过来，就要面对宝宝在 NICU 接受治疗的压力。她们会感到生活一团糟，让自己疲惫不堪。只有在生活进入正常轨道后，她们的这种感受才会慢慢消失。

NICU 里的不确定性令你担忧。 在 NICU 里，你可能觉得自己像一艘小船，在波涛汹涌的大海上航行，充满了不确定性。你一整天的生活状态好坏与否，完全取决于宝宝的健康状况。大多数 NICU 里的宝宝都会经历一些危险的时期，此时父母会很担心出现并发症，承受着巨大的心理压力。有的时候，父母会感到放松、开心和满足；而有的时候，父母会陷入伤心、无助和沮丧之中。积极的消息令人振奋，而情况变差或恶化则令人难以承受。

> 刚刚进入 NICU 时，看到早产儿保温箱、各种医疗器械、警报器、全副武装的医生和不可思议的小宝宝，我完全被吓呆了。随后的几个小时里，我一直坐在儿子的保温箱旁边，流着眼泪看着他。怜爱、惊奇、害怕、伤心、难过和愧疚，各种情绪汹涌而来，把我淹没了。渐渐地，我适应了 NICU 的环境，开始梳理自己的情绪。我明白了，我的儿子在 NICU 里要经历很多波折，病情反复是很正常的事情。虽然这段日子过得很艰难，但让我学会了放慢脚步，让儿子按照自己的生长节奏逐渐成长，而我将全心全意地陪着他度过在 NICU 的每一分、每一秒。

你可能会感到很失落。原本期待一到预产期宝宝就出生，现在愿望破灭了。身为新生儿的妈妈，你可能都没有感到一丝喜悦和兴奋，也没有得到产后的祝福和鲜花，取而代之的是害怕、痛苦、不确定性和失控感。你可能不想告诉大家宝宝早产了，犹豫着是否分享宝宝出生的照片。通常，家人和朋友们也不知道应该怎么做，你有了这么一个脆弱的早产儿，是该表示祝贺还是表达同情呢？最后，他们常常选择什么也不做，因为担心孩子不能存活。没有了这些产后仪式，你会觉得心里空落落的。

你最初可能感到十分困惑，找不到适合自己的角色。通常，父母感觉自己和小宝宝是分离的，也不知道自己应该帮忙做些什么以及如何做。保温箱、监视器和医疗泵等医疗器械让人感到有些害怕，在你和宝宝之间竖起一道道"围墙"。你也许会嫉妒护士，她们似乎能够满足宝宝的每一个需求。如果宝宝病得很严重，你担心可能会失去这个宝宝。这种恐惧感会阻碍你与宝宝亲密互动，让你们之间的情感联系变得复杂和微妙。

你可能会感到悲伤。新生儿出生的最初几天里，大约80%的母亲会经历"产后抑郁"，症状包括情绪波动、哭泣、担心、易怒、无助感、悲伤、焦虑和睡眠困难。在大多数情况下，这些症状会在一两周内自行改善或消失，不需要进行治疗。如果这些症状持续两周以上或严重影响日常生活，那么你可能患上了抑郁症。有关产后抑郁症的更多详细信息，请参阅本书第七章。

你的宝宝正在接受医护人员的最佳护理。当宝宝因早产被送进NICU时，父母会感到非常难过和焦虑。但请记住，大多数在出生时需要接受重症监护的早产儿都能够顺利平安地出院，在未来的岁月里健康茁壮地成长，所以不必过于担心，请相信新生儿护理团队会为你的宝宝制订最佳的治疗方案。他们拥有丰富的经验和专业知识，擅长利用专门的设备和技术，竭尽全力地帮助你的宝宝健康成长。作为早产儿父母，你也是这个团队中的重要一员，所以你应该尝试主动去接触宝宝的医护人员，学习早产儿的护理知识。这个过程并不容易，但相信你一定能够做到。你要信任这个团队的每一位成员，向他们寻求早产儿护理的指导、相关信息以及专业支持。很快你就会熟悉这个陌生而神奇的NICU，并在里面顺利地陪伴宝宝度过这个艰难的时期。

> 没有在NICU里待过的人，是不会理解这个地方的。它看上去似乎令人害怕和紧张，但是在紧闭的大门里面，经常上演着生命的奇迹。NICU里的医护团队不遗余力地保护着你的脆弱的小宝贝，并尽可能地给你的家庭提供支持。

本章分为两部分：照顾自己和照顾宝宝。这些内容将帮助你和宝宝度过在NICU里的艰难时刻。

照顾自己

提到照顾自己，很多父母都会觉得愧疚。实际上，关心自身的需求并非自私的表现。父母只有照顾好自己，才能有充沛的精力去照顾好宝宝。

在 NICU 里的早产儿父母经常会自责，有些事情的发生明显与你毫无任何直接关系，你却感到内疚。你需要时刻关注自己的内心独白，善待自己，让心里那个充满希望和乐观的声音强大起来，从而驱散焦虑和消极的情绪。在特别艰难的时刻，告诉自己：无论如何，我都会熬过去的。

如何应对在 NICU 里承受的压力，每个人都有自己的调节方式。别着急，你会慢慢地接受这个现实。日子会一天天地过去，对自己好一些。你的情绪会像过山车一样，时而充满希望，时而悲观绝望，但要相信这些都是暂时的，也请不要自责。偶尔你可能会感到失控，那么请正视并接纳它。随着时间的推移，你会变得自信起来。

写日记

你可以准备两个日记本：一本记录宝宝的成长过程，一本记录自己的心路历程。

宝宝日记可以放在宝宝的床边，方便你每次去看望他时，随手做些记录。在 NICU 里照顾宝宝的医护人员也可以在宝宝日记里写下他们的想法和愿望。等宝宝长大了，这将会是一份很有意义的纪念品。

给自己买一个漂亮的日记本，在里面记下你的想法、感受、烦恼、喜悦和成就。这不是宝宝的日常成长记录，而是你自己的心路历程。你可以用文字抒发深埋在自己心底的想法，例如，你如何看待分娩和在 NICU 里的经历。想到什么，就写什么，不要担心错字、停顿或语法。这是你的私人日记，不是用来分享的。白天发生了哪些事情？为什么这件事会引起你的关注或担心？你需要做什么吗？无论何时经历了情感波动，你都可以记录下来。这种日记可以引导你反思发生的事件，体会自己的情绪波动，并认识这件事情对自己产生的影响。

> ♥ 今天情况很糟糕。宝宝有几次出现了呼吸暂停，医生又开始让她吸氧。我很失望，原本以为这个周末宝宝就可以出院回家了。我能为宝宝做些什么呢？然而我什么都做不了。后来，我发现宝宝喜欢袋鼠式护理，即将赤裸的身体贴在我的胸前。她的血氧饱和度较低，于是我延长了袋鼠式护理的时间，希望可以让情况好起来。我一边抱着宝宝一边和她说话。我没有放弃她，她也不应该放弃。

与 NICU 里的其他父母沟通

宝宝刚被送进 NICU 治疗的时候,你可能没有心思与其他早产儿父母交流。待心情放松以后,你可以和其他早产儿父母聊一聊。这种沟通可以让你有种归属感,就像融入了一个相互支持的大家庭。你们可以相约一起去 NICU 的父母休息室或医院的咖啡厅;你们也可以一起散散步,互相交换联系方式。

> ♥ 我不是唯一有如此经历的人,这一点让我如释重负。有时候,你的确需要和其他早产儿父母聊一聊。我曾经和一位早产儿妈妈聊天,她的话让我安心多了,我又能重拾希望了。

许多早产儿父母告诉我们,这种关系弥足珍贵,即使宝宝被转移到别的医院或者出院接回家后,他们之间还会一直保持联系。

> ♥ 和其他早产儿父母聊一聊吧。你遇到的宝宝血氧饱和度这样的问题,他们都会理解。而且,他们可能会变成你的好友,即便宝宝出院被接回家后,你们依然会保持紧密的联系。我们就是在 NICU 里遇见了我们的好朋友。现在,我们两家的孩子都已平安出院,他们将会一起健康成长。我的内心充满了感激之情。

你可以咨询宝宝的护士,有没有早产儿父母互助小组,或者医院是否建立了一对一的早产儿父母互助计划。你也可以上网搜索早产儿父母支持小组。Facebook 上也有早产儿父母社群,有的人觉得很有用,也有的人觉得信息量太大。如果你想和 Facebook 上其他的早产儿父母联系,可以浏览我们网站 www.preemiecare.ca 上的相关信息。有了"过来人"的协助,可以使刚刚进入 NICU 的早产儿父母更快地适应环境,陪伴宝宝平稳顺利地度过这一艰难时期。

照顾好自己的身体

你要保持充足的睡眠、多喝水、注意增强营养。只有你的身体健康了，才会有精力照顾好宝宝。通常父母只关注宝宝，而忽略了自己的身体健康，但是这样下去很难打赢一场照顾早产儿的持久战。

> 我尽量按时吃饭，保持体能，以便维持一天的日常生活。每天早上，我将准备好的午餐和零食装进餐盒，然后去医院的NICU。在这一天中，我会定时吃东西，同时也注意抽空放松一下心情、补充一下体力。这种日常生活规律很好维持，而且也可以增加我的自信。我本身也需要有规律地吃些东西，因为吸奶很消耗体力。如果我不定时吃东西的话，就没有多少乳汁，而且还会头晕，更加难以应对这一整天面对的各种压力。

行动计划：健康饮食

健康饮食小贴士：

- 规律饮食。提前一两天计划好接下来的膳食，以免错过正餐或吃没有营养的食物如垃圾食品。

- 补充丰富营养。每餐都要摄入优质的蛋白质、蔬菜和水果，及对身体有益的脂肪如可以吃些坚果、橄榄油等。

- 请亲友帮忙准备一些食物，然后放进冰箱冷冻储存。可以咨询NICU里的工作人员，是否有为陪床父母准备的餐点。

- 尽量少吃快餐。虽然吃快餐很方便，但是不能提供最佳营养。

- 如果经济条件允许的话，你可以购买一些健康的加工好的餐点。

- 如果你还在吸奶或者进行母乳喂养，一定要吃饱，且要多喝水。

- 母乳喂养期间，没有特殊的饮食禁忌。尽管很多药物对哺乳期的妈妈也是很安全的，但如果你正在服药，即使是非处方药物，也请先咨询护士或医生。禁止饮酒和服用非法药物等。

> ♥　　很多人会给你提供自我保健的建议和方法，这有时会让人不知所措。为了陪伴宝宝和家人，你需要一个健康的身体。每天只需要计划一两件比较简单的事情，让自己可以轻松地完成即可。你可以根据事情的轻重缓急来安排一天的时间，例如，为在 NICU 看护期间准备午餐，这就是需要优先考虑的事情。每天晚上，可以总结一下哪些计划实现了，哪些却没有。即使计划未完成，也不要苛责自己，明天又是新的一天，心怀希望才是最重要的。

坚持母乳喂养

研究表明，如果婴儿从出生开始就接受纯母乳喂养，那么早产儿以及患病新生儿的存活率和整体健康状况都会得到改善。而且纯母乳喂养的早产儿患感染、慢性肺病或坏死性小肠结肠炎（Necrotizing Entero Colitis，NEC）的可能性较小，视力和大脑发育更好。母乳中的酶和生长因子比较容易被新生儿吸收，不会引起消化问题，因此早产儿的进食能够更快地恢复正常。另外，配方奶价格昂贵，母乳喂养更省钱、省心。

即使你从未考虑过要母乳喂养，但是在宝宝很小、比较脆弱的时候，还是尽量给宝宝吃母乳吧。这是给孩子的一份神奇的礼物。提早分娩的女性所分泌的乳汁抗炎作用更强，更具有营养价值。如果你无法进行母乳喂养，也可以尝试接受捐献的母乳进行喂养。即便是短期的母乳喂养，也有助于宝宝的健康发育。

> ♥　　有一次，我听到一位妈妈和护士的对话。这位妈妈刚刚接受过剖宫产手术，她既需要为在 NICU 里的婴儿吸奶，又要照顾家里年幼的孩子。那一刻，我意识到早产儿妈妈的生活有多么艰难。因此，请善待自己吧！只有你的身体很健康，才能担负起母亲的责任，照料好宝宝的生活。这种想法给了我力量，让我坚持每天吸一次奶。我不敢贪多，担心自己难以坚持，毕竟要吸好几个月。现在，我的宝宝 16 个月大了，而且一天比一天强壮。

宝宝从NICU出院被接回家后，你还需要继续坚持每天吸奶或直接给宝宝哺乳吗？根据自己的情况，你可以做出合适的选择。更多关于母乳喂养的内容，请参考本书第四章。

行动计划：吸奶

产后初期吸奶小贴士：

- 每天定时吸奶，刺激乳房分泌更多的乳汁。最初你的乳汁分泌得比较少，但会逐渐增加。请记住：每一滴乳汁都很珍贵！

- 向NICU的护士或哺乳顾问咨询按摩乳房、用手挤奶的方法。

- 准备一个注射器或小杯子，用来收集最初的几滴母乳。这些初乳很珍贵，能够帮助宝宝增强免疫力。

- 产后住院期间，你可以开始学习使用电动吸奶器。你可以咨询护士如何确定吸奶器罩杯的尺寸。罩杯太小，可能会摩擦和刺激乳头；罩杯太大会导致吸力太小，吸奶效果不好。吸奶器的吸力是可调节的，你需要学习调节的方法，学会将吸奶器调整到适合的吸力。整个吸奶过程你应该不会感到疼痛。

- 双侧乳房同时吸奶，可以节省时间（使用双边吸奶器）。

- 吸奶之前，用热毛巾先热敷乳房，可以软化乳块。吸奶时，用手按摩乳房。

- 每次吸奶时，舒服地坐下来，喝杯水，保持放松。

- 准备一张宝宝的照片或一件宝宝的衣物，想象自己是在喂奶，这有助于让身体放松下来。

- 每天吸奶至少7～8次。其中夜里吸奶至少1次。你可以设置闹钟，在夜里1点至早晨6点之间，叫醒自己吸奶。在这个时间段，身体产生的催乳素最多，可以刺激乳房分泌更多的乳汁。

- 准备标签贴和笔，方便标记吸出来的乳汁的量和吸奶的时间。

- 把几次吸出的乳汁倒在专门的储奶容器里且密封，进行冷冻保存。

- 如果你用储奶袋保存乳汁，最好先把袋子放进盒子里，再放入冰箱，以免袋子被意外扎破。

- 如果方便，你可以使用冰柜长期储存母乳。普通冰箱的门经常会被打开，乳汁储存的时间比较短。

- 给宝宝喂奶时，优先使用储存时间最早的乳汁。

- 仔细阅读吸奶器清洗说明，严格按照步骤清洗零部件和奶瓶。

- 注意观察自己的乳汁分泌量。起初，乳汁分泌只有几滴，随后慢慢增加。在产后一两周内，新生儿妈妈每天的乳汁分泌量在 500 毫升左右。如果你的乳汁分泌量每天不足 500 毫升，可以咨询宝宝的护士或哺乳顾问。有一些纯天然产品或药物，可以提高哺乳期妈妈的乳汁分泌量。

- 想要获得更多母乳喂养的专业指导，可以联系宝宝的护士或哺乳顾问。

如何面对情绪波动

在 NICU 里，许多人都会经历情绪波动、难以自控，这些都是正常现象。宝宝住在 NICU 里，他们的父母常常会感到巨大的不确定性。宝宝情况不好，不确定感就会飙升；宝宝情况平稳，不确定感就会减弱。很多父母都表示，他们在 NICU 的时候压力很大。哭泣、发脾气、生气，这些情绪都是可以理解的。如果你的情绪十分激动，那么请离开一会儿，平静一下，并且寻求帮助。

> 我对儿子的状况极度关注，察觉到一丝异常我都会情绪崩溃。我甚至会怀疑医生向我隐瞒了一些事情（事实上，我知道这不是真的），或者宝宝的一些重大的健康问题被忽视了。尽管医护人员已经承诺很多次了："我们会密切关注他。"但这也很让人抓狂，我觉得自己再也经受不住一丝一毫的波折了。于我而言，等待答案和最终结果、忍受宝宝状况的不确定性，都是极其困难的事情。

父母担忧宝宝的现在和未来其实是很正常的。实际上，早产儿的父母无法预见他们的宝宝今后成长状况会如何。即便如此，你也不能被压力和担忧摧垮了。接受不确定性，并"顺其自然"。即使你满怀担心和焦虑，不确定性丝毫也不会减少，只会让你更加疲惫。当你在 NICU 待得时间足够长了，有了比较多的经验后，你就会发现自己可以把握这种不确定性，压力也会随之减少。

> ♥ 我们的宝宝在妊娠 24 周时就早产了。一想到她可能要在 NICU 里待 4 个月，我就非常难受。日子一天一天熬过去，我们必须把焦点放在眼前的事情上，关注那些重要的问题，避免被焦虑吞没。只有这样，我们才能应对日常压力。为了宝宝和我们自己，我们必须坚持下去。我们开始用更加积极的态度对待宝宝的健康问题，我们的口头禅是："每一天都是胜利。"即使宝宝患有各种早产并发症，只要她能顺利度过一天，那么这一天就是美好的。

行动计划：减少压力

如何减少不确定性带来的压力：

- 关注眼前的事，过去一天，就是战胜一天。

- 每天都能看到宝宝的进步。

- 在日记中写出自己的喜怒哀乐。

- 想一想迄今为止，宝宝的病情都有哪些积极的进展。

- 多想一想积极的可能性，暂且把问题放一放。

- 多些耐心。

- 想一想其他的事情。

- 寻求有价值的信息和合理化建议。

- 多和支持自己的人待在一起。

确定医疗保险事宜

你需要了解早产儿医疗保险的相关信息，确定什么时候以及如何给宝宝办理医疗保险。这件事宜早办理。在美国的有些地区，新生儿出生 30 天以内就需要办理医疗保险，否则医疗费用就不能报销。建议尽早了解你所在地区有关早产儿的医疗保险有哪些，地区不同，可购买的保险可能会不同。另外，也可以咨询孩子所在医院的医护人员，看看他们有什么建议。

与亲人、朋友和同事保持联系

亲朋好友们肯定很想了解你的近况，你也一定乐意与他们分享自己的快乐和悲伤。宝宝不再需要呼吸机了，你第一次抱起他，这样的时刻你肯定很想庆祝一番。当然，电话和邮件沟通也很花费时间和消耗体力。你也可以用手机群发消息，以节省时间。

♥ 我们俩都来自大家庭，有很多亲戚在国外。几乎每个人都在问，什么时候发一张宝宝的照片呀？现在宝宝怎么样了？宝宝多大了？我几乎都没有时间洗澡和吃饭，怎么可能及时回复他们所有的信息呢？我知道他们很关心我们，但是我现在真的心力交瘁。

♥ 想想你现在最需要的人有谁，然后只跟这些人保持联系。我选择了我的妈妈和我的一位闺蜜。我知道妈妈会把消息传达给其他的家人，而闺蜜是我可以倾诉的人。我抽出时间和这两个人通话、给她们发短信或邮件。我明白这么做不仅是为了她们，也是为了我自己。

♥ 我的儿子是早产儿，起初我们不愿意和亲朋好友们分享宝宝的照片和视频。后来，我们鼓起勇气，开始告诉他们宝宝的成长故事。这样做以后，我们发现原来有那么多人在为我们欢呼鼓劲，这让我们感到十分欣慰。

向专业人士寻求帮助

你可以咨询宝宝的护士，看看可以从哪些专业人士那里得到帮助，比如社工、心理学家、儿科医生等。如果你来自外地，还可以问问附近的住宿情况以及其他信息。

> ♥ 有很多次，宝宝情况危急，我们很难应付，而且当时我比较脆弱，无法冷静地思考。宝宝无法表达自己的需求，我们要代替她做决定，这让人非常痛苦和害怕。我们不知所措的时候会找医生谈谈，还找医护团队里与我们关系比较亲近的几个人聊了聊。这样一来我们就能比较清楚地了解当前的状况，为宝宝做出最佳的选择。

无论你有任何困难，都可以找人倾诉。宝宝情况不太好的时候，父母觉得焦虑或伤心是很正常的。如果宝宝的情况好转，而你的情绪还很低落，那就需要注意自己的心理健康了。请一定要照顾好自己。寻求帮助并非弱者的表现，事实上，这需要很大的勇气和力量。

> ♥ 当时我觉得焦虑是正常的，以后会慢慢消失。宝宝离开NICU以后，我们的生活渐渐安定下来。然而，我焦虑的情绪依旧存在，看着镜子里的自己，我知道自己的情况并不正常。我马上咨询了医生。真希望宝宝在NICU的时候，我就能尽早开始寻求医生的帮助。

如果你持续处于焦虑状态，应立即寻求医生的帮助，否则你的心理健康和幸福感就会受到影响。毫无疑问，这也会阻碍你和宝宝建立积极的亲子依恋关系，进而影响宝宝的健康成长。经历了痛苦的生产过程和NICU的陪护之后，很多人都会感到情绪低落，这种现象虽然很常见，但不应该被忽视。有关产后抑郁症和创伤后应激障碍的更多信息，请参阅本书第七章。

寻找能够给予自己帮助的人

宝宝住进了 NICU 后，父母要奔波于医院和家之间，这让他们常常感到疲惫不堪。此时，你可以寻求家人、朋友和社区其他人的帮助。有时候他们主动提出要帮助你，你应该坦然接受。向他人说明自己的处境并开口求助，这也许很困难，但值得去做。宝宝在 NICU 期间，当人们主动提供帮助时，与其说"不用了"，不如欣然接受，例如，请他们帮忙做些冷冻或可以外带的食物、跑腿取东西、驾车送你去医院或去医院接你回家（可以节省一些停车费）、照顾你的大一点的孩子、整理房间等。请找那些可以切实给你提供帮助的人，有些人可能会好心帮倒忙。这一阶段最好不要接待来访的客人，除非他们帮得上忙。

> ♥
>
> 我原以为自己一个人就行了，毕竟只是照顾一个早产宝宝而已。然而，我渐渐地发现自己忙不过来了，生活简直是一团糟。我尽量定时吸奶，然后把奶送到医院，按时吃饭，还要洗衣服和处理各种家务，我几乎没有时间好好休息一下。我和丈夫都是移民，一直以来的生活都是靠自己，从不求人帮忙。对我们来说，很难开口向他人寻求帮助。但现在，我们慢慢学会了依靠最亲近的家人和朋友，我们还请社工来帮忙。实际上，开口说出自己的需求、接受他人的帮助，这是很自然的事情，不用感到难为情。

如果你不知道如何向亲朋好友诉说自己的需求，可以在 www.preemiecare.ca 网站上下载一封信件模板，然后根据自己的情况修改一下，发给家人和朋友。

> 亲爱的 ××：
>
> 我的宝宝正在 NICU 里接受治疗，我们的生活变得很艰难。在医院的时候，我觉得自己就像在一座孤岛上，十分害怕又疲惫不堪。我需要你的一些帮助：
>
> • 宝宝正在 NICU 里，因此我大部分时间都待在医院里，回家以后就没有精力和时间与你说话了。所以，若要探望我，请来医院。

- 如果你有任何生病的症状，或正在照顾一位病人，请不要来看我。首先，我不能生病。其次，NICU里的婴儿生命都非常脆弱，不能接触病菌。

- NICU里的情况会随时发生变化，我的宝宝可能会突然出现异常或者我临时需要应付一些棘手的事情，所以我可能无法按照约定时间与你见面，请谅解。

- 大多数NICU的探视规定十分严格，所以你来的时候可能见不到我的宝宝。

- 如果方便，请为我制作可以冷冻的食物，这样我就可以储存起来，需要的时候拿出来解冻、加热后再食用。如果我不在家，请把食物交给我的家人或邻居，他们可以转交给我。十分感谢！

- 如果方便，请我喝杯咖啡或吃顿饭吧。当然，如果是家里做的食物或从医院外面买的，就更好了。

- 医院内部和附近都有餐厅，请购买一张餐厅礼品卡，赠送给我吧。

- 如果有时间，请帮我做一些家务吧，比如打扫房间、洗衣服、喂狗和遛狗、照顾我其他的孩子或陪他们玩一会儿，我实在忙不过来了。

- 宝宝在NICU里的情况很不稳定，每一天都有变化，甚至每时每刻都有可能发生意想不到的事情。所以，如果你问我："宝宝怎么样了？"这个问题太笼统了，我没有办法回答。你可以问我宝宝今天或者现在怎么样了。

- 你可以找我要宝宝的照片，不要只关注孩子的健康状况，多看看这个可爱的小生命吧。有了宝宝是一件很令人兴奋的事情，但是NICU里的父母很少有机会炫耀自己刚出生的宝宝。

- 来之前，你可以先到网络上浏览一下NICU里宝宝们的照片，以免对这里的情况感到十分意外。

- 如果我没有心思或时间和你说话，请不要放在心上。我知道你很关心我们，十分感谢。

- 最重要的是，请陪着我并给我力量吧。陪在我身边，听我倾诉，让我靠着你的肩膀哭一会儿。你不必说什么打动人心的话，只要陪着我就好。你也不必做什么，只要让我知道你很在乎我和宝宝就足够了。

- 如果我没有表示感谢或回应你，请原谅我吧。

- 我的宝宝在 NICU 期间，我可能无法陪着你了，请原谅。等这段时间过去之后，我们再一起聊聊你的生活，我会再次陪伴你、支持你。

我从心底里表示感谢，你是我的救星。

制订可行的日常生活计划

NICU 里的早产儿和家庭中其他事务都需要你，二者需要保持平衡。不要总想成为"超级父母"，自己承担一切。有些家庭还有大一点的孩子，他们也需要父母照顾！年龄小一些的孩子很难接受与父母长时间分离，可能会产生分离焦虑和发育倒退，比如需要再次使用尿布、不愿在婴儿床里睡觉或想用奶瓶喝奶。

♥ 无论在哪里，我都感到内疚。在 NICU 里陪着我的双胞胎，就不能照顾家中大一点的女儿；在家的时候，又不能照顾在 NICU 里的双胞胎。无论如何，我都很难过，感觉自己被各种力量撕扯着，只恨分身乏术。

请与 NICU 里的医护人员沟通，告诉他们家里有其他的宝宝需要照顾。如果家里的宝宝生病了，你可以告诉医护人员自己需要待在家里，直到家中生病的宝宝康复。到时候，如果自己没有生病，就会再回到医院照顾你的早产儿。你可以和 NICU 里的医护人员解释一下，由于家务事太多，所以待在医院的时间会少一些。另外，你可以和家人、朋友商量，大家轮流照顾宝宝，减轻你的压力。比如，其他人这个月有没有时间开车送大的宝宝上学？小区里有没有价格合理的半日托儿所？如果没有合适的人，你也可以和 NICU 里的社工谈谈，看看有没有其他好办法。

不要对自己期望和要求过高，合理安排自己的日程，以便帮助你更好地处理各种事情。每天早晨在去NICU之前，尽量准备好当天的午餐，安排陪伴新生儿的时间，同时抽出时间照顾好家里大一点的宝宝。当然，你要灵活把握，根据实际情况调整和安排日常生活。

不要长时间待在NICU里

父母都希望待在NICU里守着自己的早产儿，离开的时候总会感觉心里不舒服。实际上，不要长时间待在那里，你需要休息一会儿，去散散步，做些有趣的活动，让自己恢复活力。你可以咨询一下NICU的医护人员，是否有早产儿父母休息室。每个人都需要适当休息调整一下，才能保持良好的心态。

> ♥ 如果你待在NICU里的时间很长，最好和家人轮班，让自己休息一下。晚上最好回家睡觉。放心吧，一旦有特殊情况，宝宝的护士就会给你打电话。即便生活再难，也要照顾好自己。

有些NICU里的父母可以在早产儿旁边陪床，短期或长期都行。事实证明，在父母陪护下早产儿发育得会更好，例如，感染率会降低、进食量很快恢复正常、住院时间较短、父母的自信心增强。如果宝宝在NICU里只需住一到两周，那么你选择陪床会比较合适，只需要定期回家洗衣、购物和处理家务就好。如果宝宝住院时间比较长，父母就很难应付了。医院和家两边跑的日子比较艰难。虽然你很想一直待在医院、陪在宝宝身边直到出院，但是家庭中的日常生活还是需要你去合理安排的。

> ♥ 过了很长时间，我才可以对自己说：回家也没有关系！你要相信宝宝的医生、护士。休息和睡眠对你来说非常重要。如果父母身心健康出了问题，就更难应付当前面临的困境了。

记录宝宝在 NICU 里每天取得的可喜进步

定期为宝宝和家人拍照片吧。选择一个参照物，用它来测量宝宝的身高，例如，泰迪熊布偶或手机。宝宝刚出生时，身高可能只有两个半手机或泰迪熊布偶的胳膊那么长。保存一些纪念品，例如，新生儿的一绺头发或医院的腕带。还可以做宝宝的手印、脚印。早产儿有值得庆祝的、独特的成长里程碑，例如，第一次袋鼠式（肌肤接触）护理、体重达到 1000 克、第一天不吸氧、第一天穿衣服和第一次母乳喂养。作为早产儿的父母，你可能不愿意像足月新生儿父母那样发出宝宝出生的消息，但你可以选择将上述的特殊时刻分享给亲朋好友，表达自己的喜悦之情。我们的网站 www.preemiecare.ca 上有宝宝里程碑纪念卡的模板，你可以下载自己喜欢的一款，制作成纪念卡。

> ♥ 一点一滴的成功都是值得庆祝的。我的宝宝一天比一天强壮，离回家的时刻越来越近了。回头看看过去，我的小宝宝多厉害啊！简直令人难以置信！在我眼里，女儿是我见过的最坚强的人。她只有 4 个月大，却是我心中最厉害的英雄。没有几个人可以像她那样。NICU 里的每个宝宝都是奇迹！

帮助你的伴侣

宝宝住进 NICU，夫妻关系也会受到考验。夫妻双方应该努力保持顺畅的沟通，并相互支持。虽然照顾早产儿的时间有限，但责任和压力很大，通常夫妻中会有一方需要返回工作岗位。

处理问题和沟通方式的不同，会影响夫妻二人之间的互动。可能一方会成为强有力的支持角色，另一方则有可能比较被动或不善于表达自己的真实情感。有的夫妻喜欢通过交流情感来缓解压力。面对特殊情况，有的夫妻能很快做出反应，有的则需要时间仔细思考之后才能做出决定。夫妻双方需要学会欣赏对方的优点。

在这段艰难的日子里，早产儿的父母都会面临巨大的压力。通常，母亲会得到很多支持，但是父亲常被冷落在一边。实际上，父亲同样也经历着情感波折。

因此，一定要确保你们两个人都得到了支持。

> ♥　　我的伴侣爱唠叨、爱哭。因此，我必须坚强起来。我是喜欢提出问题、寻找答案的人，这样我们俩才能明白现实的情况。我不能倒下，至少在有旁人在的时候，我必须坚强。

夫妻两人不妨安排一个合适的时间好好沟通一下，可以使用下面的"夫妻对话开头语"。沟通时不要着急，用心倾听，要关注对方的情绪。

夫妻对话开头语：

"你还好吗？"

"今天宝宝不太好，你觉得怎么样？"

"我特别担心我们的宝宝，已经完全没有想法了。你是如何面对这些压力的？"

"你今天特别安静，在想什么呢？"

"我们的压力太大了，应该好好休息一下。你有什么主意吗？"

"今天我累坏了。你能帮忙一起做晚饭吗？这样，我们晚上就能早点去NICU了。"

每天NICU、工作单位和家里三点一线的生活，让很多夫妻忙得不可开交，但是，尽量安排一些两人单独相处的时间吧。这段时间的压力太大了，可能你们的性关系也比较冷淡，高质量的相互陪伴会使你们的关系更加牢固。

> ♥　　在NICU的时候，我非常期待晚上和周末时光，因为那些时间我的伴侣会过来陪着我。我们一起聊天，了解彼此一天的生活，加深我们之间的联结。这真的能够帮助我缓解压力，也让我们的关系更加亲密。另外，我们约定了一个"周五比萨日"。周五的晚上，我们一起在医院的餐厅吃饭，以这种轻松的方式度过周末。

有些夫妻在一起面对苦难之后，他们的关系变得更加牢固了。夫妻两人团结在一起，更能应对生活的压力。

探索自己的精神世界

拥有丰富的精神世界会给你带来安慰，减轻压力。相信这个世界有一种超越自身经验的事物，这种信仰就像一个缓冲区，会极大地减弱现实的冲击力。如果你相信在自身之外，有一个更大的整体，你只是其中的一部分，你就会明白自己不必为生活里的每一件事情担忧。

自己的宝宝住进 NICU 时，你可能会生气，不明白为什么这件事情会发生在你的身上。这时，你可以与精神世界丰富的前辈谈谈，倾诉你正在经历的苦难，讨论一下如何能够让自己内心变得强大。

冥想、安静地反思有助于放松心情，让你平静下来，重新恢复活力。

> 在医院里，我找到了一个漂亮的小教堂。在那里，我可以独自沉思，也可以祈祷，重新找回自己。有时候，我只是想离开繁忙的 NICU，一个人安静一会儿。
>
> 不管你的信仰是什么，或是不相信任何东西，NICU 里的经历都会告诉你，医学的力量并不是万能的。医护人员采用了相同的治疗方案和方法，但有些婴儿的反应并没有遵循书中所写的那样。我们的宝宝在经历这一切之后，我们原本以为会出现很多问题，甚至宝宝可能存活不了，但是她坚持下来了！爱、信仰和医学，共同创造了奇迹。你不必非要选择一种信仰，只要大家手牵手，一起祈祷，期望最好的结果，你就会看到科学无法解释的奇迹的发生。

文化、精神信仰可以带来希望和力量，引领着你度过这段艰难的时期。照顾好自己并非自私的表现，你需要在身体和情感上都变得坚强，才能承受在 NICU 里面对的挑战，更好地陪伴自己的宝宝。

有些时候，你会感到坚强和乐观。有些时候，你会觉得自己支离破碎，不知道应该如何渡过难关。无论如何，请善待自己。这种感觉很正常。请相信：你一定会坚持到最后！这段经历也会改变你。当一切都过去之后，你可能会心怀感激并拥有新的观念。

照顾宝宝

宝宝刚刚出生就住进了 NICU，这常常让父母感到十分无助。但是了解和参与这一阶段早产儿的护理，会让你找回信心，有能力照顾好自己的宝宝。你越早找回自信，就越能感受到身为父母的力量。

了解 NICU

大多数早产儿家庭都会觉得 NICU 十分可怕，这里的景象和声音让人难以忍受。其实对其熟悉之后，你会感觉好很多。首先，你需要知道父母休息室、卫生间、吸奶处和饮水处的位置。其次，你要了解并清楚这里的基本护理流程，比如医护人员什么时间查房和换班。最后，你可以待在宝宝的旁边，密切注意宝宝身上的医疗仪器。

宝宝身上连接的仪器监测着他的身体状态。你要学习读懂这些显示器上的内容。同时，你必须明白，仪器很快就会被撤走，你得凭借自己的直觉和掌握的技能，读懂宝宝的各种表现。

NICU 里有很多护士、医生和营养师在照顾你的宝宝，你可能无法记住所有人的名字，但是他们每个人都有自己的专长，你会渐渐熟悉他们在照顾早产儿方面各自承担的责任。另外，你还可以咨询一下，看看能否为你的宝宝安排固定的护理人员，这将有利于宝宝的健康发育。

> ♥ 这里有一个固定的护理团队，我很喜欢这样的安排。因为这样我能很容易地知道是谁在照顾我的宝宝，她们会对宝宝更熟悉，这让我觉得很放心。

你最好了解一下 NICU 里医护人员常用的医疗术语，医护人员经常用缩写来表示具体的医疗问题和治疗方法。刚开始，这些缩写会令你感到十分困惑。有些 NICU 会提供宣传页，用来解释这些术语的含义。

寻求准确信息

知识就是力量，正确的信息可以帮助你减轻压力。然而，当你在网络上搜索、浏览信息的时候，要谨慎小心。网络信息良莠不齐，有的准确，有的则具有误导性。医院、医科院校或医疗护理专业人员提供的相关网站里的信息最可靠。这些网站会提供与早产儿相关的医疗健康信息，尽管如此，你也需要与宝宝的医护团队再次确认一下这些信息的可靠性。父母要注意网络上有的信息可能没有经过科学研究论证，并不能应用于早产儿身上。

写下你的问题，多问"为什么"。大部分问题你都可以直接咨询医护人员，或去医院的图书馆（如果有的话）寻找答案。偶尔你会得到自相矛盾的答案，这时就需要去证实一下，你需要尽量把自己的疑问都提出来，从而得到准确的信息。起初，这个学习的过程很不容易。但你要记得，无论遇到任何问题都可以提出来，不要感到难为情。如果自己胡乱猜测，很有可能猜错，不如找专业人士咨询并获得准确的答案。你还可以索取书面信息，以便日后作为参考。在 NICU 里准备一个笔记本，用来记录护士和医生对你说的话，还可以写下你要提出的问题。

当新生儿科医生或护士和你见面的时候，让你的伴侣一起参加，以便你们都能了解宝宝最新的情况。有时候，父母之间很难准确地传递信息，某些细节会被遗漏或误解。

> ♥ 在医生查房的时候，你可以主动一些，提出自己的问题，说出你的想法。虽然医生都是专家，但你才是宝宝最有力的守护者。

了解宝宝的月龄

"实际月龄"是根据实际出生日期来计算宝宝的月龄，我们使用这个日期来庆祝宝宝的生日，并确定何时给宝宝接种相应的疫苗。

"矫正月龄"是根据预产期计算得出的月龄。如果你的宝宝是早产儿，医护人员在评估宝宝的生长发育时，会使用宝宝的矫正月龄（有时称为校正月龄）。因此，如果宝宝6个月大，但早产2个月，那么矫正月龄则为4个月。

比如，宝宝在胎龄24周（大约6个月）的时候，提早出生了。那么等到宝宝4个月大时，才到了原本的预产期。此时，这个宝宝的发育指标应该跟足月的婴儿一样。

胎龄小于35周的婴儿，应该使用矫正月龄。这样做的目的是更好地了解宝宝的早产程度，测量宝宝的发育进展。对于早产超过1个月的婴儿，使用矫正月龄来衡量宝宝的发育水平更为合理。如果早产时间小于1个月（也就是胎龄超过35周），早产儿和足月儿的发育水平相差不大。

计算矫正月龄的方法是胎龄（足月儿的胎龄是40周）加上宝宝出生后的周数。例如，宝宝在胎龄24周的时候出生了，现在已经过去6周了，那么这个宝宝的矫正月龄是30周，距离原本的预产期还有10周。

矫正月龄计算公式举例：
24周胎龄＋2周月龄＝26周矫正月龄
33周胎龄＋4周月龄＝37周矫正月龄

预产期过了以后，在计算宝宝的矫正月龄时，用宝宝的实际月龄减去早产月数。例如，宝宝的实际月龄是8个月，但是这个宝宝早产了2个月，那么从实际月龄中减去早产月数——8个月减去2个月，这个宝宝的矫正月龄就是6个月。

8个月（从出生开始计算的实际月龄）–2个月（比预产期提早出生2个月）＝6个月（矫正月龄）

计算矫正月龄还有一种方法，是使用预产期的日期。例如，预产期是1月1日，现在的日期是4月15日，已经过去了3.5个月（14周），那么宝宝的矫正月龄就是14周。

你可以使用下面的表格，计算宝宝的月龄。

矫正月龄计算表

	实例	你的宝宝
预产期	1月1日	
今天的日期	4月15日	
两个日期的差	3.5个月（14周）	

知道宝宝的矫正月龄以后，你就能比较容易地理解 NICU 中医护人员使用的语言，并为宝宝的发育感到骄傲。

积极参与照顾宝宝

参与照顾宝宝，是与宝宝建立联结的好机会。在此过程中，你会了解宝宝的性格、喜好和个性特征。例如，今天他很活跃吗？她有一双漂亮的大眼睛吗？他对你的抚触反应好吗？她很烦躁吗？

如果父母积极参与护理，宝宝的发育成长就会非常喜人。

> 你最好亲自照顾宝宝，例如，换尿布、洗澡、测量体温、进行口腔护理，以及按时给宝宝喂奶。

想出一个你和宝宝之间的专属活动，比如唱歌、说话、读书、袋鼠式（肌肤接触）护理、母乳喂养或温柔地抚触。尤其是皮肤接触，可以很快让宝宝平静下来，这有助于宝宝保持体温，促进宝宝的生长发育、血氧平稳和良好的睡眠。肌肤接触对父母也有好处，可以刺激母乳分泌、减轻压力、增强父母的信心，并促进亲子依恋关系的发展。

♥　　我第一次抱着宝贝女儿的时候，内心充满不安，但也感到无比幸福，泪水顺着我的脸颊流下，落在她的身上。那是我第一次真正感觉自己像个母亲。

和你的宝宝在一起的时候，尽量多一些肌肤接触，这对你们都很有好处。

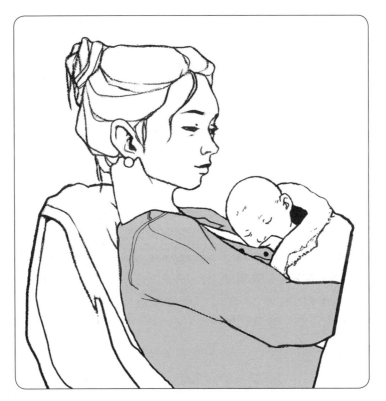

袋鼠式护理就是肌肤接触地抱着宝宝

♥　　我以前不知道爸爸也可以做袋鼠式护理。一天早上，我的妻子有点儿流鼻涕，不能进入 NICU 里照顾宝宝，于是我就独自进去了。起初我担心我的胸毛会让儿子不舒服，但没想到他很平静安稳地靠在我的胸前睡着了。

> 在 NICU 里，我们都会有害怕的感觉，只是原因不尽相同。我的丈夫特别担心会伤害到女儿，害怕因为自己不小心而让她有生命危险，因此他犹豫了很长时间，才同意开始参与照顾这个小家伙。女儿出生一个半月以后，他才第一次摸了摸她的小脚丫；女儿长到 1.5 千克的时候，他才第一次抱她。后来，女儿越来越健康，他也越来越勇敢地和她互动。现在他们俩是最好的伙伴，一起读书，一起在地板上玩耍。

有时候，宝宝的情况不太稳定，不适合袋鼠式护理。此时，你可以跟护士谈谈，看有没有其他的方式可以抚摸你的宝宝，例如用你的手环绕着宝宝的小身体。这对宝宝很有安抚作用。你温柔的抚触和声音与医护人员的诊疗性触摸不同，宝宝很快就可以分辨出来。

你可以装饰一下宝宝的空间，让人感觉更温馨。首先，咨询一下宝宝的护士，是否可以从家里带一些物品，比如图片、衣物、装饰品等。如果带来了，记得标记一下，以免拿错。另外，请不要带比较珍贵的物品，以防丢失。

从一开始，你就可以参与到宝宝的护理过程中，比如给宝宝安抚奶嘴、帮助进行管饲、将乳汁滴在宝宝嘴唇上、定时吸奶保证母乳分泌量或用奶瓶给宝宝喂奶等。如果有任何问题，你可以随时向宝宝的护士和哺乳顾问寻求帮助。另外，你还可以咨询护士有关宝宝喂养的程序和办法。你自己也可以注意观察宝宝发出的信号，判断他什么时候饿了、饱了或是还想吃奶。

做宝宝的守护者

在逐渐了解了自己的宝宝以后，你就成了宝宝最强有力的守护者。你会是他的代言人，代替他说出自己的意愿。

> 我的宝宝讨厌采集足跟血。每次他都会大声哭闹，有时脸都变紫了。如果采集足跟血的时候，我采取袋鼠式护理的方式抱着他，他就会比较放松。因此，我告诉护士，等我赶到医院抱着他的时候再做足跟血采集。

你会慢慢成为最了解宝宝需求的人。与任何一位医护团队的成员相比，爸爸妈妈和宝宝相处的时间更长，是十分了解自己宝宝的。因此，你的观察和获取的信息非常宝贵，最好多和医护人员沟通。你要相信自己的直觉，一定要告诉医护人员你的发现。如果方便，向护士要一块白板或从家里带一块小白板，写下你知道的、对医护人员有帮助的信息。当你不在宝宝身边的时候，医护人员看到这块小白板，就可以了解宝宝的一些信息。

珍惜与宝宝相处的每一时刻

你正在经历的是一场独特而神奇的育儿之旅，可能还没等你细细体会，宝宝就长大了。因此，请好好珍惜现在的时光，慢慢欣赏宝宝每天取得的进步。

> ♥　拥有一个早产宝宝，会有很多积极和独特的体验。努力发现这些，并全身心地享受吧。例如，大多数父母没有机会看到宝宝的头发、指甲、睫毛甚至乳头是如何慢慢长出来的。足月儿一出生就可以穿上连体衣，而作为早产儿的父母，当我们第一次看到自己的宝宝穿上衣服时，那感觉太神奇了！大多数父母不会像我们一样，很珍惜这一切，他们可能觉得这些细节太平常了。当然，我们并不希望宝宝早产，但这一切也很美好。

最后的话

虽然这段经历非常艰难，但请你相信自己可以挺过去，就像无数的早产儿父母曾经做到的那样。你会慢慢接受这段人生经历，看到生命的美好。

> ♥　我在孕期只有23周零1天时，分娩就发动了。等我急忙赶到医院时，宫口已经完全张开了。医生说，除了紧急剖宫产之外别无选择。我的血压很低，宝宝不仅是臀位，而且心率也在逐渐下降。我被紧急送进

了手术室。宝宝生下来的时候，身长只有30厘米，体重才500克。我们的宝宝是个小女孩，刚刚出生就被医护人员抱走了，我们没有听见她的哭声，也无法立即看到她。医生告诉我们，宝宝出生得太早了，可能会出现各种不利情况。如果她万幸能够活下来，还可能面临发育迟缓、身体残疾的问题。我们从未想过要放弃这个宝宝，因此我们同意只要宝宝能活下来，我们无论如何都会支持她、全心全意地爱着她。于是，我们开始了NICU的"过山车"之旅。

我们的宝宝挺过了危险期（出生后的前3天），医生称之为"蜜月期"。一切都进行得很顺利，但随后情况变得非常糟糕。我和丈夫流着眼泪哭作一团，每天都以泪洗面。但同时我们也意识到，为了女儿，我们必须坚强起来。我们的小家伙经历了所有早产儿的问题，例如，慢性肺病、喂养不耐受和早产儿视网膜病变，以及一系列的并发症包括肠穿孔、大量肺出血和肾功能衰竭。宝宝的足跟血被采集了很多次，也接受了很多医疗检验，并在3个NICU里待过。

无数次我们几乎放弃了希望。我仍记得，有一天我们回到家，待在给宝宝准备的房间里，质问上帝：如果我们的孩子回不了家，为什么还要让我们把这个房间布置成婴儿房？丈夫抱着我，我们一起哭了很长时间。此后，我们开始做出改变，不再要求这个宝宝无论如何都要留在这个世界上。我们告诉她，如果太痛苦了，她可以决定离开，我们选择接受。然而，我们非常希望她能留下，如果她同意，我们不会让她一个人坚持，我们会一直陪在她身边。

最终我们的女儿勇敢地坚持了下来。我们从没有见过如此坚强的战士！在NICU里待了155天后，我们带着她一起回家了。不用吸氧、不用管饲、没有医疗管线，我们的女儿简直就是一个奇迹。我们有幸见证了她慢慢成长、战胜所有困难的过程。到现在为止，她已经出院6个月了，没有任何并发症，生长发育得很好。即使将来出现问题，我们也会站在一起、共同面对，就像我们以前在NICU里那样。谢谢我们的女儿，让我们有幸成为她的父母。

专家提示

早产儿父母度过这一阶段的关键策略：

- 照顾好自己。

- 寻求关于早产儿的相关信息。

- 参与宝宝的护理。

- 了解自己的宝宝。

- 多多支持宝宝。

- 寻找和接受他人的帮助（包括家人、朋友和医疗团队的专业人士）。

第二章

回家之旅——从 NICU 到家

在 NICU 里，宝宝越来越强壮，健康问题越来越少，是时候考虑回家的事情了。在这里待得时间越长，离开时你的心情就越复杂。你可能有些舍不得这里的医护人员，也可能等不及要赶快回家。父母把一个新生儿带回家，内心也是五味杂陈的吧。一方面，能够从 NICU 接宝宝回家，肯定会兴奋不已；另一方面，要独立承担照顾早产儿的任务，内心又不免忐忑不安。宝宝从一出生就住院，现在终于可以出院回家了。在这种情况下，父母难免都会有些担忧。

在你们带宝宝回家之前，必须做好充足的准备，以免临时乱了阵脚。本章第一部分解释了宝宝即将出院的一些重要信号，以及如何让自己、家人和宝宝为这个重要的日子做好准备。这些信息可以帮助你从容地迎接宝宝出院的时刻，免得措手不及。宝宝在接回家后的头几周家人面对的压力可能最大。为此，本章第二部分给出了一些建议，帮助你顺利度过宝宝回家最初的这些日子。

> ♥
> 　　回家啦！我永远不会忘记这一天，那是我最开心也最害怕的日子。在宝宝出院的前一天夜里，我们在 NICU 旁边的家长休息室过夜。整夜我们俩都辗转反侧。休息室里很黑、很安静，我的丈夫特别不习惯。实际上，这里的一切我们都不太习惯。早上医生查房的时候，我们拿到了出院清单。真的好开心，但也好累啊。我们很快就收拾好了。医生和

护士们在接待处送我们出院，他们都很为我们高兴，每个人都是笑容满面。

然后，说再见的时刻到了。我的丈夫要提前把车内的暖风打开，然后再把车开到医院门前。因此，我一个人与医护人员道别。面对救命恩人，"再见"怎么说得出口呢？

我转身离开，脚步变得沉重，好像内心的支柱被拆走了。我的心怦怦直跳，怀里抱着我的小宝贝，只觉得肩上的责任重大。我们可以自己照顾好这个小家伙吗？我们准备好了吗？我脑子里满是疑问。我抱着儿子走向汽车，心里向他保证：我一定会竭尽全力照顾你。

出院之前

NICU 里的医护人员常说："宝宝入院的那一刻，就已经开始准备出院了。"换句话说，宝宝从出生开始接受的所有护理，都是在为出院做准备。你的宝宝从一住进 NICU，就开始努力稳定身体状况，向出院回家的目标前进。如果像我们在第一章建议的那样，你一直在参与宝宝的护理、学习了解宝宝的需求、熟悉宝宝的沟通方式，现在你就应该已经知道如何照顾宝宝了。放心吧，你已经准备好了。

转移病房或转院

在 NICU 里，宝宝逐渐发育正常。此时，他们可能会被转移到同一医院的其他病房，或转移到离家比较近的医院。这种病房被称为中级护理病房、NICU 次级病房、特殊护理病房、早产儿成长病房或二级病房等（译者注：不同的医院病房分级会有所不同）。不管这种病房的名字是什么，宝宝被转移就表明他们发育得很好，不再需要高级护理了。

宝宝被转移到另一家医院，可能出于以下几个原因：

• 宝宝发育得很好，情况比较稳定，不再需要高级别的护理了。

• 他们不再需要使用呼吸机，但仍需要静脉输液、输氧、管饲和用药。

- 在新的 NICU 里，他们不需要特殊护理。

- 接收医院有空余床位。

- 离家较近的医院有空余床位。

转院或转移病房让很多父母感到焦虑，担心自己的宝宝还没有准备好，可能无法承受这样的调整，无法在新的病房或医院得到很好的照顾。即使你知道这样的转移意味着宝宝的情况已经好转，但还是会有压力。另外，你已经开始了解和信任原来病房里的医护人员，现在却要离开了。有时候转移的决定来得十分突然，没有提前通知。这些都会给你造成压力。

请放心，医疗团队会根据宝宝的情况做出最佳的选择。新病房的设备会更加适合宝宝的治疗需要。宝宝现在的医疗团队会和新接手的医疗团队仔细讨论宝宝的情况，分享所有重要的信息。

新病房有不同的日常程序和工作人员，你刚到那里的时候，可能会觉得不太习惯，但你会慢慢熟悉和适应新的环境。如果转入的医院离家比较近或新的病房不像 NICU 那样紧张和繁忙，你会感到更加轻松，开始真正认识自己的宝宝。新的环境比较安静，你和宝宝会更加舒适。在这里，你将承担更多照顾宝宝的责任，同时专业的医护人员还在身边，可以随时求助，这会让你感到十分安心。你此时就可以考虑做些出院的准备了，转移病房或转院就像是出院前的排练！

　　当我们被通知转移病房时感到十分突然。我到了 NICU 后，医护人员就告诉我，宝宝当天就会被转移到另外一个病房。要离开宝宝的第一个家了，我还真有些伤感呢。

　　新病房的环境与 NICU 的环境差异很大。在 NICU 里的时候，宝宝身边总有很多护士，所以我很安心。但是在新病房，我觉得宝宝没有得到很多关注，这让我有些紧张。最后，医护人员向我解释，我们的宝宝现在比较健康、强壮，不再需要密切监护了。如果早些知道这一点，我就不用那么担心了。

　　对于我来说，宝宝转院是一个十分重要的时刻，就像毕业庆祝典礼！新的 NICU 离家近一些，我的生活也更加轻松了。新环境让人很放松，我可以不问医生就抱抱宝宝。而且，我自己承担了大部分的婴儿护理任务。相比较而言，在新环境里我感到更加自在，照顾宝宝也更有信心。另外，我制作了一张小卡片，写上宝宝的喜好，放在她的床边，以便帮助这里的医护人员更快地了解我的孩子。

出院标准

一般来说，如果宝宝身体健康、进食和发育正常，就可以出院了。具体的出院标准，每家医院可能不太一样。医疗团队会根据下面的标准，评估宝宝的发育情况，然后再决定宝宝是否可以出院。

如果宝宝具备以下条件，就表明可以出院了：

- 在摇篮（婴儿床）中可以保持正常体温。

- 可以安全地通过口腔喂养，直接哺乳或奶瓶喂养也都可以。

- 体重增加保持正常的速度。

- 健康状况稳定（无感染，能够维持正常的血氧浓度）。

- 没有呼吸暂停或心率下降（心动过缓）的情况。

早产儿的出院时间要根据具体情况而定。对于大多数 NICU 来说，宝宝的体重和月龄都不能决定出院日期。有的宝宝出院时体重是 1800 克，有的是 4500 克；有的宝宝矫正月龄 36 周就出院了，有的矫正月龄 46 周才出院；有的宝宝出院时还需要吸氧；有的宝宝出院时还在管饲。关于如何护理需要吸氧的宝宝，请参考第三章的相关内容；关于如何管饲宝宝，请参考第四章的相关内容。

我们没有料到出院会如此困难。几个月以来，我们一直盼望着可以接儿子回家，但真的到出院的时候，我们感到毫无准备、十分焦虑。没有医疗专业人员时时刻刻地在身边，我没有信心照顾好宝宝。家里也没有医疗设备监视器提示宝宝是否一切正常，我会很担心的。因此，我们将出院时间推迟了1个多星期，以便在医院里有更多时间和宝宝相处，撤掉监护仪后学习观察宝宝的状态，减少医护人员的帮助，自己承担更多照顾宝宝的任务。这对我们的影响很大。虽然宝宝出院时我们仍然很焦虑，但已经有信心在家里也能很好地照顾宝宝了。

计划出院

我们很难提前很长时间预测宝宝什么时候可以出院。你最好也不要问医疗团队宝宝具体哪天可以出院。如果你认准了那个日期，并且做了很多重大的计划，例如让家人过来一起庆祝，到时候宝宝的情况不适合出院，你会感到非常失望。我们经常遇到这种情况。

虽然没有具体的出院日期，但是父母可以通过观察宝宝的一些细节，自己推测出院的日子是否快到了。你会发现，在宝宝出院以前，父母需要学习很多的护理信息和技能。如果看到一些即将出院的提示，你就知道宝宝快要出院了，应该承担起更多的护理责任，以便你和宝宝同时做好出院准备。

宝宝的喂养方式预示着距离出院时间的长短。如果宝宝喂养总量的50%是通过口腔，你就应该加速接手照顾宝宝的责任。这意味着宝宝自己吞咽了所需奶量的一半，剩下的需要通过管饲来喂。例如，在NICU里，宝宝每3个小时需要喂60毫升奶，其中30毫升是宝宝自己吞咽下去的（通过哺乳或使用奶瓶），另一半是通过管饲。在宝宝可以直接通过口腔摄取所需奶量的50%的时候，你就应该多参与照顾宝宝的工作，以免宝宝快出院了你却没有做好准备。从50%到全部通过口腔喂养，有的宝宝很快就能完成这个过渡，只需要一到两周的时间，而有的宝宝则需要比较长的时间。尤其是过早出生或身体健康欠佳的宝宝，则需要更长的时间。此时，你需要付出更多的耐心，摸索出最佳的喂养方式。

♥ 在NICU里的最后几周，我开始感觉自己像个真正的妈妈了。早上，丈夫把我送到医院，然后我和宝宝待上一整天。我了解到，宝宝有些时

> 候吃奶很顺利,有些时候就会出现问题。我观察宝宝吃奶后的情况,发现吃完后不能让他马上躺下。护士会帮我搞清楚宝宝到底需要什么。我学到了很多,渐渐地可以和护士一起解决宝宝的喂养问题,更从容地照顾宝宝的所有事情了。

在 NICU 里待了很长时间以后,宝宝学会了自己吃奶,你也成了喂养专家。你们俩就同时准备好回家啦!

双胞胎或多胞胎出院注意事项

有的家庭有双胞胎或多胞胎宝宝同时住进了 NICU,但宝宝们的出院时间不一定相同。宝宝们是同时出院好,还是一个宝宝先回家另一个继续留在 NICU 更好呢?两种做法各有裨益。让一个宝宝先回家的好处是,整个家庭可以先接纳一个孩子,安顿好了以后,再接回另一个宝宝。然而,如果一个宝宝在家、另一个宝宝在医院的话,父母需要两头奔波,也增加了负担。

如果让一个宝宝先回家,可以参考下面的建议:

- 告诉 NICU 的医护人员,你需要待在家里一两天,陪伴已经回家的宝宝,安顿好家里的事情。
- 询问医护人员,是否可以带着"回家宝宝"来看望"住院宝宝"。
- 请求在"住院宝宝"的床边放置一个摇篮,方便"回家宝宝"使用。
- 安排好日程,给"住院宝宝"和"回家宝宝"都留出一些时间。
- 请求家人或朋友帮忙照顾"回家宝宝"。
- 偶尔在家休息一天,帮助自己更好地适应宝宝回家后的生活。

在心底为离去的宝宝保留一个位置

如果双胞胎中的一个宝宝回家了,而另一个不幸离世,父母的心理常常陷入困境,内心也很矛盾。一方面为活下来的宝宝感到开心,一方面为离世的宝宝感到悲伤。今后,在这个宝宝的成长过程中,尤其是那些令人难忘的时刻,父母心中这种矛盾的情感会时常浮现，例如，宝宝开始翻身、走路、说话或开始上学的时候。随着时间的推移，你会慢慢好起来，但这种复杂的情感不会消失，可能会一直伴随着你。

> ♥ 只带着儿子回家了，我怎么能感到高兴呢？我发现当自己在微笑或感到兴奋时，随后就想起我的女儿永远不能回家了，顿时一股强烈的悲伤感就将我淹没了。

在加拿大，很多医院有专业的丧亲心理援助小组，父母可以向他们寻求帮助，来度过这段悲伤的时期。在离开 NICU 之前，父母也可以咨询护士或社工，索取一些社区援助小组的信息，并考虑加入他们。

有些父母会保留一些特殊的物品用来纪念失去的孩子，例如，特殊的圣诞树装饰品、泰迪熊玩偶或壁挂玩具。你也可以保存几张宝宝的照片或其他纪念品，例如，宝宝的一绺头发、足印或手印等，以便将来和其他孩子分享这份记忆。

> ♥ 在 NICU 里的时候，我们最小的孩子离世了。回家以后，我们用蓝色毛线织成了一颗爱心，代表他在我们生活中的位置。我们给另外两个男孩拍照时，总是把这颗蓝色的心拍进去。孩子离世许多年后，每当我们度假时都会带着这颗心。他永远是我们的一部分。
>
> ♥ 我找到了一个脚印形状的小吊坠，并做成了项链。我常常戴着它，以纪念我失去的女儿。我用手轻轻地触摸这个小吊坠，在心里告诉她：我爱你，很想你。

在加拿大，有的社区会举办活动纪念去世的婴儿，用来增加人们对失去婴儿的家庭的理解和关注。例如，有的城市在每年的 10 月 15 日举办"且行且珍惜"主题散步活动；有的城市规划出一片纪念去世婴儿的地方，失去宝宝的家庭可以在这个区域种一棵树。有的医院每年还会为逝去的婴儿举办追悼会。

找个合适的人，把自己的情感倾诉出来。有的父母说，心理咨询师是最好的聆听者，因为家人和朋友未必能够真正理解自己的感受。而且，你正在经历的情感很复杂，也会给家人和朋友带来压力，他们也可能已经听厌了你诉说的痛苦。父母互助小组的成员们都有过类似经历，他们可以给你提供比较好的支持。总之，你不用独自承受这一切，有人愿意和你分担。

出院需要准备的物品

提前准备好出院需要的物品，可以减少出院时的慌乱。请你专心陪伴 NICU 里的宝宝，并学习如何回家继续照顾宝宝。

基础物品清单：

- ☑ 婴儿护臀霜

- ☑ 奶瓶、奶嘴和消毒设备

- ☑ 婴儿摇椅、婴儿背带

- ☑ 吸奶器

- ☑ 汽车婴儿安全座椅

- ☑ 替换地垫

- ☑ 婴儿衣服

- ☑ 婴儿床或便携式婴儿摇篮和床单

- ☑ 尿布袋或小背包

- ☑ 尿布和湿巾（无味、不含香料和化学物质）

- ☑ 婴儿配方奶

- ☑ 洗手液

- ☑ 生理盐水滴鼻剂 / 吸鼻器

- ☑ 包裹婴儿的小毯子、婴儿睡袋

- ☑ 安抚奶嘴

- ☑ 温度计

便携式婴儿摇篮很实用，可以提起来放在不同的房间里，这样一来宝宝可以一直睡在自己熟悉的环境里。你的卧室有可能放不下一张婴儿床，因此便携式婴儿摇篮更合适。不要购买婴儿床防撞垫或婴儿睡姿固定垫，它们会增加婴儿猝死综合征（Sudden Infant Death Syndrome，SIDS）的发生风险。

汽车婴儿安全座椅必须面向后且适合宝宝的体重。在婴儿和安全座椅之间，除座椅制造商推荐的产品以外，不要放置任何其他物品如头枕、靠垫等。

你的宝宝长得很快，因此不要购买很多早产儿的衣服。

在购买奶瓶和消毒设备之前，向护士咨询适合宝宝的奶瓶及奶嘴。奶瓶有各种尺寸、形状和流速，奶嘴有常规型（像在NICU里使用的，比较窄）和宽的、直的和仿真型。大多数住过NICU的婴儿需要流速慢、常规（窄）、直的（和在NICU里使用的奶嘴一样）奶嘴。去商店购买奶嘴的时候，可以拿一个宝宝在NICU里使用过的旧奶嘴做参照，挑选一个比较相似的。

购买安抚奶嘴时，需要带上宝宝在NICU里使用过的安抚奶嘴做参照，选择尺寸和形状相同的即可。如果宝宝是奶瓶喂养，安抚奶嘴的尺寸和形状最好和奶瓶的奶嘴一样。

使用宝宝的医生推荐的配方奶。这种奶粉可以添加到你的母乳中，或直接用水冲泡。医生推荐的奶粉可以满足宝宝的营养需求。因此，在选择奶粉时最好咨询NICU的医生、营养师或护士。宝宝出院前可能会调换配方奶，所以不用提前购买储备。

生理盐水滴鼻剂和吸鼻器有助于保持宝宝的鼻腔通畅。吸鼻器的样式很多，有手动（气囊和吸管）和电动两大类。你可以咨询NICU的护士如何使用滴鼻剂和洗鼻器。

吸奶器有手动和电动、单边和双边等不同类型。你需要咨询护士或哺乳顾问如何选择合适的吸奶器。如果长期吸奶的话，最好选择双边、电动吸奶器，可以节省很多时间。如果是直接哺乳，可以准备一个吸乳罩，以防宝宝咬妈妈的乳头。如何选择合适尺寸的吸乳罩，你也可以咨询哺乳顾问。

有些物品现在还用不上，但将来会需要，比如可以放平的婴儿车，可以用于参加聚会或散步的时候使用。另外，可以准备摇椅、浴缸、尿布垫和婴儿秋千。这些东西使用时间都很短，可以准备二手的。婴儿监视器也可以考虑一下，特别是婴儿和你在不同房间的时候，你可以通过监视器听到和看到宝宝。不需要购买医疗级监视器或呼吸暂停家用监视器。出院后，早产儿几乎不再需要这样的仪器了。

在加拿大，多胞胎家庭可以参加当地的多胞胎俱乐部。在那里，父母可以租用婴幼儿用品。而且，这些俱乐部每年都会举办二手婴儿用品销售会。

减少对医疗仪器的依赖

医疗仪器显示器上的数字提示着宝宝的健康状态，因此非常吸引父母的注意力。父母很容易依赖上显示器，通过显示器上的数字来了解宝宝的情况。我们经常看到父母坐在宝宝的床边，手放在宝宝身上，眼睛却盯着显示器。即使妈妈在给宝宝喂奶的时候，她也会一直看着显示器。

> ♥　　我真的很难把眼睛从显示器上移开！我连续几个小时都盯着它，虽然心里知道自己必须停止这种行为。我很焦虑，但不能总是依赖电线和数字。我需要了解自己的宝宝，而不只是读屏幕上的数字。我建议其他的早产儿父母把椅子从显示器前移开。一旦宝宝情况稳定了，就不要再看显示器，多陪陪宝宝吧。要习惯通过宝宝的各种表现了解他的状态。

医疗仪器被移走后，父母通常会倍感压力。其实，如果你了解宝宝的正常状态，即使没有仪器也能很有信心地照顾他。你可以观察：

- 宝宝的肤色如何？

- 宝宝嘴唇的颜色怎样？

- 宝宝正常呼吸时的状态是怎样的？

- 正常情况下，宝宝的呼吸频率有多快？

> ♥　　护士移走了仪器，让我喂宝宝吃奶，然后护士坐在我的身旁告诉我宝宝的状态很好。这极大地增强了我的信心。在宝宝出院的几周前，我慢慢地学会了照顾宝宝时应该注意什么以及应该做什么。

下次你去 NICU 陪伴宝宝的时候，如果仪器报警了，看着你的宝宝，不要看仪器显示屏。你看到什么了？宝宝看起来和平时一样吗？宝宝有呼吸吗？看看宝宝的脸色和嘴唇的颜色怎么样？宝宝的脸色是苍白还是粉色？宝宝很活跃还是很无力？大多数警报都是"误报"。你只要仔细观察宝宝的样子，通常就会放心了。一般情况下，宝宝都很好，只不过是仪器的导线被小手拉了一下，或是宝宝的小脚丫踢得太起劲了。你看到和听到的比仪器更准确。

你可以考虑参加婴儿心肺复苏（Cardio Pulmonary Resuscitation，CPR）课，学习如何处理紧急情况如窒息等，增强照顾宝宝的信心。

关注宝宝的喂养

早产儿出院前最大的问题是是否可以安全、足量地进食。看看这位妈妈的建议：

> ♥　这不是我的第 1 个宝宝。3 年前，我生下了第 1 个宝宝，因此我自认为很了解婴儿。但我的这个宝宝是个早产儿，我不得不承认自己准备得不足。冲配方奶的时候我搞错了，结果宝宝没有吃饱。每次吃完奶后，他还是很饿，我却不知道为什么。宝宝体重下降了很多，不得不重新住院一周。真希望一开始我在 NICU 的时候，花更多时间学习如何喂养早产儿。

我们强烈建议你在 NICU 的时候多花些时间专门学习如何喂养早产儿。很多父母都说，宝宝出院回家后，之前特意学习的喂养知识非常重要也很有帮助。

> ♥　回家以后，喂宝宝吃奶最容易引起我的焦虑。在 NICU 的时候，我花了很多时间向护士学习如何给宝宝喂奶。后来我十分庆幸自己当时这么做了。喂奶的频率、奶量不是一成不变的，我必须知道每次的喂养是否合适。起初，我每 3 个小时喂宝宝一次。后来，护士指导我观察宝宝的样子，通过他的表现判断是不是该喂奶了、是否吃饱了。

宝宝的护士可以和你分享很多喂养技巧和策略。在 NICU 里，你就可以向护士咨询下列问题：

- 如何清洁奶瓶和奶嘴？

- 如何准备母乳强化剂或配方奶（如果需要）？

- 你的宝宝适合什么喂养策略？

- 开始喂奶时宝宝烦躁不安，怎么让他平静下来？

- 宝宝吃奶时睡着了怎么办？

- 宝宝吃得不好怎么办？

- 宝宝还想吃更多怎么办？

- 宝宝吃奶时焦躁不安或溢奶怎么办？

- 宝宝在两次喂奶之间烦躁不安怎么办？

- 宝宝吃完后吐奶了怎么办？

- 宝宝把吃进去的奶全都吐了怎么办？

你可以准备一个笔记本，随时记下护士的建议。回家后，也许这些建议用不上几个，但你已经准备好应付各种喂养难题了，这会增强你的信心。

在家吸氧的宝宝

如果宝宝的身体状况稳定，同时父母也学习了必要的护理知识，宝宝则可以回家吸氧。

有些早产儿出院后，还要继续吸氧的原因：

- 极早产或出生时体重极低。

- 在宝宝清醒、休息或进食等活动时，如果呼吸室内空气，出现血氧饱和度下降。

- 在 NICU 长期住过。

- 有呼吸道问题、做过气管切开术或曾经使用呼吸机（呼吸支持）。

如果宝宝出院回家后还需要吸氧，NICU 的医护人员会为你安排好一切。在加拿大，有些 NICU 的医护人员会独自联系氧气设备公司，由公司派人到你家安装设备；有些会让你选择公司，然后由 NICU 的医护人员安排后续事宜。

如果你可以选择氧气设备公司，请参考下面的内容：

- 安装费和每月开销是多少，这些费用都包括哪些项目？

- 他们是否提供 24 小时服务，节假日是否工作？

- 如果你申请配件，公司承诺多长时间可以送到？

- 鼻塞、导管、胶带等额外费用是多少？

- 公司是否建议对氧气进行加湿？

- 公司是否有专门的婴儿脸颊贴片？

- 如果你打算在 6 个月内带着宝宝旅行，公司可以提供什么协助？例如，他们是一家国内公司还是国际公司？在你的旅行目的地，他们能否提供氧气罐？

- 其他家长有什么建议？

不论回家需要什么氧气设备，你都不用担心。公司会派人教你使用方法。出院前，医护人员也会提供指导，此时你可以提问题、亲手练习使用氧气设备。

你最好陪宝宝住在医院里，学习如何照顾吸氧的婴儿。你可以练习用婴儿车推着宝宝和氧气罐在医院里走一走，为出院后带着宝宝散步彩排一下。有的氧气公司可以将一个小型便携式氧气罐送到医院，方便宝宝出院时使用。你需要知道如何调节设备，保证宝宝的吸氧方式是正确的。氧气公司可以分享大量相关知识，并帮你解决设备问题。他们会派专业人员去你家安装氧气设备，并指导你使用这些设备。

如果你的宝宝在家吸氧，不要感觉吸氧是件坏事儿。氧气设备是辅助宝宝呼吸的仪器，方便你可以更快地带宝宝回家。起初，带着需要吸氧的宝宝回家，你会非常担心，但随着你熟悉了其操作方法，照顾宝宝就游刃有余了。

♥
　　医生告诉我们，宝宝回家后仍然需要吸氧。这把我们吓坏了，觉得根本无法处理这件事儿。但是医院的工作人员给予我们细致的指导，让我们做好了充分的准备。到了宝宝快要出院回家的时候，我们很自信能够正确使用氧气设备。虽然回家后的前几周比较艰难，但我们很快就适应了。

详细内容，请参考第三章"如何照顾在家吸氧的宝宝"。

在家管饲的宝宝

有些宝宝出院时，还不能完全通过口腔进食，仍然需要进行管饲。

出院回家后，有这些情况的宝宝可能还需要管饲：

- 口腔进食进展缓慢，且住院时间长。

- 不能通过口腔进食，因为有可能把液体吸入肺部。

- 有胃造瘘管。

- 父母愿意承担管饲的责任。

对于父母和整个家庭来说，把需要管饲的宝宝带回家，是一个非常重大的决定。父母需要接受培训，学习如何插入饲管、通过饲管给宝宝喂奶，以及清洗所用物品。宝宝还在医院的时候，父母就应该开始练习自己操作。有任何问题都需要及时咨询医护人员，保证自己可以熟练地从宝宝鼻腔插入饲管。如果给宝宝使用电动喂食器，你需要向护士学习如何进行设置。

需要管饲的宝宝出院前，父母必须了解：

- 如何用医用胶带将饲管固定到位？

- 如何保护宝宝的皮肤？如果宝宝的皮肤被胶带刺激，知道应该如何处理。

- 如果宝宝拔出饲管该怎么办？

- 从哪里订购耗材？

- 如果有问题，可以给谁打电话？是否有 24 小时的电话咨询服务？

- 谁可以指导你提高喂养水平？

• 是否有特殊的医疗保险可以报销购买管饲设备和配件的费用？

更多内容，请参考第四章"在家管饲宝宝"。

••••••••••••••••••••
如何喂宝宝吃药

在离开 NICU 之前，你需要从药房取好宝宝的药品，并请 NICU 的护士检查，确保药品的名称和数量完全正确。查看药品的费用，做好付款的准备。在医院的时候，你要练习自己给宝宝服药，并请护士在一旁监督，确保已经完全了解喂药的时间和剂量。你可以向 NICU 的护士多要几只注射器，以备出院回家后使用。

早产儿通常需要服用以下几种药物：

• 咖啡因，可降低呼吸暂停的风险。 咖啡因有助于打开气道，一般用于预防早产儿呼吸暂停的发作。通常在早产儿的矫正月龄达到 4 周（1 个月）的时候，医生就会停止给宝宝服用这种药物。

• 维生素，婴儿尤其需要补充维生素 D。宝宝的处方中可能还包含多种维生素或维生素 E 补充剂。

• 铁，促进红细胞生成。大多数早产儿在出生后 6 ~ 12 个月内，需要补充铁。铁对胃有轻微的刺激性，你可以把一次的剂量分成两次服用，每次间隔 1 ~ 2 个小时，以减轻宝宝胃部的不适。

• 叶酸，促进红细胞生成。

• 防止反流的药物，可以减少胃酸的产生，减轻反流引起的烧灼痛。 有些药物通过缩短乳汁在胃里停留的时间，从而防止反流。有的药物空腹服用效果更好，至少在喂奶前 30 分钟服用为宜。具体方法可以向药剂师咨询。

• 抗生素，治疗感染。抗生素可能会造成宝宝胃部不适并导致排便不畅。

• 治疗鹅口疮的药物。这些药物需涂抹在宝宝的口腔内部，不应该放在宝宝的奶瓶里。

• 利尿剂，帮助肾脏排出体内多余的液体。患有慢性肺病或心脏病的婴儿可能需要服用这类药物。

• 用于维持正常血压的药物。服用这些药物期间，医生应该定期监测宝宝的血压。

• 气雾吸入疗法，有助于打开呼吸通道。通过呼吸，药物直接进入肺部。

喂早产儿吃药并不容易，因此出院前在 NICU 里，你可以在护士的帮助下练习给宝宝喂药。关于给药的时间和方法，可以咨询护士或药剂师。如果宝宝需要服用多种药物，你需要询问哪几种药物可以同时服用。另外，还需要确认是否可以用母乳稀释药物，或和配方奶一起冲服。注意药品存放的方法也不相同，有的需要放在冰箱里，有的需要放在干燥避光处。你需要找到合适的办法，保证按时、按量、正确地给宝宝喂药。疲惫的父母很容易忘记给宝宝喂药！

第三章会介绍一些给宝宝喂药的技巧和方法。

安排好家庭生活，准备迎接宝宝回家

宝宝就要离开 NICU 出院被接回家了，你最好把家里的事情都安排好，这样回家后就可以专心照顾宝宝了。首先，提前准备好你和家人需要的、3 ~ 5 天的日常用品和食物。列出一张购物清单，逐项购置停当。其次，寻求可以提供帮助的人，询问哪位朋友或亲戚可以帮你遛狗或照顾大一些的孩子？有没有合适的半日托儿所？宝宝出院后最初的几天里，你的伴侣是否可以请几天假，帮忙安顿好家里？接下来的几天，你们打算怎么吃饭？有没有朋友或亲戚可以帮忙买些日用品或食品？冰箱里一定要储存足够的食物。

♥ 　仔细考虑家里、你自己和宝宝都需要什么东西，做好准备。如果需要用的时候才发现没有就很麻烦，比如卫生纸或食品。到时候，你只能带着刚刚出院的早产儿去商店采购了。

♥ 　在冰箱里储存一些健康的食物。不要依赖外卖食品。连续吃几天比萨后，大家都会感觉不舒服。即便是吃简单的砂锅炖菜也会好些。

在医院过夜陪护宝宝

过夜陪护，意味着你和伴侣陪着宝宝一起住在医院。此时，你们俩独立照顾宝宝，但是需要的话，可以随时找医护人员帮忙。这是你真正学习照顾宝宝的最佳机会。

你可以了解：

• 正常状态下，宝宝的皮肤温度摸起来感觉如何？

• 正常状态下，宝宝的肚子是什么样子的？

• 宝宝饿的时候有哪些表现？

• 宝宝的哭声有多大？

• 正常状态下，宝宝的大便是什么样子的？

• 宝宝的尿液有气味吗？是什么颜色的？

• 在换衣服、换尿布或洗澡的时候，宝宝会打嗝吗？

• 什么可以让宝宝平静下来？

• 如何包裹宝宝？

• 在两次吃奶之间，宝宝在干什么？

• 在睡觉或吃奶的时候，宝宝会发出什么声音？

> ♥　在医院过夜陪伴宝宝，让我们受益颇多。夜里，医护人员的帮助少了很多，我们独自负责照顾宝宝。然而，如果需要的话，可以随时请求护士帮忙。
>
> ♥　出院前的两个晚上，我们住在医院陪着宝宝。虽然很累，但收获很大。在那个房间里，我们几乎没怎么睡。医院的环境和家里差别很大，有两张单人床。另外，走廊里的噪声很大，室温也让人感觉不舒服。
>
> ♥　因为在医院里过夜陪护过宝宝，我们已经知道宝宝夜里的习惯和需要有哪些了，因此回家后比较容易就安顿下来了。

大多数家庭会在宝宝出院的前一晚住进医院陪宝宝过夜。你也可以提前几天住进医院多陪宝宝几个晚上，然后在前一晚回家睡个好觉，第2天再接宝宝出院。无论哪一种方式，父母都觉得在医院陪宝宝过夜后，更有信心把宝宝接回家照顾了。在出院前，他们希望能够完全接过照顾宝宝的责任，同时可以随时向新生儿医护人员求助。他们很喜欢这样的机会。

出院前的大量医嘱信息

出院前，NICU 的医护人员会告诉你很多在家照顾早产儿的注意事项。虽然他们想在宝宝住院期间就分期、分批告诉你，但毫无疑问，出院前的信息还是很多的。你需要为此做好准备。

> 在离开 NICU 之前，我列了一个问题清单，找医护人员获得了所有答案，比如宝宝的服药情况、睡眠规律、什么情况下我需要给医生打电话或送宝宝看急诊，还有日常生活中的注意事项，比如特殊的清洁项目、如何使用加湿器、外出注意什么、给宝宝洗衣服以及家里的宠物问题……我把所有能考虑到的问题都提出来了。我想在离开医院之前解答自己所有的疑问。我知道，我们再也不想回到 NICU 了！

出院前，下面的事情你都能做好了吗？

☑ 给宝宝喂奶、换衣服和尿布，抱宝宝

☑ 为宝宝测量体温

☑ 喂宝宝吃药

☑ 储存母乳

☑ 冲奶粉

☑ 清洗奶瓶和奶嘴

☑ 让宝宝安全地坐汽车婴儿安全座椅

☑ 学会给宝宝做心肺复苏

☑ 学会给宝宝做基本的紧急救助

☑ 了解宝宝安全的睡眠姿势，预防 SIDS

☑ 按时接种疫苗

☑ 知道求助资源（有问题给谁打电话等）

· · · · · · · · ·
出院日

在本章前面的内容中，我们介绍过宝宝的出院日期可能会发生变化。

医护人员在决定出院日期时，会充分地为宝宝着想。能否离开NICU有很多决定因素，其中就包括宝宝是否配合！父母把家里安顿好、储备好日常用品，准备迎接宝宝，但也要明白情况可能随时会有变化。

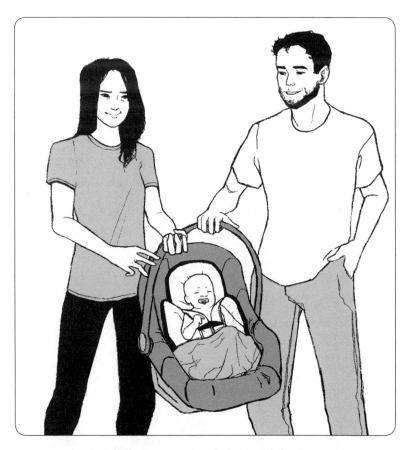

宝宝出院前做好充分的准备，出院后你就会发现轻松很多

♥ 　　宝宝出院被接回家后，我的母亲打算过来帮忙。于是，她预订了宝宝计划出院那天的机票。但是，就在计划出院的前几天，宝宝的身体状况出现了问题，需要再多住几天。因此，母亲修改了航班。这件事真麻烦。后来，母亲没能订到预想的航班，宝宝出院的那天她也没能按时赶到。我很难过。然而，在母亲到家之前的几天里，我和宝宝有时间逐渐安顿下来，这也是一件好事。

宝宝最终会出院的。但别激动！提前准备好吧。也许某一天医生突然宣布：今天，你的宝宝就可以出院了！那时，你会措手不及的。

宝宝出院时，医护人员将会告诉你：

- 出院后，应该如何给宝宝喂药。

- 配方奶或母乳强化配方使用说明（如果有必要）。

- 医院随访联系信息（对于极早产儿或患有严重疾病的婴儿，医护人员会给父母很多医疗预约单，例如，视力检查、听力检查、心脏检查、是否要接受手术、新生儿随访等；务必保存好各诊室的电话号码和地址）。

- 迄今为止宝宝已经接种的疫苗记录。

请求医护人员给你书面信息，或把医生的出院医嘱记录下来。另外，你要保留一份宝宝在 NICU 的住院记录。如果宝宝更换医院或医生，这是一份有用的医疗记录和资料。

所有的早产儿都会有专门的随访医生。该医生可能是全科医生（家庭医生或执业护士）或儿科医生（婴儿专家）。为宝宝指定随访医生的时候，医院会考虑很多因素，包括宝宝的疾病史、现在的医疗需求、你所在区域的医生是否有时间或接收新的病人。如果给宝宝指派的是儿科医生，根据具体情况，随访可能会持续数月或数年。

出院后
· · · · · · ·

你终于带着宝宝回家啦！此时，你可能会考虑，该如何度过最初的几周呢？作为新生儿医护人员，我们见过很多家庭带着宝宝出院，回家后有的孩子茁壮成长，有的孩子情况堪忧；有的家庭蒸蒸日上，有的家庭一地鸡毛。出院回家的最初几周，是最具挑战的日子。

下面我们列出一些建议，还有一些早产儿父母分享的经验，希望可以帮你顺利度过这段艰难的时期。

延续 NICU 的习惯——最初的几周

宝宝从 NICU 回到家里，这段过渡时期很艰难。宝宝要面对新的声音和气味、新的摇篮或婴儿床。因此，最好顺延 NICU 的安排和习惯，例如，坚持原来的喂养方式（哺乳或奶瓶喂养）、使用相同的喂奶姿势和奶瓶。与原来的安排和习惯保持一致，宝宝可以更快地适应新环境、接受新的日常安排。让宝宝先适应家里的生活，之后再开始一些变化。

把宝宝接回家的最初几天，你希望怎么度过呢？把你的想法和伴侣或家人讲一讲。你们可以"轮班"吗？下午的时候，有没有可靠的人可以来你家，按照你的要求帮忙照顾一下宝宝，让你睡一会儿？你需要有人陪着或帮忙吗？你什么时候需要别人来帮忙呢？把回家最初这几天的事情详细商量好以后，你就会轻松许多，可以好好陪着宝宝，享受在家和宝宝团聚的喜悦。把事情提前安排好，你和伴侣也可以避免为琐事争吵。你也可以把计划写下来，告诉家人和朋友，让他们明白你的需求。

> ♥ 医护人员告诉我们，宝宝在家的生活习惯要保持和NICU里的一样，这很重要。因此，我们达成共识，将严格按照NICU的方式给宝宝喂奶、拍嗝和洗澡。当护士做示范的时候，我们还拍了照片，以免回家后我们的意见不一致。我们配合得很好，就像一台上了润滑剂的机器。后来，外婆来了。她曾经抚养过很多孩子，包括孙子、孙女，但她不了解如何照顾早产儿，我们要教她很多相关的知识。

等宝宝适应了家里的环境后，你就可以放松一下，所以我们不必刻板地按时间表喂奶、喂药。宝宝的体重和身高也不必精确到小数点后一位。宝宝将会主导一切。你不必每天早上 8 点准时给他吃维生素，也不用记录宝宝每天的吃奶量。你可以开始摸索和熟悉宝宝的喜好，享受为人父母的乐趣。

> ♥ 　我有能力做出改变了！这种感觉真好。我不会做出大的改变，比如给宝宝补充氧气、服用药物或强化配方，但在喂奶和一些日常生活上，我可以做出小小的变化。因为我知道宝宝已经准备好接受变化了。

改变不要贪多，每次一项就好，这样你就可以评估每次改变的效果。改变太多了，就很难搞清楚哪个变化合适、哪个不合适。如果你做出了一个改变没有成功，并不代表这个改变以后也不会成功。比如，你增加了喂奶量，宝宝全都吐了，但这并不意味着永远不能增加喂奶量。今天失败了，你可以改天再试试。

调整家里的环境

家里的温度保持正常的室温就可以了，不必室温太高。通常，宝宝的穿衣指数是，比你的舒适穿着再多加一层衣服。每天注意监测宝宝的体温。如果宝宝的体温较低，请参考第三章，了解如何给宝宝取暖。

保持室内光线和声音的柔和，宝宝不习惯安静和黑暗的环境。宝宝被父母从嘈杂而明亮的 NICU 接回家里，需要时间逐步适应。有关帮助宝宝睡眠的策略，请参见第三章。

> ♥ 　宝宝在家时不像在 NICU 里那样平静。只有被抱着的时候他才能安静下来。我觉得他在适应家里的环境，包括狗、新的物件、声音、气味等，尤其是婴儿床——这和他在 NICU 里的床不一样，他接受起来比较困难。

好好布置一下家里的环境，使照顾宝宝更加方便。便携式婴儿摇篮比较合适，你可以提着它去别的房间，宝宝也可以一直在比较安全的地方睡觉。如果你和宝宝经常分别在两个房间里活动，准备好所需用品，可以方便拿取。你可以把这些用品放进背包或摇篮的储物袋。如果你的家是多层的房子，最好每层都准备好宝宝的基本用品，例如，尿布、护臀霜、包裹婴儿的单子、衣服、安抚奶嘴和吸乳罩。否则，你就得反复上下楼梯，拿自己需要的东西。有些家庭购买了一个小冰箱和加热器，放在离卧室很近的地方，方便夜里喂宝宝吃奶。

宝宝睡觉的时候，你也需要休息

接新生儿出院回家后，父母经常会睡眠不足。父母要照顾从 NICU 出院的早产儿，本来就很焦虑，再加上宝宝太小，发出的需求信号不清楚，父母也弄不清楚宝宝的意思，这样更加影响睡眠。

> 有了宝宝以后，我的睡眠时间就大大减少了。一天喂奶 8 次或更多，哺乳、奶瓶喂、吸奶、清洗奶瓶、消毒、换尿布、吃饭，我忙得团团转。真幸运，我没有生病。医生曾告诉我："宝宝睡觉，你也要睡觉。"我当时没有听从这个建议，现在后悔了。
>
> 回家以后，宝宝睡得很不踏实，一会儿咕咕哝哝，一会儿哼哼唧唧，偶尔动来动去的。这让我也睡不好。于是，我们打开收音机，亮着一盏小灯，模拟医院的环境，希望宝宝可以睡得安稳一些。然而，我以前都是在安静、黑暗的房间里睡觉。在这样的环境下，我根本无法入睡。后来，我实在是太累了，在什么环境下都可以睡着了。

你需要保持充足的睡眠。睡眠不足会降低你的思考和行动能力，影响你的身心健康。如果你的伴侣重新开始工作了，也需要良好的睡眠。夜里，你们可以轮流照顾宝宝，让两个人都能休息一下。另外，你需要确定事情的优先顺序，每天完成最重要的事情就可以了。如果你和宝宝吃得很好，这就是很不错的一天。抓住每次可以睡觉的机会，即使只有半小时，也可以补充体力。

合理安排来访的客人

你的家里多了一位新成员，亲朋好友都想过来看看，你也想炫耀一下自己宝宝。但是千万别让宝宝被传染上其他疾病，导致再次住院治疗。（有关如何降低传染病发生的风险，请参考第三章。）早产儿在出生后的第一年内，再次住院的风险很大，通常是因为呼吸系统的疾病。客人来访之前，你需要确认他们在过去的几天里是否生过病（如是否有喉咙痛、咳嗽、流鼻涕或鼻塞、发热等症状）。客人可以来访，但是父母要小心保护宝宝的健康。

客人到访，是一个很好的社交机会，大家可以聊一些感兴趣的话题，你也可以暂时摆脱育儿的孤独和辛苦。但在宝宝出院后最初的几天或几周里，你最好限制来访者的数量，例如只接待亲近的家人和朋友。至于你的社交生活，可以选择在 NICU 里结识的父母，让这些人进入你的社交圈。另外，最好不要让年幼的孩子来家里做客。客人到访的时间也需要有限制，以免你过于疲惫。如果客人待得时间超过 4 个小时，你就不能小睡一会儿了。你可以邀请客人喝咖啡或吃饭（最好客人能带着饭菜过来）。如果家人想过来待较长时间，比如两天或两周，这样的来访最好推迟一段时间。当然，最重要的是选择合适的来访者，有的人来了可以帮忙，有的人只会增加你的工作量。因此，你得学会拒绝那些可能成为负担的来访者。

> ♥
>
> 在 NICU 里的时候，我结识了一些妈妈，我们有共同语言，组成了很好的社交圈。我们可以聊聊天，到各自的家里做客、喝咖啡、休息一下。在这个圈子里，我们彼此支持，成人之间的社交需求得到了满足。我们知道对方都经历了什么，并且非常谨慎，以防宝宝生病。这样的友谊给了我们很多力量，让我不再有"与世隔绝"的孤独感。

有的客人可以帮忙做很多事情。他们会带来一些饭菜，也会陪着你的其他孩子玩；宝宝睡着了，他们会让你也去睡一会儿；甚至在你喝咖啡的时候，顺手把你家的衣服也叠好了。这样的客人来访很值得欢迎。

> 不要错过任何可以获得帮助的机会。洗好的衣服晾干了，我的闺蜜看见了肯定会帮我叠好，而不是闲坐着。特别感谢她的帮助！

有选择地听取他人的建议

很多人会给你提建议，大多数情况下，这些建议都是不请自来。有时候你根本不想听，但这些建议还是源源不断。

> 我很爱我的家人，但他们的建议快让我疯了。我的宝宝23周大，在吃奶和反流方面有很多麻烦。他们会说，"你应该做这个……不应该做那个……试试这个吧……试试那个吧……"，我告诉他们，我的宝宝是个早产儿，他们的建议不合适，跟护士的建议相违背。为此，我们争吵过很多次，很伤感情。直到有一天，我忍无可忍、大发雷霆。本来我的压力就很大。我的姐姐把我拉到一边，对我说我必须有主见，别人给的建议安静地听着，然后喜欢的就接受，不喜欢的就当耳边风。果然我这样做后感觉好多了。真的很感谢我姐姐的建议。

很多人都喜欢给别人提建议或分享自己的经历。他们的初衷是善意的，并不是想给对方造成压力，但结果却是很多父母被他人的建议搞得生活很狼狈。上文中的这位姐姐说得对，对于他人的建议，你可以礼貌地听取，但内心要有所保留。最后，由你自己来决定哪些信息对你是有用的，哪些是没有用的。

专业的医护人员也会给父母很多建议。有时不同专家给的建议甚至相互矛盾。也许一位护士说，在从奶瓶过渡到乳头哺乳的初期，每天尝试一次就可以了。另一位可能说，每次喂奶都要先乳头哺乳5分钟，然后再用奶瓶喂奶。一位医生说，停止给宝宝喂药，另一位却要增加用药剂量。面对相互矛盾的建议，父母都很为难。

在这种情况下，你可以告诉这位医生，他的建议与另外一位医生给的信息不一样。务必把宝宝的所有情况都告诉医生，并请他们解释为什么给出这样的建议。听了他们双方的解释之后，你可以权衡每种方法的利弊，并做出决定，你才是最了解宝宝的人。你为宝宝做出最佳选择后，要告诉医生宝宝的详细情况。你可以询问医生如何评估这种方法是否有效，以及下一步应该怎么办。积极与宝宝的医生保持联系，告诉他宝宝的实际情况，不要在医生不知情时自己选择一个计划，然后就开始实施。

明确事情的轻重缓急，制订任务清单

有些事情必须做，有些事情可做可不做。你需要明确事情的轻重缓急。宝宝必须吃饱、保持卫生清洁。你必须吃有营养的食物。宝宝的奶瓶必须清洗、消毒。你必须保持充足的睡眠。打扫房间不是必须做的事情，可以推迟！

> 冰箱上的便笺帮了我们的大忙。我们会将所需要做的事情列一个清单。有亲朋到访的时候，他们就可以看看有什么事情可以帮我们做。我的爸爸很棒，他会查看我们冰箱上的便笺纸，然后"认领"任务，比如给车加油、取婴儿尿布、组装婴儿床等。现在，如果公公、婆婆也可以照样做，那就太好了。

把要做的事情写下来，就不用依靠记忆力了，尤其是当你疲惫不堪、忙得团团转的时候。你可以制作一张待办事情清单，想起什么事情就添上去，然后放松大脑，和宝宝一起"活在当下"，再也不用担心会忘记事情。很多任务都可以添进去，比如清洗奶瓶、为宝宝预约医生、购买药品、收拾洗干净的宝宝的衣服、整理院子或保养汽车。这个简单的方法不仅可以减轻压力，还可以让家庭生活更有条理。事实上，你越有条理，生活就会越顺利，尤其是在家里有多胞胎或多个孩子的情况下。

顺其自然，灵活安排生活

每个人的个性不同。也许你是完美型人格，做事要求尽善尽美。在接宝宝出院回家前，你是一个非常干净、整齐、穿着考究的人。现在情况完全不同了，房子乱七八糟，你整天穿着运动裤，头发几天都没有梳理。这些变化可能会给你的

生活造成很大的压力。

有些人可以灵活安排生活，有的人很难接受改变。面对家里的状况，你和伴侣的感受也许不一样，这也会影响你们的关系。如果你的伴侣很难应付生活中的变化，有异常表现，可以联系你的家庭医生、心理咨询师或精神科医生，请求他们的帮助。关于自我照顾的更多策略，请参考第一章和第七章。

和伴侣谈谈你的感受，彼此商量一下如何做才能让情况更容易被接受。有些事情你可以放下吗？推后一段时间做可以吗？多考虑一些最重要的事情。你完成了很多伟大的事情，值得祝贺自己一下。拥有一个特别干净、整齐的房子不是此时最重要的事情。接宝宝回家后最初的几周，你肯定会有一定的压力，但是很快都会过去的。过段时间，你又可以按自己的理想方式安排生活了。你越灵活，压力就越小。顺其自然，一切都会好起来的。

> 回到家后，婴儿用品到处都是，可怜的妻子脸上挂着眼袋，衣服皱巴巴的，上面还有婴儿的呕吐物，一看到这些，我立即感到很紧张。不要误会我的意思，成为爸爸让我感觉特别自豪和开心，但我们俩被眼前的一切惊呆了。妻子的生活很艰难，看着家里一团糟，她几乎每天都会哭。我开始担心她的状况，我会尽量多做一些事情，我还告诉她她很漂亮，她把我们的双胞胎照顾得十分周到。后来，我们一致同意在接下来的6个月里，客厅就是我们的婴儿区，可以是乱七八糟的样子。以后等我们安顿好其他事情了，再保持客厅整洁。有趣的是，我们俩都学会了放松、享受当下，即使家里一团糟。是的，现在客厅里堆满了玩具，但一切安好。

合理安排宝宝的医疗预约

制作一个日程表，安排好宝宝所有的医疗预约（可能有很多）。

> 我们错过了几次和医生的预约，还为此支付了费用。当然，这是很大的损失。但是宝宝有太多的医疗预约了，我都有些理不清楚。现在，

> 每次就诊时我总是把下一次的预约记在手机上，然后才离开诊所。我甚至下载了一个备忘录应用程序，用来记录医生说的话。当下一位医生询问宝宝相关的医疗预约计划时，我就掏出手机，可以很清楚地告诉他们。

你可以把宝宝的医疗预约日程表挂起来，让家里的每个人都能看到，以便家人在安排其他活动或旅行时，可以避开宝宝医疗预约的日子。宝宝预约诊疗，父母有可能或有必要同时参加吗？如果你没有信心独自带宝宝去看医生，最好和伴侣一起去，一个人开车，另一个人在后排座位上照顾宝宝。如果宝宝需要吸氧，必须你和伴侣两个人一起去。

如果你是单亲家庭或另一方不能请假，你可以请一位朋友或亲戚陪着你和宝宝去医院，或者申请社区儿童看护计划的帮助。

带宝宝去看医生，会打乱你和宝宝的日常生活。如果一周内宝宝有很多预约，你可以都安排在同一天。例如，几个预约都在同一幢医院大楼里，这样，你就不用反复去医院了。你也可以与诊所联系一下，咨询是否可以调整预约的时间。如果允许，你可以根据自己的情况合理安排时间。

父母合作照顾宝宝

夫妻之间虽然是家人，但不一定就是合作的好伙伴。好的合作关系中，每个人都要说出自己的计划，并考虑每位成员的优势和弱点。也许夫妻有一方要回到工作岗位，可能连续几个小时不在家，或外出时间不规律；也许有一方身体感觉不舒服，需要额外的帮助；也许有一方对照顾宝宝的某些任务很在行。两个人需要花些时间，好好谈谈应该如何安排时间，各自可以承担什么家庭任务，这样才能成为好搭档。

> ♥ 我和伴侣从未经历过这样的危机。早产宝宝让我们的生活变得一团糟，我们都不知道该怎么办了。在 NICU 里的时候，我们就磕磕绊绊各忙各的，从没有在一起商量过。一位咨询师帮助了我们，让我们说出各自的想法，我们才认识到合作比单干要好得多。

每周至少和伴侣讨论一次或两次各自的安排。你能把任务分配出去吗？先看看哪些任务可以分出去，然后请亲朋好友帮忙。接宝宝出院回家最初的日子里会比较忙乱，但是随着时间的推移，你们去医院的次数减少了，压力就会减轻，你就能够轻松地应对日常生活了。如果想改变家庭生活的安排，和伴侣先讨论一下，一起制定策略，在照顾宝宝、家庭、家人和自己之间找到平衡。

组织自己的亲友团

独自照顾早产儿是非常困难的。如果你是单亲家庭或伴侣每次离开需要持续数天或数周，你的任务就非常繁重。此时，不要试图一个人承担所有的责任，这太难了。

想想谁可以帮助你，也许是家人和朋友，告诉他们你有什么需求。例如，照顾家里其他的孩子、购买日用品、做顿饭、照看早产儿以便你可以冲个澡或小睡一会儿。睡好觉、吃好饭是你起码应该保证做到的事情，所以如果你需要帮助，就开口求助吧。求助并非弱者的表现，而是力量的象征。

如果你是单亲家庭或身边没有合适的人可以帮忙，可以联系你的医生、社区护士或社区帮助热线，询问是否有援助或志愿者计划。有些社区有免费或价格合适的志愿者服务，可以帮忙带孩子或做家务。即使每周只有两个小时，也可以帮上很多忙。

最后的话

接早产儿出院回家是一次冒险之旅。一旦你经历了 NICU 的日子、艰难的回家之旅、育儿的喜怒哀乐之后，你会相信自己可以应付任何变化，因为你可以根据具体情况，调整日常生活习惯。

> 我保证，你现在已经踏上了自己的人生之旅。虽然这并不是你为宝宝和家人选择的路，但你会有意外的收获，并发现自己原来如此坚强。你可能已经遇见了自己认为最伟大的英雄——你的宝宝，这是一个奇迹。早产儿非常坚强、有韧性，NICU 里的父母也一样。虽然这段日子很不容易，但你会发现其中的魅力。

专家建议

早产儿父母度过这一阶段的关键策略：

- 从 NICU 接宝宝出院之前，就应该开始组织你的亲友团了，亲友团将成为你最好的求助资源。出院后，你会需要很多帮助，一个人很难独自照顾一个刚刚出院的早产儿。

- 宝宝在 NICU 里的时候，你需要学习如何全面照顾孩子，有问题及时提出来。

- 在离开 NICU 之前，购买医生处方药品，明确如何给宝宝喂药，了解每种药物的用途及使用方法。

- 在接宝宝出院前，购买必需的婴儿用品。

- 提前准备好几天的食物。请朋友和家人带一些餐食，作为礼物送给你。如果经济允许，可以购买预制食品。

- 准备方便、营养丰富的餐食和零食，储存在冰箱里。

- 推迟其他人的来访和聚会，直到你安顿下来。

- 告诉家人和朋友，你最近很忙，稍后会和他们联系。

- 使用电子邮件、博客等社交媒体与亲近的人保持联系。

- 你和宝宝是最重要的，明确"必须完成"的任务，暂时放下其他的事情。家务活可以以后再做。

- 宝宝到家的初期，延续医院的生活习惯，包括喂奶时间和方式等。适应期过后，可以慢慢尝试做出一些改变。

- 在你和宝宝适应家里的新环境后，可以不再遵守 NICU 的规则和习惯。

- 宝宝睡觉的时候，你也睡一会儿。

- 和伴侣一起合作分担家庭事务。

- 请求亲友团帮忙，告诉他们你需要什么。

- 如果你没有提前找到合适的人帮忙，现在开始找一找。

- 享受和宝宝相处的时光。

第三章

浮在水面——在家照顾宝宝

出院回到家里，宝宝已经不再是那个娇小、脆弱的早产儿了。然而，他仍然面临很多的健康风险。有的宝宝在足月之前就出院了，因此仍然是早产儿。有的宝宝肺部或身体其他部分很脆弱。早产儿的免疫系统尚未发育完全，很容易生病。宝宝出院后再次住院，这种情况在第一年里很常见。因此，你需要特别关注宝宝的健康，避免再次住院。

本章包含一些行之有效的方法，助力家中的早产儿保持健康、预防疾病。我们讨论了父母最常遇到的问题，例如，如何帮助宝宝保持健康、如何清理宝宝的鼻子、如何重塑宝宝的头型、如何缓解宝宝的疼痛、如何让宝宝安全地睡觉以及如何延长宝宝的睡眠时间。你还将学习如何帮助宝宝减少细菌接触、预防常见疾病，以及如果宝宝生病了该如何处理。如果宝宝在家吸氧，我们还提供了许多特别的技巧。这些方法都是经过临床实践验证的，旨在帮助宝宝健康成长、远离疾病的折磨。

♥ 宝宝出院回家还不到一周的时候，我意识到自己有强烈的保护欲，希望她不要哭、不会挨饿、不要接触其他生病的人、不要受伤、不要生病……甚至不要感到无趣！我时刻保持警醒，总是在想她还好吗？她需要什么？我能做些什么？在很多方面，我总是感到无能为力。她是我们的第 1 个孩子，我承认自己对照顾宝宝一无所知，更别提宝宝还是早产儿了。我需要信息和建议。我希望成为一个好爸爸，让我的女儿的人生之路一帆风顺。

本章分为 4 个部分：保持健康、预防疾病；照顾早产儿的特殊注意事项；如何照顾生病的宝宝；如何照顾在家吸氧的宝宝。

保持健康、预防疾病

如何有效避免宝宝感染细菌呢？在本章节中，我们将着重回答这个问题，并探索出行之有效的好办法。帮助你学会监测宝宝的健康指标，以及宝宝的护理技能。另外，我们还将普及接种疫苗是如何帮助宝宝预防疾病、提高自身免疫力的相关知识。

预防疾病

每位父母最担心的事情莫过于宝宝生病，病情严重时宝宝甚至需要住院治疗，早产儿父母尤其害怕出现这种情形。在 NICU 里的早产儿命悬一线，早产儿的父母则度日如年。研究表明，早产儿在出生后的第一年里再次住院的概率达到 30% ~ 80%，是足月儿的 2 倍多。呼吸道感染是早产儿再次住院最常见的原因。

早产儿父母要如何做好防护工作，才可以降低宝宝患呼吸系统疾病的概率呢？正确的做法是：尽量不要让宝宝接触到烟雾和细菌。如果做到以上两点，就成功了一大半，你就不用带着宝宝去看急诊，而且也会减少了宝宝再次住院的风险。

尽量让宝宝远离香烟、雪茄或电子烟的烟雾。室内禁止吸烟。早产儿的家人尽量不要吸烟，因为烟雾会吸附在衣服、头发和呼出的气体中。

早产儿的肺部十分脆弱，如果大人在宝宝身边吸烟，会加重宝宝肺部的负担，增加早产儿猝死综合征和呼吸道感染的风险。呼吸管内部的纤毛负责清除呼吸道中的黏液，但是烟雾会使这些纤毛功能瘫痪，无法正常工作。当宝宝感冒或过敏的时候，呼吸道会分泌更多的黏液，此时烟雾对早产儿肺部产生的危害就更大了。另外，吸烟会导致母乳分泌量减少。总之，尽量让早产儿远离烟雾。

如果你的家中有人吸烟，请他们：

- 在室外吸烟。

- 接触宝宝之前先洗手。

- 抱宝宝之前换外衣或衬衫。

- 最好戒烟。

不要让宝宝接触到细菌。感染细菌是早产儿面临的最大的健康风险，尤其是有呼吸道疾病史的宝宝，例如，宝宝的呼吸道被感染过或患有慢性肺病。在NICU 时需要吸氧或呼吸支持的宝宝，他们的肺部发育不完全。对他们来说，呼吸系统疾病会导致严重的后果。

有些细菌会通过空气传播，携带者在咳嗽、打喷嚏、大笑或对着宝宝说话的时候，就有可能通过空气把细菌传染给宝宝。细菌传播距离可达 10 米，在物体表面可存活数小时。

为了防止空气中细菌的传播：

- 避免与生病的人接触。如果有人咳嗽，带着宝宝离开这片区域。

- 身体不适时，不要亲吻宝宝的脸和手，尽量避免这样的密切接触。

- 清洁家中经常被触碰的物体表面如厨房操作台和门把手。

- 外出散步或有其他人在场时，用薄布盖住宝宝，以防空气中的细菌落在宝宝身上。

- 咳嗽或打喷嚏时，捂住嘴巴，然后洗手。

- 如果你生病了，勤洗手、减少与宝宝的直接接触（不能完全不接触宝宝）、不要在宝宝身边咳嗽或打喷嚏，尽量不要把细菌传染给宝宝。此外，你要多喝水、多休息、增加营养，尽快恢复健康。你也可以戴口罩，注意呼出的气体让口罩变得潮湿后防护作用就会降低，你需要及时更换新口罩。

- 如果你仍然可以哺乳或吸奶，尽量坚持用母乳喂养宝宝。母亲在生病时，分泌的乳汁中会含有重要抗体。

- 不要让生病的大孩子拥抱、亲吻宝宝，或和宝宝交换玩具。

- 请身体健康的家人、朋友帮忙。

♥ 　有人来做客的时候，我感觉自己像个警察，会询问他们：最近生病了吗？喉咙痛吗？咳嗽吗？流鼻涕吗？发热吗？全都没有，好，请先洗手，然后就可以进来了。

♥ 　如果你很担心客人可能会让宝宝生病，可以直接拒绝他们的来访请求。在我家，任何想要来访的人都必须遵守我们家的规则。最初的几个月里，只有我和丈夫可以给宝宝喂奶和洗澡，直系亲属也没有抱过她。要想抱宝宝，洗手是必须要做的，还要消毒，用小毯子遮住自己的衣服。几个月后，有些朋友可以抱抱她，但我们会询问他们在过去的两周里是否生过病。一般情况下，大家都能理解。你要这样想：如果对方真是你的朋友，他们会考虑你的宝宝和家人的安全，洗手和消毒也不是什么大事。

♥ 　我们家贴了一张巨大的提示："我们的早产宝宝刚出院，我们不想再回到医院了！"然后，我们在房子的各处放了很多免洗洗手液，这样来访的亲朋就能明白我们的意思了。

洗手是防止细菌传播最简单的方法之一。宝宝在 NICU 的时候，你可能就学会了正确洗手的方法。在家里，也请保持这样的做法。

切记，在接触宝宝之前要先洗手，并要求其他人也这样做。去洗手间、处理用过的尿布或擤鼻涕后都要将手洗干净。如果你生病了，更需要经常、彻底地把手洗干净。

行动计划：洗手

使用下列方法洗手：

- 使用洗手液洗手。潮湿、黏糊糊的肥皂或香皂可能有细菌，但是也没有必要准备专门的抗菌皂。

- 反复揉搓。这个动作可以去除手上的细菌。搓洗手的所有部位，包括手指之间和指甲缝。洗手时间不少于 30 秒。

- 如果没有流动的水洗手，请使用含有酒精的免洗洗手液。如果患有胃肠道疾病或腹泻，免洗洗手液的除菌效果会降低。

- 经常更换擦手巾。

普通感冒

普通感冒是指由普通感冒病毒感染引起的疾病，感染部位通常是鼻腔和喉咙，还可能会扩散到肺部。干燥的空气（尤其是冬天使用暖气的时候）和刺激物（如烟雾、灰尘或香水）都会加重感冒的症状。

常见的感冒症状可能包括以下几种情形：

- 鼻塞（宝宝可能会打喷嚏或发声时带鼻音）。

- 流鼻涕。

- 呼吸困难——早产儿在矫正月龄 4 个月之前，通常只会用鼻子呼吸。如果宝宝鼻腔有堵塞，他可能无法正常呼吸，而且呼吸频率也可能会增加或出现"内陷"（每次吸气时，胸骨下方、肋骨之间或锁骨上窝向内凹陷）。

- 咳嗽。

- 喉咙痛，哭声嘶哑。

- 吃奶吃得不好。

- 耳部感染或耳痛（因为炎症会影响耳朵的引流管，液体会聚集在中耳）。

行动计划：预防普通感冒

如何在家照顾感冒的宝宝？

- 使用加湿器，缓解宝宝因咽喉红肿引起的不适。

- 安抚宝宝，比如多抱抱他。

- 少食多餐式喂奶，每次量少些，增加次数。因为感冒可能会降低宝宝的食欲，咳嗽也可能会引起呕吐。

- 记录宝宝的吃奶量，防止脱水。

- 参照本章后面提供的方法，帮助宝宝清理鼻腔，尽量保持呼吸通畅。

- 矫正月龄3个月以下的婴儿有感冒症状和体温异常，需咨询专业医疗人士。

- 在医生的指导下，才能给矫正月龄6个月以下的婴儿服用感冒药。

呼吸道合胞病毒（RSV）

呼吸道合胞病毒（RSV）主要是感染呼吸道。此类感染多发生在婴幼儿时期，而且通常发生在人群聚集的地方，比如托儿所。

有些婴儿感染RSV病毒后，症状会比较严重，例如：

- 极早产儿（胎龄33周之前出生）或感染病毒时宝宝还不满6个月。

- 宝宝患有慢性肺病或先天性心脏病。

普通人感染RSV病毒后，一般2～8天后才会感觉到身体不舒服，并出现相应的症状。在大多数地区，RSV高发期在冬季。在热带地区，它的高发期在雨季。你可以咨询当地的医生，了解RSV的高发期。

许多婴儿和大多数成年人感染RSV病毒后，表现的症状都很轻微，不需要任何医疗干预。

感染RSV病毒后，轻度的症状很像感冒，可能包括以下几种情形：

- 轻微咳嗽。

- 鼻塞。

- 流鼻涕。

- 低热。

- 烦躁或易怒。

在正常情况下，只要宝宝呼吸顺畅、肤色不发青、正常吃奶和排尿，你不用带宝宝去医院，自己在家照顾宝宝即可。一般而言，RSV 症状会持续几天。RSV 是一种病毒，因此服用抗生素类药物没有作用。对 RSV 的治疗主要是缓解症状，比如退热。

有些早产儿感染 RSV 后，可能会出现严重的症状，甚至可能发展为肺炎（肺部感染）或细支气管炎（小气道的炎症和黏液积聚）。这些疾病很严重，此时通常需要送宝宝去住院治疗。

如果宝宝出现呼吸窘迫的症状，应当立即呼叫救护车：

- 呼吸困难：鼻翼张开、内陷、呼吸音很重。

- 呼吸急促（每分钟超过 60 次）。

- 嘴唇发青（发绀）。

- 呼吸困难（呼吸暂停）。

- 四肢无力、无意识、反应迟钝。

出现以下两种情况，父母必须在 2 小时内带宝宝去看医生：因为鼻塞、咳嗽导致无法吃奶或吞咽乳汁，宝宝表现得很难受；除感冒症状外，宝宝开始发热。

RSV 疫苗可以预防这种病毒的感染和传播。在许多国家，有较高风险感染 RSV 病毒的宝宝都会接种 RSV 疫苗，例如极早产儿或心脏有问题的宝宝。这种疫苗的英文名称为 Palivizumab，可以有效预防宝宝感染 RSV 病毒或减轻感染后的症状。在 RSV 感染高发季节，应当每 3 ~ 6 周注射一次 RSV 疫苗，这不会影响宝宝接种其他疫苗。RSV 疫苗的副作用很小，常见的副作用包括：短时间内流清鼻涕、注射部位发红以及出现发热症状。你可以咨询医生，确认自己的宝宝是否适合接种 RSV 疫苗。

• • • • • • • • • • • • • • • • •
监测宝宝的体温

早产儿的皮下脂肪较少，头往往比较大（散热的表面积更大），与足月儿相比，活动量也较少。因此，早产儿的体温容易发生变化。体温过高或过低，都会影响宝宝正常的体重增加。

把早产儿从医院接回家后，你应该定时给宝宝测量体温。每隔一段时间，通过用手触摸就可以感知宝宝皮肤的温度是否正常。测量体温时，建议在宝宝的腋下放置一个数字或水银体温计，注意不要测量直肠的温度。矫正月龄在 6 个月以下的宝宝，不要使用耳温计，因为宝宝的耳道比较狭窄，用耳温计测量的体温不准确。使用额头温度条测量出的体温也不准确，只能作为测量宝宝体温的参考值。

宝宝正常的腋下温度为 36.4 ～ 37.4℃。

行动计划：测量体温

使用以下方法给宝宝测量体温：

- 脱掉宝宝上身的衣服，便于在腋下放置体温计。抬起宝宝的胳膊，看清楚体温计放置的位置。

- 把体温计的感应头直接放在宝宝腋窝中间。

- 把宝宝的手臂放下，贴着身体，夹紧体温计。

- 如果宝宝不喜欢这个姿势，可以把宝宝抱在怀里，帮助宝宝固定住体温计，等待体温计测量体温。

- 通常需要大约 1 分钟的时间，才能通过电子体温计测得正确的体温度数。

- 通常需要大约 3 分钟的时间，才能通过水银体温计测得正确的体温度数。

观察宝宝的呼吸频率

新生儿正常的呼吸频率是每分钟 30～60 次。当宝宝哭闹、烦躁或紧张时，呼吸速度会加快。这时，你可以先安抚宝宝。等宝宝呼吸正常后，再开始计数宝宝的呼吸频率。

周期性呼吸。早产儿呼吸时，可能会出现 10 秒左右的呼吸暂停，这被称为"周期性呼吸"。这种情况不仅会出现在早产儿身上，健康的足月儿偶尔也会有周期性呼吸，尤其是当宝宝进入深度睡眠的时候。这与病理性的呼吸暂停不同，后者是指宝宝停止呼吸至少 20 秒，并伴有四肢无力、皮肤颜色发青或苍白、心率过低的症状。当宝宝进行周期性呼吸时，如果皮肤颜色正常，也不会出现四肢无力的情况，并且宝宝的呼吸可以自行恢复正常，就不需要外界刺激。进行周期性呼吸过后，宝宝可能会快速呼吸几次，然后恢复正常呼吸频率。父母可能会被宝宝的周期性呼吸吓到，但这是正常的情况，随着宝宝长大，这种情况会逐渐消失。

胸廓内陷。大多数早产儿在呼吸时，胸廓会出现轻微内陷，即在呼吸过程中，胸骨下方、肋骨之间和锁骨上窝向内塌陷。在 NICU 里，你可能已经见过这种现象。早产儿或出生时体重较轻的宝宝常常会有这种情况。随着宝宝长大，身体更加健康，体重增加（皮下脂肪变厚），呼吸内陷会逐渐消失。通常，早产儿在出院的时候，呼吸内陷已经不太明显了，只有肋骨下方的皮肤会有轻微内陷。你会逐渐看懂宝宝正常呼吸时内陷的程度，如果宝宝内陷程度加剧或呼吸有问题，你需要立即带宝宝看医生。

清理宝宝的鼻腔

早产儿在呼吸时，鼻腔里经常会发出声音，这是因为宝宝的鼻腔十分狭窄，有了分泌物后很容易发出声音。如果宝宝的鼻腔被堵住了，声音会更大。只有让宝宝的鼻腔保持通畅，才能减少声音，这样宝宝的呼吸才会更顺畅。宝宝长大一些后，这些声音会逐渐消失。

给宝宝鼻腔滴入生理盐水来保持鼻腔湿润。你可以从药店购买生理盐水，或自己在家配制（将 ¼ 茶匙盐溶解在 125 毫升温水中）。如下页图所示，让宝宝平躺，在每个鼻孔中滴入一两滴生理盐水，帮助宝宝鼻腔保持湿润和通畅。在宝宝打喷嚏时清理鼻腔是最好的办法。等宝宝打完喷嚏后，用纸巾清理干净排出的分泌物，如果宝宝经常打喷嚏，你可以给宝宝多滴几次生理盐水。这样宝宝每次打

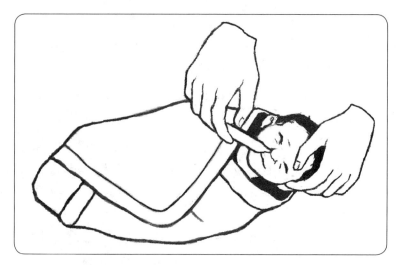

把宝宝包裹好，让他平躺，然后往鼻腔中滴入生理盐水

喷嚏时，就可以排出更多的鼻腔分泌物。自制盐水的有效期不太确定，最好定期更换。如果液体出现混浊，就不要再使用。

在宝宝床的附近，放置一个加湿器。水汽可以帮助湿润宝宝鼻腔内的分泌物。每天清洗加湿器，然后再加满水。在清洗加湿器时，必须按照产品说明彻底清洗干净。另外，你也可以打开浴室的花洒，等浴室充满蒸汽的时候，抱着宝宝进去，这样可以湿润宝宝鼻腔的分泌物以便清理。

行动计划：鼻塞

参考下面的方法，清理宝宝的鼻腔分泌物：

- 在每个鼻孔滴入一两滴生理盐水。

- 把纸巾卷成一个小棒，伸进鼻腔旋转，把鼻腔分泌物带出。

- 如果你听到宝宝的鼻腔因有分泌物而发出声音（或看到有分泌物），可以使用吸鼻器清理分泌物。

- 如果你没有听到宝宝的鼻腔因有分泌物而发出声音（或看到有分泌物），不要使用吸鼻器。

- 过度使用吸鼻器会刺激宝宝的鼻腔，从而产生更多的分泌物。

············
接种疫苗

世界各地的疫苗接种指南不太一样。现在有超过 15 个国家没有执行强制接种疫苗的政策，父母可以选择是否给宝宝接种，重点是教育父母了解接种疫苗对宝宝的益处。有些国家强制接种疫苗或为接种疫苗提供经济奖励，提高疫苗的接种率。有几个国家执行强制接种疫苗的政策，但是在执行过程中遇到很多困难。世界卫生组织（WHO）正在努力提高全球婴儿疫苗接种率，尤其是在发展中国家。

在护理早产儿的过程中，许多方面都使用的是矫正月龄。但在疫苗接种时间的安排上，应该使用宝宝的自然月龄（从出生时开始计算）。大多数国家也是根据早产儿的自然月龄给宝宝接种疫苗。因此，宝宝在 6 ~ 8 周的时候，就应该开始接种疫苗。你会给宝宝接种疫苗吗？也许这是一个艰难的选择，尤其是早产儿还在医院里的时候。父母可能不愿意给宝宝接种疫苗，因为觉得自己的宝宝太脆弱了，比如身材娇小、未足月、健康欠佳或不想让宝宝忍受更多疼痛。

然而，根据世界各地儿科医生的建议，早产儿应该按照正常推荐的顺序接种所有疫苗。接种疫苗是保护宝宝避免感染许多危险疾病的最佳方法，这些疾病极具传染性，比如白喉、破伤风、百日咳和脊髓灰质炎。有些国家建议 6 个月以上的宝宝应该接种流感疫苗。

以下是早产儿应该接种疫苗的三大原因：

1. 接种疫苗能够预防疾病，在早产儿中更为常见和重要。

2. 接种疫苗效果明显，即使是非常小的早产儿。

3. 早产儿接种疫苗是安全的。

在决定推荐何种疫苗时，各国参考了多种因素。首先，他们会考虑疫苗预防的疾病给本地区带来的负担，包括死亡率（死亡人数）、感染率（有多少人被感染）、疾病造成的痛苦和致残率（疾病的严重程度和持续影响）以及成本（疾病造成的经济损失与推广疫苗的成本相比较）。他们还要考虑疫苗的有效性和安全性，包括可能会带来的副作用。另外，他们还要预估人们对疫苗的接受程度。如果他们推荐某一种疫苗，但实际很少有人接种，那么这种投入的效益就很低。

世界卫生组织推荐预防以下疾病的疫苗：

白喉	肺炎球菌感染
b 型流感嗜血杆菌（Hib）感染	脊髓灰质炎
乙型肝炎	轮状病毒感染
麻疹	风疹
脑膜炎球菌病（脑膜炎）	季节性流感（流感）
腮腺炎	破伤风
百日咳	

有关疫苗接种的相关资源，请访问我们的网站 www.preemiecare.ca。

关于接种疫苗，早产儿的父母经常会有以下疑问：

• 早产儿接种疫苗安全吗？

对于早产儿或出生时体重较轻的婴儿来说，所有的疫苗都是安全的。接种疫苗的不良反应在早产儿和足月儿中发生的概率相似。但是，仍住在 NICU 的极早产儿，在首次接受疫苗注射两天后，可能会有呼吸暂停和血氧饱和度下降的情况，特别是患有慢性肺病【或支气管肺发育不良（Bronchopulmonar Dys-plasia,BPD）】或正在接受呼吸支持的极早产儿。因此，极早产儿首次接受疫苗注射后，需要在 NICU 留观 48 小时。如果你的宝宝仍在住院，并且病得很重，NICU 的医护人员可能会等宝宝情况更加稳定后再为其接种疫苗。

• 为什么不能等宝宝长大一些再接种疫苗呢？

疫苗所预防的疾病都是危害性较大的疾病。与足月儿相比，早产儿被感染后，病情（尤其是百日咳）会更加严重。因此，早产儿更应该接种疫苗，预防感染相关疾病。

• 不接种或不按时接种疫苗有哪些风险？

婴幼儿接种疫苗所预防的疾病有时是致命的。例如麻疹，这种病毒可以扩散至宝宝的大脑，导致脑损伤和死亡。而且，没有可以治疗麻疹、脊髓灰质炎和破伤风的方法和药物。所以接种疫苗是保护宝宝的唯一方法。

• 早产儿也需要接种标准剂量的疫苗吗？

是的。如果只接种标准剂量的一半或少量，将不能达到预防效果。虽然早产儿很小，但也需要接种标准剂量的疫苗才能获得充分的保护。

· 怎样才能减轻宝宝接种疫苗的痛苦呢？

大约有 10% 的父母因为担心接种疫苗给宝宝带来疼痛，决定不给宝宝接种疫苗。请参考下面的内容或观看我们网站 www.preemiecare.ca 的相关视频，尽量减少宝宝接种疫苗时的疼痛。

虽然接种疫苗要尊重个人选择，但我们强烈建议按照标准流程，给宝宝接种疫苗。请记住：疫苗可以保护脆弱的生命——你的孩子。

如何缓解宝宝的疼痛

看着自己的宝宝经受疼痛，父母会感到非常难过。大多数父母希望他们可以缓解宝宝的疼痛。

> 我心里知道必须给她打针，但看到她那么疼，我感到很无助，心都碎了。我眼里满含泪水，只能紧紧地抱着她，一遍又一遍地告诉她："妈妈爱你。"

宝宝在经历疼痛的时候，父母会本能地用身体保护和安慰孩子，这是最有效缓解宝宝疼痛的办法。

宝宝的确会感到疼痛，但每个宝宝的反应不尽相同。通常，宝宝感到疼痛时，会有以下表现：

· 经受疼痛后，起初他们会屏住呼吸、皮肤变成红色、粉色或紫色。然后，他们开始深呼吸，皮肤颜色恢复正常。

· 身体蜷缩起来、面部表情扭曲、双眼紧闭或瞪得很大。

· 身体僵硬，努力挣脱。

· 尖叫、哭泣或呜咽。

· 呼吸频率加快，身体用力挣扎。

的确，看到宝宝的这些表现，父母会很难过。接种疫苗、打针、抽血、眼科检查、插入饲食管和静脉注射线时，父母毫无办法，只能眼睁睁地看着宝宝忍受疼痛。但你可以试着做些其他的事情，分散宝宝的注意力，从而缓解宝宝的疼痛反应。

行动计划——宝宝经历疼痛事件之前，你可以：

- 保持冷静。在宝宝打针或经历其他疼痛事件时，你可以用鼻子做深呼吸。如果有必要，你可以转过头，不要看着。如果你压力很大，宝宝会觉察到这一点。如果你很冷静，宝宝会从你这里获得力量。

- 在这个过程中，你可以哺乳。最好提前几分钟就开始哺乳。

- 抱着宝宝，与他肌肤相亲；把宝宝抱紧，不要让他乱动；用小被子包裹好宝宝。

- 让宝宝吮吸安抚奶嘴或你的手指，刺激宝宝分泌天然内啡肽。

- 用玩具、音乐、你的声音分散宝宝的注意力。

- 给宝宝脸颊内侧和嘴唇内侧涂抹口服蔗糖。

在宝宝经历疼痛事件期间和之后，你可以：

- 抱着宝宝，让他觉得安全。

- 在接下来的几个小时里，给予宝宝额外的关注和安慰。

- 用玩具、音乐和你的声音分散宝宝的注意力。

- 轻轻摇晃宝宝。

- 哺乳或用奶瓶喂奶，让宝宝感到舒适。在接下来的几个小时，少食多餐式地给宝宝喂奶，宝宝会觉得更安心。

- 给宝宝洗澡，让他放松一下。

- 避免触碰宝宝疼痛的地方。例如，小心地给宝宝换尿布，避免挤压接种部位或足跟采血的部位。

口服蔗糖可以缓解宝宝的短时疼痛，这是一种安全、有效的方法。甜甜的味道可以分散宝宝的注意力，刺激内啡肽的释放，从而减轻疼痛的感觉。口服蔗糖后，镇痛效果在几秒钟内开始，可以持续 5 ~ 10 分钟。对于宝宝来说，口服蔗糖的镇痛效果最好。据报道，对于 18 个月以下的宝宝，这种方法都很有效。但口服蔗糖不适合缓解长期疼痛。

你可以购买口服蔗糖，也可以自己制作：2 茶匙水 + 1 茶匙白糖。对于 4 个月以下的宝宝，先将水煮开，沸腾两分钟后，再加入白糖。

在宝宝经历疼痛事件开始之前的 2 分钟，在宝宝脸颊内侧或嘴唇内侧，涂抹 0.2 ~ 1 毫升的口服蔗糖。你也可以先把安抚奶嘴浸入口服蔗糖溶液，然后放入宝宝口中。如果疼痛事件被推迟了，你可以重复使用这种方法。疼痛事件结束后，把剩下的溶液倒掉，不要存储起来。

对于短时、单次的疼痛事件，一般不需要镇痛剂和局部麻醉药膏或贴剂。如果宝宝需要插入静脉输液管或进行小手术，外用镇痛乳膏或贴剂会很有效。除非有医生的许可，不要在接种疫苗或抽血前，给宝宝服用镇痛药或使用麻醉贴。

疼痛事件过后，如果你采用了上述方法安抚宝宝，但宝宝依然感到疼痛，可以咨询医生能否给宝宝服用对乙酰氨基酚，以及其正确的使用剂量。然后，根据宝宝的矫正月龄或目前体重，给宝宝服用药物。如果给矫正月龄 6 个月以下的宝宝服用阿司匹林或布洛芬，则需要有医生的指导。

早产儿例行体检

刚出院的早产儿，在回家后的最初 2 个月里，需要经历多次医疗随访和体检。根据宝宝的早产程度、出生时的体重、健康状况，体检的类型和次数会有不同。下面介绍一些常规的体检。

普通体检。早产儿出院后，通常由全科医生（家庭医生或护士）负责孩子的体检，通过普通体检监测孩子的生长发育情况。对于极早产儿，负责体检的一般都是儿科医生（婴儿专家）。NICU 的医护人员常常会为宝宝预约第 1 次体检，或建议你在宝宝出院后的 2 周内自己预约体检事项。普通体检预约的次数一般和宝宝的身体状况有关。

视力。这项体检是为了确认宝宝眼睛内的血管是否正常生长，异常血管生长被称为早产儿视网膜病变（Retinopathy Of Prematurity，ROP）。眼科医生会密切关注宝宝眼睛的生长发育情况，直到病变消退、眼底的视网膜完全血管化。

听力。有些情况可能会导致早产儿失聪，例如，怀孕期间母亲感染风疹或单纯疱疹病毒等；新生儿患有疾病，如黄疸、感染、脑膜炎、癫痫等；宝宝出生后需要呼吸支持的宝宝；新生儿服用药物，如庆大霉素、妥布霉素等。早产儿在NICU或出院不久以后，需要接受听力筛查。宝宝听力筛查的结果有两种：通过和转诊。如果筛查结果是转诊，表明宝宝的一只耳朵或两只耳朵里含有液体。转诊的宝宝在经过一段时间医生的诊治后，还需要再次接受听力筛查。

医院氧气科的检查。在家吸氧的宝宝，需要进行这项检查。

肾病专家（肾脏专家）会诊。患有肾钙质沉着症（肾脏中有钙沉积）或血压有问题的宝宝，需要接受这项检查。

特殊体检。极早产儿可能会被转介到专门科室进行特殊体检。通常，这些诊室有各种专业人士，例如，作业治疗师、理疗师、营养师、临床社会工作者、心理学家和语言治疗师。

早产儿需要到医院进行多次体检。对此，一些父母分享了他们的经验：

- 为宝宝多带几件衣服。需要的时候，可以给宝宝换上干净、舒适的衣服。

- 为自己带些吃的东西，比如零食和饮料。宝宝有些体检十分复杂，吃点东西可以保持清醒的头脑和体力。

- 如果宝宝容易呕吐，带上备用的小被子、湿巾，给自己也预备一件衬衫。

- 如果你用奶瓶喂奶，需要带些奶粉或吸出来的母乳。

- 如果哺乳时需要吸乳罩，记得提前放进包里。

- 装有母乳或冲好配方奶的瓶子，需要放进保温袋中，袋子里还要放上冰袋，以免变质。

- 如果在体检的过程中需要给宝宝喂奶（这里指喂配方奶），在家的时候就要做好准备：把干净的水放进消过毒的奶瓶里，然后把适量的奶粉放进一个小盒子里。在诊所给宝宝喂奶的时候，把准备好的奶粉放进奶瓶里，摇晃均匀，加热后就可以给宝宝喝了。

- 带一个保温瓶，里面放入热水，用来加热奶瓶。

- 尽量不要乘坐公共交通工具，以免宝宝感染细菌。如果你自己不能开车，请朋友、家人或邻居开车送你。

- 如果方便，尽量把几个体检安排在同一天。

- 如果宝宝在同一个地方有很多次体检，可以以周付或月付的方式租用一个车位。

- 在体检地点附近寻找一个免费车位，然后推着婴儿车进入诊所。

- 查看是否可以使用无障碍 / 残疾人停车位。例如，吸氧婴儿有可能符合条件。

- 如果宝宝有很多医疗预约，咨询社工是否可以享受上门接送的服务。

- 如果宝宝患有复杂疾病，可以在日历上标注去诊所的日子、记下交通费并保留收据。宝宝可能有资格申请残疾补助，申请这些补助的时间可能有规定。

- 乘车时让宝宝坐在汽车婴儿安全座椅上，并扣好安全带。

- 到达预约诊所后，立即把宝宝从车上抱下来，让他放松心情呼吸一会儿。下车后，你可以用婴儿背带或婴儿车带宝宝一起进入诊所。

- 带个婴儿车，一直背包太累了。上下车时，你需要折叠和打开婴儿车，这很麻烦。但是婴儿车可以当作小推车使用，偶尔还可以把宝宝放进去，让自己休息一会儿，尤其是在体检时间很长的时候。

- 在长时间的体检后，宝宝和父母都很烦躁，回家后更需要来点 TLC（T 代表 tender，温柔；L 代表 love，爱；C 代表 caring，呵护）。

照顾早产儿的特殊注意事项

　　现在，终于可以接宝宝出院回家了。为了让宝宝健康成长，你可以做些什么呢？在本章节中，你将了解如何让宝宝安全地睡觉、如何重塑宝宝的头型。你还可以了解到给宝宝按摩的好处，以及一些简单的按摩技巧。另外，关于如何给宝宝喂药、何时可以停止给奶瓶消毒、早产儿流口水和长牙意味着什么，我们都提供了相关建议。

宝宝的睡眠模式

宝宝的睡眠可以分为浅睡眠和深睡眠。在一段较长时间的睡眠中，宝宝会在浅睡眠和深睡眠之间反复转换。从浅睡眠开始到深睡眠结束，被称为一个睡眠周期。对于早产儿来说，一个完整的睡眠周期大约需要 30 ~ 40 分钟。宝宝到了足月的时候，一个完整的睡眠周期可能会持续 50 ~ 90 分钟。

宝宝在浅睡眠中可能会有以下表现：

- 抽搐、扭动、摇晃身体，发出轻微的咕噜声，面部呈现出各种表情或打哈欠。

- 眼睑颤动，眼球在闭合的眼睑下移动。

- 呼吸不规律。

- 很容易被房间里的声音或活动吵醒。

宝宝在深睡眠中可能会有以下表现：

- 睡得很安稳，呼吸比清醒时速度慢，而且更有规律。

- 不怎么会移动身体，但嘴巴会有吮吸的动作和声音。

- 此时叫醒比较困难，醒后想要重新入睡。

- 宝宝的身体处于休息、恢复和生长状态（生长激素分泌）。

- 不舒服或疼痛会缩短深睡眠时间。

♥　　我的女儿在睡觉的时候，有时会静静地躺着，10 分钟后就会扭动身体、发出声音、睁眼和闭眼。她发出的声音很大，会把我吵醒。她也不是哭，只是咕咕哝哝。我以为她饿了，喂她吃奶，但也就只吃一点儿。我担心她会有什么问题。

早产儿的浅睡眠比较多。在一个睡眠周期中，15 ~ 20 分钟是深睡眠，其余的时间是浅睡眠。足月到矫正月龄 2 个月之间，宝宝的深睡眠和浅睡眠时间大概相同。随着宝宝长大，深睡眠的时间会延长。矫正月龄在快 2 个月的时候，宝宝在夜里可以连续睡 4 个多小时。

♥　　在睡眠方面，我的 2 个宝宝差异很大。第 1 个宝宝是足月生产的，吃饱了就睡。而第 2 个宝宝是早产儿，睡眠就不太好。睡着的时候，我的早产宝宝会动来动去，还会发出像小羊羔叫一样的声音。有时候，她睁开眼睛，扭来扭去，我不知道她是醒了，还是在浅睡。出院 2～3 个月后，她长大了一点，睡得也踏实多了。

宝宝的睡眠时间

矫正月龄	每次睡眠时长	每次清醒时长	每天睡眠总时长
0～2 个月	2～4 个小时	1～2 个小时	16～18 个小时
2～4 个月	3～4 个小时	1～2.5 个小时	14～16 个小时
4～6 个月	夜里连续睡眠时间延长，达到 4～8 个小时；白天经常短时睡一会儿，可能 20 分钟到 2 个小时	2～3 个小时	12～14 个小时
6～12 个月	夜里睡眠时间继续延长；白天睡 2～3 次，每次时间都不太长	2～4 个小时	10～14 个小时

每个宝宝的睡眠模式都不一样。通常，和足月儿相比，一些早产儿睡眠时间短、浅睡眠比较多。另外，有些宝宝天生爱睡觉，有些宝宝天生睡眠时间比较短。如果你担心自己的宝宝睡眠有问题，可以持续一周，每天记录宝宝每次睡着和清醒的时间。然后，把记录交给医生，和他讨论一下你的想法。

改善你和宝宝的睡眠质量

从 NICU 接宝宝出院回家后，宝宝的睡眠习惯需要转变，这很困难。很多宝宝不喜欢夜晚的黑暗和寂静，因为他们已经习惯了在 NICU 时的环境，那里没有"夜晚"。这些宝宝习惯在充满噪声和有活动声响的环境中睡觉。回家后最初的几个晚上和几周里，他们会很不习惯。白天的时候，家里热热闹闹，宝宝可以踏踏实实地睡一天。到了夜晚，宝宝可能一整夜都很精神，不能入睡。大多数早产儿矫正月龄 1 个月或者回家后 1 个多月，睡眠习惯可以调整过来，夜晚也能安静地睡觉。

> ♥   小宝宝白天在客厅的摇篮里睡得很好。我 3 岁的大宝宝在一旁玩耍，电视声音开得很大，灯也开着。到了晚上情况就很糟糕，我们都睡不好。后来，我意识到白天客厅里吵吵闹闹、忙忙碌碌，很像 NICU 的环境，所以小宝宝睡得好，她还没有学会在安静和黑暗中睡觉。因此，宝宝在白天睡觉的时候，我特意给她找了一个安静、光线暗的地方，让她适应新的睡眠环境。渐渐地，在夜晚，我的小宝宝的睡眠质量就改善很多了。

行动计划：睡眠

改善睡眠的小技巧：

- 宝宝睡眠不好，有可能是不适应新环境，也有可能是宝宝不太舒服，所以应先确认宝宝是否存在下列情况：饿了，吃得太饱（肚子疼），该换尿布了，太热或太冷，生病了，太兴奋（睡前活动太激烈），姿势不舒服，想放屁或呕吐，疼痛。

- 固定的睡觉地点。白天和夜晚都让宝宝在同一个地方睡觉，比如摇篮或婴儿床。

- 播放轻柔的背景音乐，例如轻音乐；或者使用其他声音，例如风扇转动的声音；利用音效设备；在手机上下载白噪音。

- 打开夜灯或调低台灯的亮度。

- 不要给宝宝垫枕头或盖厚重的被子。

- 把宝宝包裹起来。有些宝宝喜欢被包裹起来，这样睡得更好。下图展示的是最常见的包裹方式。请访问我们的网站 www.preemiecare.ca，以了解更多包裹婴儿的方法。

- 有些宝宝很喜欢这种方式，把全身都包裹起来。有些宝宝喜欢把手露在外面，从胸部以下开始包裹。

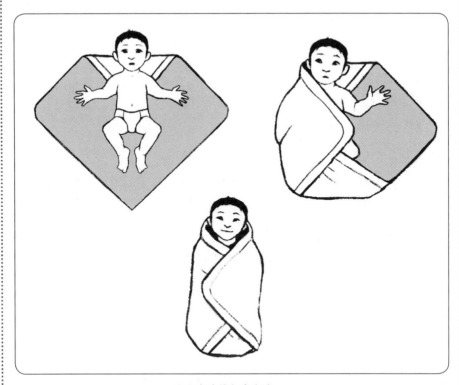

宝宝喜欢的包裹方式

- 根据宝宝体重，选择尺寸合适的婴儿睡袋。宝宝的脸要完全露出来，下面也要有足够的空间让双腿活动。

- 快到睡觉的时候，把宝宝带到一个安静的房间，轻声地跟他说话。宝宝在睡前避免兴奋。

- 有的宝宝喜欢摇晃着睡觉，有的喜欢安静不动地睡觉。你可以注意宝宝对这两种方式的反应。有的宝宝觉得摇晃太刺激，有的喜欢轻柔地摇晃，这有助于放松。有的宝宝安静不动就能睡着。你会逐渐发现安抚宝宝的最佳方法。

- 抱着宝宝站立、行走或轻微摇晃时，将宝宝靠在你的胸前。很多父母发现，只要他们一坐下宝宝就会醒来！

- 给宝宝一个安抚奶嘴。随着宝宝渐渐长大，吮吸需求会减少，最终将不再需要安抚奶嘴。

- 给宝宝按摩或洗澡。

- 要有耐心。宝宝可能需要几周的时间去慢慢习惯白天和夜晚的差别。

- 两次喂奶之间可能间隔几个小时。这期间不要一直抱着宝宝，虽然抱着的时候宝宝睡得时间更长。宝宝要有固定睡觉的地方，他需要习惯在那里睡觉。

- 宝宝晚上也能睡得很好以后，就可以停止使用白噪音和灯光了。

- 在宝宝深睡眠的时候，尽量不要叫醒他。睡眠中断会影响宝宝的生长发育。如果一定要叫醒宝宝，等到浅睡眠、有点瞌睡、半睡半醒或已经接近清醒的时候再叫醒宝宝。

- 矫正月龄 2 ~ 3 个月的时候，宝宝在放松或瞌睡状态但还没有完全睡着的时候，就应该把宝宝放在自己的摇篮或婴儿床上，让宝宝自己入睡。大一点的宝宝应该在同一个地方入睡和醒来。你可以把宝宝包裹起来，或把手放在宝宝身上，让他放松且有安全感。轻轻地抚摸宝宝的头，温柔地对他说话或唱歌。

- 矫正月龄 3 ~ 4 个月的时候，你可以开始为宝宝制定睡前程序，例如，在睡觉前洗澡、在固定的房间或椅子上坐下来、阅读、唱歌、在黑暗的房间里摇晃、道晚安等。宝宝每天的睡觉时间应该一致。固定的睡眠程序会让宝宝知道该睡觉了。

- 矫正月龄 4 ~ 6 个月的时候，在宝宝尚未完全睡着之前，就放进摇篮里或婴儿床上。与矫正月龄 2 ~ 3 个月时相比，这 3 个月务必坚持这样做，让宝宝学会自己入睡。在这个过程中，不要和宝宝对视，避免兴奋的对话或玩耍。

- 希望到矫正月龄 6 个月的时候（如果幸运，可能会提前），宝宝可以睡一整夜的觉。大一点的宝宝可以学会安抚自己，比如吮吸手指或扭动身体，然后再次入睡。当然，他们也可能会烦躁。6 个月以上的宝宝烦躁的时候，不用立即抱起来。你的陪伴、抚摸和声音就可以让宝宝感到安全，然后再次入睡。

> ♥　　别担心宝宝的睡眠，也不要和别人家的宝宝比较。在你的帮助下，你的宝宝能够慢慢学会在夜里睡觉，并且可以睡很长时间。

营造安全的睡眠环境

在 NICU 里，宝宝可能会趴着睡觉。在医院里，这种做法是安全的，因为有严密的监控。在出院准备回家之前，宝宝应该过渡到仰睡。在家里，所有的宝宝包括早产儿都应该仰睡。事实上，早产儿必须仰睡，这一点非常重要，因为早产儿患婴儿猝死综合征的风险略高。自从推广仰睡以来，婴儿猝死综合征的发病率已经大幅下降。

宝宝在 6 个月以前，最安全的睡觉地点就是你的房间，宝宝仰面躺在自己的婴儿床或摇篮里。如果房间里放不下婴儿床，可以使用摇篮。宝宝月龄比较小，哭声很轻，和你在同一个房间，你才可以听到。父母经常担心宝宝的睡眠安全，在同一个房间里，就可以时刻看到他了。

有的父母想让宝宝和自己睡在一张床上。在设计上，成人床并没有考虑到婴儿的安全。因此，让宝宝睡在父母的大床上，并不安全。

成人床增加了婴儿猝死综合征和窒息的发生风险，主要有以下几个原因：

- 宝宝有可能卡在床垫和墙壁或床垫和床架之间。

- 宝宝有可能从成人床上掉下来。

- 大人或大一点的孩子翻身的时候，可能会压到宝宝，引起宝宝窒息。

- 柔软的床上用品例如被子或羽绒被，可能会盖住宝宝的头部并导致过热。宝宝睡觉时头部被盖住，增加了发生婴儿猝死综合征的风险。

- 许多健康和安全组织认为，不应该使用母婴床（婴儿床和成人床连在一起）。加拿大卫生部就不支持这样的床。

婴儿睡在自己的摇篮里或婴儿床上，是最安全的。

行动计划：婴儿猝死综合征

下面的方法可以降低婴儿猝死综合征的发生风险：

- 宝宝在出生后的第一年，不论是夜间睡眠还是小睡，都应该仰睡。不要使用婴儿睡姿固定垫，也不要用卷起来的毯子夹在宝宝的身体两侧、固定宝宝的位置，这会增加窒息的发生风险。

- 宝宝睡觉的床面应该偏硬、平坦。水床、旅行床、气垫、枕头、沙发或其他柔软的材料都不适合婴儿使用，非常不安全。因为宝宝可能会转身侧卧或趴着，把脸埋进这些柔软的材料中，导致没有足够的空间顺畅呼吸。

- 不要让宝宝长期在汽车婴儿安全座椅或婴儿背带里睡觉。如果你带着宝宝出门，回来的路上宝宝在汽车婴儿安全座椅上睡着了，到家之后要尽快把宝宝放到婴儿床或摇篮里继续睡。

- 宝宝睡觉的地方不应该有柔软的物品，如被子、抱枕、缓冲垫、毛绒玩具、枕头或其他类似的物品。在 NICU 时，把宝宝包裹在襁褓里，但在家不能这么做，最好给宝宝足够的空间可以自由移动。

- 检查宝宝的体温，看看他睡觉时穿得是否合适。穿得太多，宝宝会感觉很热，增加婴儿猝死综合征的发生风险。如果房间很暖和，给宝宝穿一件单层睡衣，再用一条轻薄的毯子裹成襁褓。如果房间比较凉爽，里面再加一件小背心就可以了。宝宝的穿衣指数是，比你的舒适穿着程度再加一层。如果宝宝的肚子和脖子很热，还出汗，就应该给宝宝脱去一层衣物。

- 让宝宝远离香烟烟雾。妈妈在孕期吸烟、或宝宝出生后在有烟雾的环境中生活，都会增加婴儿猝死综合征的发生风险。如果给宝宝挑选看护人，要选择一个不吸烟的人。

- 宝宝的婴儿床或摇篮需要符合最新安全标准。

- 不要倾斜宝宝的床垫，水平放置是最安全的。在倾斜的床垫上，宝宝可能会滚到底部，被压住并导致窒息。如果医生建议你把宝宝头部区域抬高，那必须获得医生的详细、正确的指导。

- 不要抱着宝宝在扶手椅或沙发上睡着。

- 宝宝睡在婴儿围栏里的时候，需要有人看护，否则很不安全。单独把宝宝放在围栏里，可能会发生意外、导致死亡，比如围栏倒塌、宝宝卡在围栏和其他物品之间。这样的悲惨事件是有先例的。

- 矫正月龄 5 ~ 6 个月的时候，宝宝睡着后可以自己翻身。此时，你不用再帮助宝宝恢复仰卧位。

正常头型和畸形头型

宝宝的颅骨比较软，有很强的可塑性。另外，宝宝的颈部肌肉比较弱，仰卧时头经常会转向一侧。如果宝宝的头长时间偏向一侧，一侧的头骨持续受到压力会变平，发展成畸形头型。医学上称为"位置性斜头畸形"。

如何判断宝宝的头型是否正常？参照下页的头型图片，从头顶观察宝宝的头型是否对称。

图 A 的头型是正常的。两侧耳朵的位置是对称的，两耳和鼻子构成了一个正三角形。

图 B 的头型是对称的，但是整个头型比较扁。这是因为宝宝长时间侧卧，仰卧的时间较短。这种头型被称为长头畸形。

图 C 的头型不对称，右侧耳朵太靠前了。这是因为宝宝长时间靠右侧卧，导致右耳后的头骨变平，把右耳推向了前面。长期在 NICU 待过的宝宝，通常是这种头型。

图 D 的头型后脑勺比较平。这是因为宝宝长时间在摇椅或婴儿秋千中仰卧，导致头部中线位置变平，我们经常遇到这种情况。这种头型被称为"短头畸形"，是最常见的斜头畸形。自从为了预防婴儿猝死综合征开始推广仰睡以来，这种头型宝宝的数量急剧增加。宝宝的后脑勺变平，可能在 NICU 时就已经开始，也可能是在家里开始的。这种头型在早产儿中更为常见。

大多数的扁平或不对称头型都是可以重塑成正常头型的。如果宝宝现在的头型很好，那么要注意保持宝宝左右侧卧、仰卧（后脑勺中线位置）的时间大致相

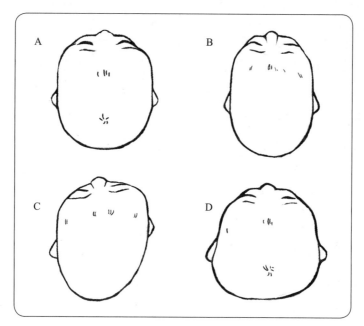

头型: A 正常圆形; B 长头畸形; C 不对称头型; D 短头畸形

等。如果宝宝特别喜欢某种姿势，或宝宝的头型不太好，现在就开始帮助宝宝重塑头型。矫正月龄 3 ～ 4 个月之前，宝宝的头颅都比较软、可塑性强。行动越早，头型重塑越快。矫正月龄 4 个月以后，宝宝的头型基本就定型了。

行动计划: 纠正畸形头型

使用下面的方法，重塑宝宝的头型:

- 每天变换宝宝躺着的方向。例如，今天宝宝的头朝向婴儿床的床头，第二天朝向床尾。宝宝通常会把脸转过去，后脑勺对着墙壁，脸转向房间的中间或门的方向，也就是你所在的位置和日常活动发生的地方。

- 给宝宝换尿布时，可以交替在尿布台的两端放置宝宝。

- 如果宝宝偏爱一侧，可以温柔地把孩子的脸转向另一侧。另外，在婴儿床、婴儿车、摇椅或汽车婴儿安全座椅两侧的玩具，要经常交换方向。

- 如果你在宝宝的头上放置了可移动的玩具，需要换一个位置，以免宝宝总是抬头。

- 在宝宝睡觉的地方不要放置毛巾卷或其他障碍物，以免增加发生窒息或婴儿猝死综合征的风险。

- 只有当你在旁边看护的时候，才能在宝宝头的一侧放置毛巾卷。宝宝在摇椅或婴儿秋千里时，也可以在头的一侧放置毛巾卷，但你必须在旁边看护。如果你不在旁边，千万不要这么做。

- 抱着宝宝的时候，交替使用两侧的手臂。

- 两侧的乳房交替给宝宝喂奶。

- 经常变换宝宝的姿势。不要让宝宝长时间躺在或睡在摇椅或婴儿秋千上。

- 你在旁边看护的时候，让宝宝俯卧 10 ～ 15 分钟，也就是让宝宝趴着玩耍。每天至少 3 次。随着宝宝耐受力的增强，也可以延长每次俯卧的时间。这可以防止畸形头型，并加强宝宝颈、肩部位的力量。（有关俯卧时间的更多信息，请参考本书第六章。）

- 将宝宝放在地板上玩耍，并鼓励孩子向右、左和前方看。

- 如果宝宝一侧的头比较平，在地板上铺一块毯子，让宝宝另一侧的头着地躺着，如下图所示的治疗性定位，帮助宝宝重塑头型。选择比较硬的地板和一块比较薄的毯子，这样效果更好。在宝宝身后放置一个

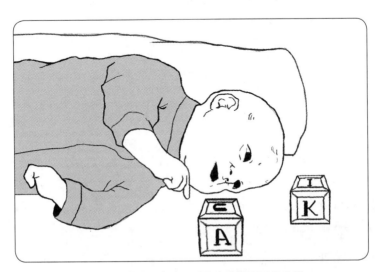

采用治疗性定位方法，重塑宝宝的不对称头型

毛巾卷，另一侧放些玩具，吸引宝宝把头转向这一边。当宝宝清醒、平静的时候，让宝宝保持这个姿势5～30分钟，每天可以重复几次。此时，你必须在一旁看护，防止宝宝睡着（宝宝睡觉时，不建议使用这种姿势）。把宝宝抱起来的时候，你会发现头部贴近地面的皮肤发红或变成粉色（就像双腿交叉坐着一段时间后，腿上留下的印记一样）。这是一个好现象，表明宝宝头部的重量压在地板上是有效果的，有助于头部塑形。这种红色印记过一会儿就会消退。

● 如果头部的红色印记没有消退，请咨询宝宝的医生。

斜颈

宝宝偏爱朝一侧躺着，且这一侧的头部比较平，长期发展下去，可能会导致另一侧颈部肌肉紧张，这被称为"斜颈"。紧张的颈部肌肉会限制宝宝脖子的活动角度，影响发育。斜颈的宝宝可以很容易地看向一侧，但看向另一侧比较困难。

如果宝宝有斜颈的问题，矫正月龄到4个月的时候，就会比较明显。让宝宝呈坐姿，然后观察宝宝的头。如果宝宝总是把头偏向一侧，如下页图所示，就有可能是斜颈。如果把宝宝的头转向某一侧时，尤其是转向头没有变平的一侧时，宝宝显得很抗拒（比如烦躁、易怒），这也是斜颈的表现。

如果你怀疑宝宝斜颈，应该去咨询医生。他可能会指导你给宝宝做颈部肌肉按摩，帮助拉伸紧张的肌肉。还有可能会推荐一位理疗师，让宝宝接受治疗。

给宝宝做按摩

给宝宝做按摩很简单，不需要特别的培训，而且，这是建立亲子联结的好办法。下面，我们分享了一些入门技巧，你可以很快就学会。要想了解更多的信息，你可以咨询所在社区是否能提供相关课程，或搜索网络课程（请访问我们的网站 www.preemiecare.ca，获取相关信息）。

按摩可以帮助宝宝产生催产素或"快乐"激素，有助于睡眠、放松、大脑发育和增强母婴之间的依恋关系。而且，给宝宝做按摩的同时，你也会感到很放松。

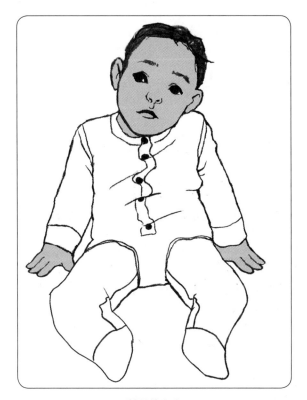

斜颈的宝宝

任何时候都可以给宝宝做按摩，可以按摩全身或身体的一部分。然而，刚刚喂完奶的时候，最好不要做全身按摩。在两次喂奶之间或洗完澡之后，按摩宝宝身体会让他比较舒服。你可以把按摩当作固定程序，比如睡前按摩。成人按摩的目的是松弛紧张、僵硬的肌肉，但是给宝宝做按摩是为了放松并建立亲密的亲子关系。如果你看到宝宝不舒服、烦躁不安或看起来不高兴，就应该放慢手法或停止按摩。给宝宝按摩是为了让他感到愉快。

给宝宝做按摩的关键是温柔地抚摩、和宝宝一起度过一段开心的时光。因此，不要使用按摩油，只要缓慢地移动手掌和手指，不要摩擦宝宝皮肤就可以了。如果想使用按摩油的话，需要选择一款对宝宝十分安全的产品，既不伤害皮肤，而且当宝宝的手触碰到按摩油后，也可以放进嘴里（简而言之，就是可食用、无毒性）。不要使用矿物油或石蜡制成的按摩油。

矿物油的原料是石油，其中含有许多化学物质。给宝宝选择按摩油的时候，请注意商品标签应包含下列提示性文字：

• 无香味。

- 有机或天然。

- 无农药、非化学品。

- 冷压（这意味着制作过程中没有使用化学物质）。

- 由水果或蔬菜制成。

可以给宝宝使用的按摩油有很多品种，如芝麻油、葡萄籽油、椰子油或杏仁油。维生素 E 对宝宝的皮肤很好，所以选择含有维生素 E 的婴儿按摩油也不错。橄榄油质地太稠，容易让宝宝皮肤干燥。选定按摩油后，请先在宝宝的一小块皮肤上试用一次，在接下来的两天里，看看是否会引起皮肤发红或发干。如果有任何不良反应，就不要继续给宝宝用了。

请注意千万不要给吸氧的宝宝使用按摩油，否则会有引发火灾的危险。你可以选择一种水性乳液，宝宝的皮肤吸收很快。

行动计划：给宝宝按摩

在宝宝出生后的第一年里，每个发育阶段都应该给宝宝做按摩（参考本书第六章）。下面是一些按摩的小技巧：

- 摘下你身上的首饰。

- 开始之前，你先做深呼吸，全身放松。

- 选择一个温暖的房间给宝宝做按摩。用一块轻薄的毯子盖住宝宝身体的其他部分，防止宝宝着凉。

- 如果你喜欢坐在地板上给宝宝按摩，可以把宝宝放在你的两腿之间，让宝宝面向你。在给宝宝按摩的时候，上半身前倾，保持背部挺直。不要弓着背，这会引起背部肌肉紧张。如果你的后背不太舒服，可以在桌子上给宝宝做按摩。

- 如果使用按摩油的话，让宝宝仰面躺在一块毛巾上。在抚摩宝宝之前，先把按摩油涂在手上，摩擦双手加热，不要直接用凉的按摩油接触宝宝的皮肤。

- 眼睛注视着宝宝，面带微笑，轻柔地跟宝宝说话或唱歌。肌肤接触和按摩是表达爱的方式。

- 给宝宝按摩，手法一定要轻柔，不要太快或太用力，以免刺激宝宝的肌肤。

- 缓慢地、有节奏地移动双手，也可以像羽毛般轻触宝宝的肌肤。

- 可以从宝宝的腿开始。双手轻柔地握住一条大腿，从臀部开始，缓慢、轻柔地挤压并向下移动，就好像在挤奶，直到宝宝的脚踝。

- 握住宝宝的脚，以画圆的方式，轻揉宝宝的脚面和足底，向下移动直到脚尖。

- 轻轻捏住宝宝的每根脚趾，缓慢滑向趾尖，轻微挤压趾肚并拉伸脚趾。

- 足底有上千根神经末梢，轻轻按压宝宝的脚心可以刺激这些神经末梢。根据足底按摩理论，足部按摩可以让宝宝身体的其他部位也感到舒适，并促进身体健康（见下图）。

- 同样的方法，按摩另一条腿和另一只脚。

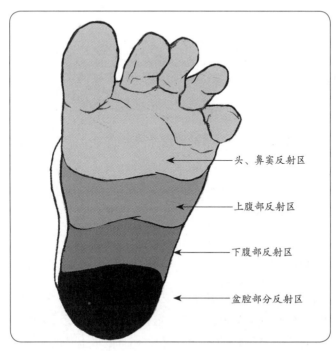

头、鼻窦反射区

上腹部反射区

下腹部反射区

盆腔部分反射区

婴儿足底反射区简图

- 接下来按摩宝宝的胸部。一只手掌放在宝宝胸部的中间，轻微地用力下压，同时缓慢向上移动，直到肩膀，再沿着胳膊向下，或沿着侧身向下。

- 将手放在宝宝的肚子上，轻轻按压，同时按照顺时针方向画圆。通过这种抚触，宝宝可能会收紧腹部肌肉，这种收缩有助于消化。如果宝宝肚子胀气，可以将宝宝的膝盖弯曲至腹部，保持30秒，或者让宝宝慢慢做骑自行车的动作，这有助于排气。

- 用手指轻轻抚触宝宝的肚子，在上面写下宝宝的名字或"爱"字。

- 轻轻握住宝宝的胳膊，从肩膀开始，在轻微用力的同时，向下移动，直到手腕。然后换另一只胳膊。

- 一只手握住宝宝的手，在手心和手背轻轻用力画圆。握住宝宝的一根手指，轻微用力挤压、拉伸手指，直到指尖。

- 两手拇指放在宝宝的额头，稍稍用力、同时向外按摩。两手拇指沿着鼻子两侧向下按摩至耳朵、耳后、沿着下颌骨按摩至下巴。

- 最后，把宝宝翻过来，头转向一侧，开始按摩背部。在肩膀和背部画圆式按摩，顺着宝宝的脊椎，用拇指画小圆，这样做宝宝会感觉很舒服。也可以试一试羽毛式轻触按摩。

观察宝宝的反应，判断孩子是否喜欢你的按摩方式：平静下来，就是喜欢；烦躁或哭泣，就是不喜欢。然而，宝宝的喜好经常会变，所以多尝试几次。很快，宝宝就会明白这个程序，开始真正享受和你在一起的这段时光。希望按摩之后，宝宝可以美美地睡一大觉。

如何给宝宝喂药

首先，一定要注意宝宝吃药的时间和剂量，必须严格遵照医嘱。有些宝宝需要服用多种药物，疲惫的父母很容易忘记这些细节。他们经常提出一个问题：如何记住在规定的时间给宝宝服用医嘱的药物，而且剂量也必须准确！

> 在最初的几天里，整理宝宝的药物并注意在规定的时间给宝宝服用，花费了我很多精力。后来，我的丈夫制作了一张宝宝服药日程记录表，就是一张表格，帮助我们记住这些事。我们把所有的药物都放在一个地方，拿药的时候十分方便。
>
> 我把宝宝当天需要服用的所有药物整理好，用松紧带把注射器固定在药瓶上。每次开冰箱，我就会看到注射器，想起给宝宝喂药的事情。

很多父母认为喂宝宝吃药比较困难。下面是一些经过父母实践且行之有效的喂药方法，能帮助你安全、按时、按量地给宝宝喂药。

行动计划：给宝宝喂药

给宝宝喂药的方法：

- 了解药物的名称、作用、服药时间、剂量和可能会有的不良反应。

- 了解药物存储的要求（有些需要冷藏）。

- 将所有药物放在儿童接触不到的地方。

- 每天早上准备好当天需要服用的所有药物，并用胶带做好标记。

- 可以用小白板制作一张喂药时间表。

- 设置手机闹钟，提醒每次服药的时间。

- 不要把药物混入整瓶奶中。如果宝宝喝不完整瓶奶，就不能确定他实际吃了多少药。

- 如果你是每次喂奶的时候给宝宝喂药，可以把药放进奶瓶，加入10～20毫升（2～4茶匙）母乳或配方奶。等宝宝喝完后，再继续放入剩下的奶。

- 有的药物需空腹服用，请咨询宝宝的医生，是否可以把药放入10～20毫升（2～4茶匙）母乳或配方奶中给宝宝服用。

- 如果宝宝需要服用维生素D滴剂，可以直接滴入宝宝的嘴里或涂抹在安抚奶嘴上。油脂滴剂会附着在奶瓶上，因此不要把滴剂混入奶瓶中。

- 喂药的时候，把宝宝安全、舒适地抱在怀里，这样你和宝宝都会很放松和平静。

- 给早产儿服用非处方药时，必须在医生的指导下，尤其是感冒药、咳嗽药或糖浆。

- 给矫正月龄小于 3 个月的宝宝服用退热药之前，必须咨询医护人员准确的剂量。

- 必须在医生的指导下给宝宝服用阿司匹林。

- 矫正月龄超过 2～3 个月的宝宝，可以直接吞服口中的药物。把注射器的注射头从宝宝嘴角放入靠近脸颊的位置，在你喷射药物时鼓励宝宝吮吸药物。不要将药物直接喷入口腔或喉咙后部，这可能会引起宝宝呕吐或窒息。

- 用奶瓶喂奶或直接哺乳时，可以将注射头放在靠近奶嘴或乳头的位置，在宝宝吮吸或吞咽时将药物喷出。

- 如果宝宝服药后立即呕吐，请咨询医生应该怎么办。大多数药物不应重复服用。

- 如果你错过给宝宝喂药的时间，想起来后立即给宝宝喂药并逐渐调整后面喂药的时间，直到回到原来的时间安排。如果有一次完全忘记给宝宝喂药，下一次喂药的时候不能把两次的剂量同时服用，直接按原计划的剂量服用就行了。

- 如果给宝宝口服药物比较困难，可以咨询医护人员如何应对。

给宝宝滴眼药水和鼻滴剂的方法：

- 给宝宝滴眼药水或鼻滴剂时，最好两个人一起合作。一个人抱稳宝宝，另一个人给宝宝滴药。

- 独自一人的时候，从宝宝胸部开始，用小被子将其裹住固定。

- 滴眼药水时，让宝宝平躺在你的大腿上，用手固定好宝宝的头，同时向下拉下眼睑。在下眼睑内侧滴入一滴药水，按住眼睑保持 5 秒钟，然后松开。如果松手太快，宝宝会眨眼挤出药水。

● 按照相同的动作，给宝宝的另一只眼滴药水。

● 滴鼻剂时，让宝宝平躺在你的大腿上，一只手托起宝宝的头，并稍微向后倾斜，然后在宝宝的每个鼻孔中滴入准确剂量的药水。

消毒奶瓶、奶嘴和准备消过毒的水

足月儿到 4 个月时，通常就不用再给奶瓶、奶嘴消毒了，也不需要为冲配方奶准备消过毒的水。这个建议也适用于早产儿。早产儿到矫正月龄 4 个月时，同样不需要再消毒奶瓶和奶嘴，也不用先把水消毒再冲配方奶。超过矫正月龄 4 个月后，宝宝的免疫系统可以应付家里的普通细菌。事实上，适当接触"正常"细菌，有助于宝宝建立自己的免疫系统。除非宝宝的医生有特殊建议，除此之外矫正月龄 4 个月后就可以停止消毒了。

矫正月龄 4 个月左右，宝宝开始流口水

矫正月龄 4 个月左右，宝宝可能开始流口水。很多家长认为，这是出牙的征兆。然而，矫正月龄快 6 个月的时候，宝宝才开始出牙。

如果宝宝的牙龈很结实、没有肿胀，并且看不到、摸不到牙齿，那么流口水可能和消化系统的发育有关。矫正月龄 4 个月左右，宝宝的口腔开始分泌唾液。在此之前，母乳和配方奶在胃里很容易消化，因此宝宝不需要分泌唾液。再过 2 ~ 3 个月，宝宝开始吃谷物粥、蔬菜泥、水果泥和肉泥。为了消化这些食物，宝宝的身体已经开始做准备了。我们在咀嚼和吞咽食物的时候，都需要唾液帮助分解食物。

这些唾液在嘴里积聚，宝宝不知道如何将唾液从口腔前部移到后部，然后吞咽，所以唾液就从嘴巴里流出来了。唾液中富含消化酶，会刺激皮肤，因此宝宝的下巴可能会发红或发炎。虽然我们无法阻止宝宝流口水，但是可以采取措施保护宝宝的皮肤，防止它发炎。

行动计划：流口水

宝宝流口水时，可以这样做：

- 经常用温热的毛巾轻轻地蘸拭清理宝宝脸上的口水，不要使用婴儿湿巾、纸巾或刺激性的肥皂。不要忘记擦拭宝宝的脖子和脖子的褶皱处。

- 在有人看护时，可以给宝宝戴上围兜。睡觉的时候取下来，以免勒到脖子。

- 宝宝吮吸的时候，会吞咽嘴里的唾液。因此，可以让宝宝吮吸手指、奶嘴或进行哺乳，帮助宝宝把口中的唾液吞咽下去。

- 如果宝宝的皮肤受到唾液刺激开始发红，你需要频繁地清理宝宝脸上的口水。可以在宝宝的皮肤上薄薄地涂一层隔离霜。宝宝可能会用手触摸下巴，然后再把手放进嘴里吮吸，因此必须选择有机、无化学成分的隔离霜。

出牙

通常在矫正月龄 6 个月时，宝宝开始出牙。宝宝在 4 个月至 1 岁之间出牙，都是正常的。一般下面的两颗门牙会先长出来。有的宝宝会同时长几颗牙齿，有的宝宝每次只长一颗。

快长牙的时候，宝宝可能会有以下表现：

- 牙龈肿胀、变得柔软。

- 可以感觉或看到牙龈中突起的牙齿。

- 流口水比较多。

- 喜欢啃咬玩具。

- 有些宝宝会脸颊发红。

- 可能易怒、爱哭、需要更多安慰、吃奶量和平时不同、夜间多次醒来。

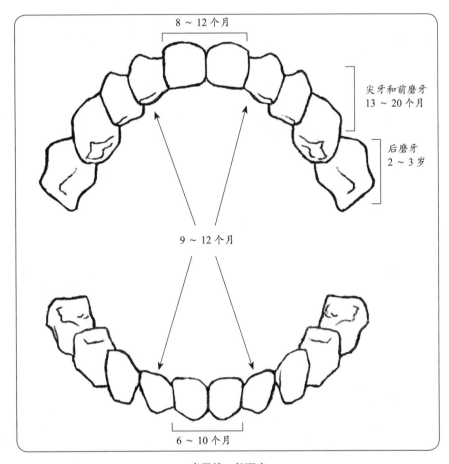

8 ～ 12 个月

尖牙和前磨牙
13 ～ 20 个月

后磨牙
2 ～ 3 岁

9 ～ 12 个月

6 ～ 10 个月

出牙的一般顺序

宝宝开始长牙的时候，需要父母更多的关爱。如果你担心宝宝出牙有问题，可以联系宝宝的医生。矫正月龄 6 个月左右，宝宝的第一颗牙齿就长出来了。此时，你可以给宝宝预约牙医，或等矫正月龄12个月（1周岁）时带宝宝去看牙医。

行动计划：出牙

宝宝出牙了，应该怎么办?

● 给宝宝提供可以安全咀嚼的玩具。宝宝可能会喜欢质地较硬、有凸起的玩具，或喜欢咬婴儿牙刷（不用涂牙膏）。把这些玩具放进冰箱冷藏，在宝宝咬的时候，要确保玩具干净。

- 请仔细阅读磨牙胶的使用说明书，确保它的内部填充的液体是水。就算磨牙胶破裂了，宝宝用的时候也是安全的。

- 不要冷冻磨牙胶，否则容易导致宝宝的皮肤或口腔受伤。

- 用手指或凉爽的湿布轻轻揉搓宝宝的牙龈，可以持续揉搓几分钟。

- 把一块湿布冷藏，然后让宝宝咬这块凉爽的湿布，以缓解出牙的不适感。

- 少量多次式地喂奶。

- 给宝宝更多的关爱，多抱抱他，多些耐心。这一切很快就会过去。

- 如果宝宝因为流口水皮肤受到刺激，可以参考上面有关应对流口水的方法。

- 不要使用含有麻醉剂的出牙凝胶。因为如果麻醉剂到达宝宝的喉咙后部，可能引起窒息。另外，出牙凝胶可能含有对宝宝有害的化学物质。如果你想给宝宝用出牙凝胶，需要有专业医生的指导。

- 不要给宝宝使用磨牙胶项链。没有实验证据表明这种产品有效果，并且存在引发宝宝窒息的风险。

- 矫正月龄 6 个月以上的宝宝已经开始吃果泥了。你可以给宝宝吃比较凉爽的果泥，以缓解宝宝出牙的不适感。

- 如果宝宝的牙床疼痛，可以在医生的指导下，给宝宝服用对乙酰氨基酚。

如何照顾生病的宝宝

在本章节中，我们将介绍宝宝生病的常见症状，告诉你宝宝生病的时候，应该怎么做。我们希望你永远不需要这些信息，但是要做好准备，以便了解宝宝的哪些症状需要引起你的注意。

生病的症状

注意宝宝是否有下列表现：

- 宝宝平静的时候，每分钟呼吸 60 次或以上，且不会减慢。

- 呼吸困难、表情十分紧张、呼吸内陷加深。

- 呼吸声比较粗重或尖锐，发出喘息声或尖锐的鸣叫声。

- 没有呼吸。

- 体温低于 36℃，肌肤接触式地抱着或多加一层衣服后，宝宝的体温不升高。

- 体温超过 38℃，脱去几层衣物后，宝宝的体温不降低。

- 尿量减少，尿布是干的，极易口渴，没有眼泪，皮肤、口腔和舌头干燥。

- 腹泻。

- 喂奶后全部吐出。这样的情况连续出现两次或多次。

- 宝宝不爱吃奶，但没有明显的原因例如过度刺激、与多位医生有预约诊疗、接种疫苗或在过去 24 小时内进行过眼科检查。

- 嗜睡或不容易清醒。

- 安抚多时，但宝宝仍很烦躁。

- 宝宝看起来很痛苦。

- 排便带血。

- 腹部坚硬、肿胀。

- 皮肤颜色发绀（呈蓝色）或苍白。

　　根据症状的严重程度以及宝宝的身体状况，你需要采取不同的措施。如果症状很轻，例如，吃奶没有平时那么好，你可以先观察几个小时。如果宝宝发热，减少一条毯子后，宝宝的体温降低了，你可以先观察一会儿，看看病情是否转好。如果宝宝呕吐了两次，脸色看起来有些苍白，但是其他一切正常，你可以观察 1 ~ 2 个小时，病情没有好转再带宝宝去看医生。如果宝宝大便带血或腹部发硬，你需要带宝宝紧急就医。如果宝宝没有呼吸，你需要立即给宝宝做人工呼吸，同时打电话呼叫救护车。如果你对宝宝的症状不太确定，应该寻求医生的帮助。最后，相信你作为父母的直觉，可以应对宝宝突发的病症。

宝宝呼吸困难怎么办

早产儿在出生后的第 1 年内，比较容易患上呼吸系统疾病并再次住院。你需要密切注意这一点。

如果你发现宝宝呼吸困难，在排除其他原因后，可以使用下列方法，缓解宝宝的呼吸困难症状：

- 宝宝是否有其他症状，你可以通过测量宝宝的体温、观察皮肤颜色、计数 1 分钟内宝宝的呼吸次数来初步判断。

- 观察宝宝是否感觉疼痛或不舒服。

- 给宝宝喂奶，观察宝宝烦躁是否是因为饥饿。

- 宝宝大哭或用力后（比如排便），可能会出现呼吸困难。等宝宝平静下来，再次计数 1 分钟内宝宝的呼吸次数。

- 检查宝宝是否有鼻塞。如果是这样，清理宝宝的鼻腔分泌物。

- 直立地抱着宝宝，让你和宝宝胸贴胸，感受宝宝呼吸的力度。

- 给宝宝安抚奶嘴，帮助宝宝平静下来。

如果宝宝有其他症状或者平静下来后，呼吸依然困难，你需要咨询医生的建议。

宝宝体温过低怎么办

宝宝体温过低（低于 36℃）可能有各种原因，包括衣服太薄、皮下脂肪少、生病导致无法维持正常体温等。

你可以尝试以下的方法，帮助宝宝恢复正常体温：

- 肌肤接触法：让宝宝趴在你的胸前，只穿着尿布，身上再盖一条温暖的毯子。这是让宝宝暖和起来最有效的方法。20 ~ 30 分钟后，再次测量宝宝的体温。

- 给宝宝添加几件衣服，用毯子把宝宝裹起来。20 ~ 30 分钟后，再次测量宝宝的体温。

- 看看宝宝是否有其他症状，例如，呼吸是否困难、呼吸次数以及肤色是否有变化。

- 如果宝宝体温仍然没有恢复正常或伴有其他症状，你应该咨询宝宝的医生。尤其是矫正月龄 3 个月以下的宝宝，如果出现体温过低或有疾病症状，通常你需要带宝宝去看医生。这个月龄的宝宝感染疾病和脱水的风险很高。

宝宝体温过高怎么办

宝宝穿得太多、最近两天接种过疫苗或生病，都有可能引起体温升高（超过 38℃ ）。

你可以使用下面的方法，帮助宝宝恢复正常体温：

- 脱掉几层衣服，20 ~ 30 分钟内重新测量体温。

- 不要在宝宝身上敷湿冷的毛巾降温。

- 观察宝宝是否有其他症状，例如腹泻或尿量少。

- 如果宝宝体温超过 38℃ 且矫正月龄未满 3 个月，请你立即带宝宝就医。必须在医生的指导下给宝宝服用退热药。

- 如果宝宝的矫正月龄超过 3 个月，可以根据矫正月龄和体重给宝宝服用正确剂量的对乙酰氨基酚。30 分钟后再次测量宝宝的体温。

- 如果宝宝发热但体温低于 38℃ ，只需好好照顾宝宝，注意体温是否升高，但不要给宝宝服用对乙酰氨基酚。当体温升高时，宝宝可以调动自身的免疫系统，抵抗感染。如果此时人为降温，不利于自身免疫系统的调动。

- 如果宝宝体温没有恢复到正常范围或出现了其他症状，你必须咨询宝宝的医生。矫正月龄 3 个月以下的宝宝很容易出现感染和脱水，因此如果发热或其他症状一直持续，你应该立即带宝宝去看医生。

不要重复给宝宝服用退热药，这样可能会掩盖感染症状，使宝宝昏昏欲睡、不想吃奶。同时，感染可能会加重。如果持续发热，你需要带宝宝去看医生。

宝宝脱水了怎么办

脱水是指体液流失，同时没有得到适当的补充。对于低月龄的宝宝而言，脱水会发展得很快。如果不及时处理，可能会导致宝宝器官衰竭和死亡。宝宝脱水最常见的原因包括腹泻、呕吐和（或）摄入液体量不足。关于如何处理摄入液体量不足，请参考本书第四章。关于如何处理腹泻和呕吐，请参考本书第五章。

宝宝脱水的症状包括：

- 湿尿布现象减少（24 小时内湿尿布少于 4 个或持续 6 小时内没有湿尿布）。

- 没有眼泪。

- 皮肤干燥、发凉。

- 口舌干燥、发黏。

- 眼睛凹陷。

- 肤色苍白或灰色。

- 行为改变（易怒、困倦）。

- 头顶囟门凹陷。

矫正月龄 3 个月以下的宝宝特别容易脱水。如果宝宝有以上任何一项脱水症状，立即带宝宝就诊。

矫正月龄 3 个月以上的宝宝脱水风险比较小，宝宝自身的免疫系统较强，可以对抗引起呕吐和腹泻的病毒。通常，这些病毒在体内仅存活 24 个小时。这期间好好照顾宝宝，重点是给宝宝补充大量水分。

宝宝有脱水症状时，你可以采取以下的措施：

- 继续像往常一样给宝宝喂奶。如果宝宝是母乳和配方奶混合喂养，此时只喂母乳，直到脱水症状消失。因为母乳对婴儿的肠道健康很有好处。

- 仔细观察宝宝是否有其他症状，例如，发热、拒绝摄入液体、连续 6 小时没有排尿、嗜睡。

- 询问医生是否可以少量、多次喂宝宝服用电解质溶液。这些溶液专门为儿童设计，可以在药店购买。

- 如果宝宝有其他症状如腹泻、呕吐，并持续没有缓解，请咨询宝宝的医生。

当宝宝生病的时候，父母都会很担心，尤其是当宝宝第一次生病时。此时，你需要仔细观察宝宝，看他有哪些症状，以及这些症状是有所缓解还是更加严重了。如果你觉得宝宝的症状没有改善，可以咨询宝宝的医生。如果宝宝的情况十分紧急，直接带宝宝去最近的急诊室或拨打急救电话。

如何照顾在家吸氧的宝宝
. . . .

足月儿出生时肺部有多达 1.5 亿个气囊，称为"肺泡"。肺泡是二氧化碳和氧气交换的地方。极早产儿出生时肺泡较少，而且僵硬、容易塌陷，氧气和二氧化碳气体交换的功能比较弱。随着时间的推移，早产儿的肺部能够产生新的肺泡，促进肺部功能的完善。

如果早产儿或出生时体重偏低的宝宝接受过机械通气和吸氧治疗，后期很容易患 BPD 或慢性肺部疾病。早产儿由于出生过早或出生后为了维持生存接受治疗，这两个因素会导致宝宝的肺部结构发生变化，这一点正是 BPD 的主要特征。早产儿出生得越早，患 BPD 的风险越大。

患 BPD 的宝宝，可能会有以下表现：

- 呼吸速度较快。

- 有一定程度的呼吸内陷。

- 比较容易疲惫。

- 受到刺激后，比较容易反应过度。

- 需要在家里吸氧。

- 身体需要更多的热量，以促进肺部发育。

- 需要特殊的喂养方法，以避免呼吸困难。

- 更容易感染病毒（如感冒病毒）和发生鼻塞。

- 更有可能因呼吸道感染而再次住院。

随着生长和发育，大多数患有 BPD 的宝宝会完全康复，但有些宝宝的呼吸系统会遗留长期的健康问题。积极预防疾病和关注宝宝的营养补充和生长发育，可以有效促进宝宝肺部的发育和疾病的康复。

在家吸氧的设备种类

通常，吸氧是通过鼻套管或"插管"将氧气输送到宝宝的鼻腔内部——软软的细管绕过头部后侧，放置在宝宝鼻子下面。在家吸氧的设备有 3 种：

1. 压缩氧气。氧气被压缩、充入氧气瓶或氧气罐中。宝宝需要氧气量的多少和氧气瓶的容量决定着氧气瓶的更换频率。你应该准备几个小的氧气瓶，以便带宝宝外出的时候使用。

2. 氧气浓缩器（就像一台有噪声的小冰箱），又称"制氧机"，可以把氧气从空气中分离出来，输送给宝宝使用。制氧机依靠电力运行，可以持续地为宝宝提供氧气，不需要更换氧气瓶。然而，你最好再准备一个便携式备用氧气瓶，以便断电和外出时使用。制氧机的缺点是有噪声，而且释放的热量会使房间温度升高。

3. 液态氧。氧气经过冷却被制成液态氧，灌入液态氧气瓶。随着宝宝呼吸，液态氧又变成气体。你可以准备一个容量比较大的液态氧气瓶，用来给便携式氧气瓶补充氧气。然而，在不使用时，液态氧会蒸发。你可以咨询氧气公司，确定便携式液态氧气瓶和较大的储备用液态氧气瓶分别可以存放多长时间。液态氧比较昂贵，可能不在医疗保险的范围内。

在家吸氧的注意事项

无论氧气供应设备是哪种类型，在家吸氧时都必须遵守一些安全措施。氧气是一种高度易燃的物质，必须采取一些必要的预防措施。

行动计划：在家吸氧

在家吸氧的安全防范措施：

- 不要在家里或氧气设备周围吸烟。

- 不要在宝宝吸氧的房间内使用明火，如蜡烛、炉子、壁炉或带指示灯的燃气家电。

- 宝宝在吸氧时，不要在周围使用酒精、油、凡士林、电动剃须刀或喷雾罐。

- 打开宝宝的房间门，保持空气流通。

- 确保家中的烟雾探测器工作正常。

- 定期与家人一起学习家庭火灾逃生计划。

如何护理吸氧的宝宝

通常，当宝宝可以出院了，说明在规定的氧气流速下，身体状况已经非常稳定，不需要氧饱和度监测器或"脉搏血氧仪"（测量附着在红细胞上的氧气百分比）。脉搏血氧仪经常会发出误报，尤其是在宝宝活跃时，因此并不适合在家庭中使用。有些非医疗级的脉搏血氧仪设计成袜子或床垫的形状，不仅价格昂贵，而且准确性很低。我们知道很多父母在购买后用了没多久就闲置了。对于大多数需要吸氧的宝宝，父母会定期带他们去诊所或请呼吸科医生来家里测量宝宝的血氧饱和度。

监测宝宝是否处于正常呼吸状态的最佳方法就是观察。随着时间的推移，你会非常了解宝宝的正常呼吸状态，能够及时发现任何异常情况。参考以下几个方面，仔细观察正常呼吸时宝宝的状态：

- 呼吸频率（每分钟的呼吸次数）。

- 肤色。

- 呼吸音。

- 呼吸是否困难。

如果你担心宝宝有呼吸困难，可以打开吸氧设备。待宝宝情况改善后，联系并咨询宝宝的医生或呼吸科专家。

如果宝宝有以下表现，必须立即带宝宝去最近的急诊室看医生：

- 宝宝平静时，呼吸频率很快。

- 呼吸越来越困难。

- 呼吸时胸部和颈部内陷加深，鼻孔用力张开。

- 发出咕噜声、喘息声或尖锐的呼吸鸣音。

- 与平时相比肤色苍白，氧气流量增加后依然没有改善。

- 烦躁不安。

- 困倦，对刺激反应迟缓。

- 易怒烦躁，安抚后依然如此。

- 无法进食或摄入液体。

- 脱水（这意味着宝宝摄入液体量很少，身体没有足够的液体维持正常功能。脱水的症状包括眼睛干燥或凹陷、排尿减少）。

如果宝宝肤色发青、没有呼吸或呼吸困难，立即拨打急救电话。如果宝宝没有了呼吸，在救护车到达之前，需要进行口对口人工呼吸。如果宝宝没有了脉搏，立即给他进行心肺复苏术。

行动计划：宝宝在家吸氧

护理在家吸氧的宝宝：

- 宝宝睡觉时，把一双干净的婴儿袜套在宝宝手上，以防宝宝把鼻套管从鼻子上抓掉。和婴儿手套相比，袜子更不容易脱落。

- 当你不在宝宝身边看护的时候，给宝宝鼻子上贴上胶带，固定鼻套管（见下图）。

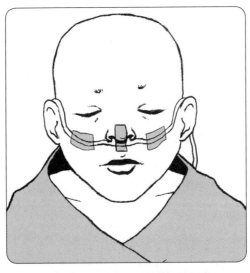

在鼻子上贴胶带，固定氧气鼻套管

- 准备婴儿车时，挑选最大的储物袋，用来放置氧气瓶。

- 向氧气公司请求氧气输送延长管（15米左右），这样宝宝待在房间不同的位置时，可以继续吸氧。

- 如果家里使用制氧机为宝宝输送氧气，最好把制氧机放在宝宝房间的隔壁房间，以免宝宝房间室温太高。

- 如果家里是两层的楼房，在每个楼层准备一个氧气瓶。

- 每周更换一次鼻套管，如果宝宝有鼻塞或乳汁从鼻孔溢出，需要尽快更换鼻套管。

- 按照说明，定期更换氧气输送延长管。

- 在家里和车内都要有备用的供宝宝吸氧的零件（包括鼻套管、连接器、氧气输送延长管），外出时也要随身携带备用零件。

- 如果家里有其他孩子，把氧气供应设备靠向墙壁放置，以防好奇的孩子调整氧气供应流量。在氧气流量调整旋钮上套一个纸杯，用胶带固定，防止孩子随意触碰。或者可以将设备放在孩子够不到的地方（橱柜或孩子不能进入的区域）。

- 我们建议给宝宝吸入的氧气要经过加温和加湿。你可以与氧气公司就此讨论一下。

- 在墙壁上贴上粘钩，把氧气输送延长管挂起来，防止绊倒人。尤其是楼梯上的管子更需要留意。

- 托儿所通常不会接收吸氧的宝宝，所以最好不要把宝宝送进托儿所，以免感染细菌。如果宝宝的健康状况良好，你可以联系当地新生儿或儿科健康保健中心，咨询是否可以请一位护士或医疗助手帮忙；或联系护士学校请一名学生；或请父母互助小组的成员帮助你在家照看宝宝。

- 咨询宝宝的医生、社区护士、呼吸科专家或社会工作者，了解宝宝是否有资格申请在家护理的补助。

- 把氧气输送延长管挂在墙壁上，防止宠物触碰。

● 吸氧的宝宝睡着后，需要把氧气输送管固定好，以防管子缠绕宝宝的身体或颈部。下图展示了两种固定氧气输送管的方法。一旦宝宝能够翻身，这些方法会特别有用。第一种方法如下方左图，给宝宝穿一件连体、分腿式衣服，将管子放进衣服里，从脚踝处、裤腿的最后一个按扣或纽扣处取出管子。第二种方法如下方右图，将氧气输送管卷一圈，用胶带固定在宝宝的衣服上。切记在给宝宝脱衣服时，要先把管子取下来。

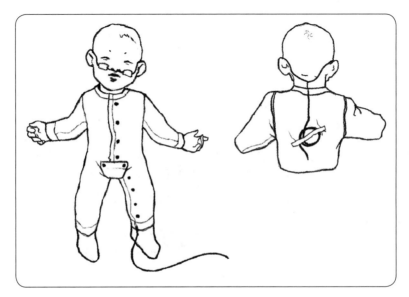

固定氧气输送管的两种方法

如何带着吸氧的宝宝外出

把便携式氧气瓶放进背包或挎包里，只要做好充分准备，就可以带着吸氧的宝宝外出了，比如去公园、医院，或拜访亲朋好友。这听起来似乎有点不可思议。前几次外出时最好有人帮忙。然而，吸氧宝宝的父母很快就能熟练地自己操作了。

吸氧不应该成为带宝宝外出的一种障碍。只要做好充分准备，就可以做到宝宝吸氧和外出同时兼顾。

行动计划：带着吸氧的宝宝外出

带着吸氧的宝宝出门前，需做好以下准备：

- 先打开便携式氧气瓶，然后连接宝宝的氧气输送管。

- 确保氧气瓶中的氧气量足够带宝宝外出的全过程使用。

- 反复检查2～3次，确保氧气输送管连接无误、氧气量的输送正常（在搬运过程中可能会出现变化）。

- 携带剪刀、足够的胶带和管子。

- 把氧气瓶固定在车内，以防途中移动。

- 带一个备用的氧气瓶，以防出现意外情况。

- 回家之后先打开家里的供氧设备，然后再连接好宝宝的氧气输送管。

虽然可以带着吸氧的宝宝外出，但父母必须谨慎防范宝宝感染细菌的风险。请参考本章开头"预防疾病"的内容。吸氧宝宝的肺部非常脆弱，外出时父母应当保护好宝宝，这至关重要，避免宝宝因感染细菌而导致再次住院治疗。

随诊

大多数吸氧宝宝需要定期前往特殊门诊接受随访，这种门诊专门从事家庭氧疗，通常有一个全面的跨学科医疗团队，包括理疗师、营养师、医生、护士、经口腔喂养师、作业治疗师或语言治疗师。另外，根据宝宝的健康需求、医疗保险的覆盖范围以及所在地区的医疗资源是否充足，医护人员可能会推荐宝宝接受护理性家庭探访。

宝宝什么时候可以停止吸氧

宝宝什么时候可以停止吸氧，这由许多因素决定。有时，宝宝呼吸困难的程度减弱、血氧饱和度稳定，就可以开始减少吸氧的时间。这通常是在肺部功能开始恢复的时候。有些宝宝继续吸氧，是为了更好地增加体重、达到生长发育的指标。

在没有医生指导的情况下，不能降低氧气流速。有时父母想关掉氧气或降低氧气流速，因为宝宝看起来状态很好，但这样做是有风险的。

> 我的宝宝把管子从鼻子上抓下来了，因此我告诉医生宝宝不喜欢氧气，可以撤掉了。医生告诉我，过早撤氧可能会损伤宝宝的肺和大脑，判断是否可以撤掉氧气应该根据血氧饱和度的测量结果来判断。

降低氧气流速或停止吸氧可能会导致宝宝生长缓慢或损害宝宝的肺、心脏或大脑。在没有医生指导的情况下，不要随意降低氧气流速，即使宝宝在低氧时肤色没有发青。医疗设备可以直接测出宝宝的血氧量，我们眼睛看到的并不准确。研究报告称，与血氧饱和度在临界值的宝宝相比，吸氧宝宝血氧浓度更好，感染呼吸道疾病的概率更低。

在决定何时撤掉氧气时，医生会考虑每个宝宝的特殊情况，包括既往病史、检查结果、健康状况和生长发育情况。冬天的时候，天气寒冷、病毒比较多，此时医生可能会更加谨慎。另外，宝宝停止吸氧需要一个渐进的过程，同时必须对宝宝进行身体检查、胸部 X 线检查和定期血氧饱和度的测量。宝宝的医护团队会告诉你应该如何逐步减少宝宝的吸氧量。一种方法是，每天让宝宝停止吸氧几个小时。另一种方法是，宝宝清醒的时候不吸氧，睡觉的时候继续吸氧。如果在断氧的过程中宝宝的生长发育停止，医护团队会进行评估并确定原因。为了宝宝的健康和正常发育，医护人员会很好地给予断氧支持。宝宝肺部功能恢复需要时间，你需要有耐心。

最后的话

即使出生后第一年再住院的风险很高，大多数早产儿还是能顺利度过这一年，无须再次住院。然而，虽然得到了父母和家人的悉心照料，有的宝宝还是会生病。你无法保证宝宝避开所有病毒，但至少可以降低宝宝感染细菌的风险。

开始我们都没有察觉到宝宝生病了。她看起来比较疲倦，没有平时吃得多。我觉得是因为这一天太忙了。但是，第2天她的精神还是不好，吃得也不多。然后，我注意到她的尿布很轻。我给她测了几次体温，都很正常。但宝宝肤色苍白，还很疲倦。随后，感冒的症状逐渐明显起来，鼻塞、呼吸音加重、咳嗽。我带她去了急症室，接着宝宝就住院了。医生说宝宝是呼吸道病毒感染。宝宝又开始吸氧了，我很难过。我原本以为，我们不会再次经历这一切了。这一次，宝宝在医院住了6天才停止吸氧，并开始正常进食。但是咳嗽仍然比较严重，吃完奶后一咳嗽，就会全都吐出来。护士给了我们一些防止反流的建议，比如少食多餐式吃奶，每次吃完后直立抱着宝宝。几周以后，宝宝才慢慢康复了。

宝宝出生后，在 NICU 里度过了 105 天，医院成了我们最不想去的地方。然而这一次，我们都不知道她是怎么感染上这种病毒的。家里人都没有生病，也没有带她去任何有病人的地方。我们已经竭尽所能地保护她远离病毒了。非常幸运的是，两年多来，这是她唯一一次再住院。

专家建议

早产儿父母度过这一阶段的关键策略：

- 了解疾病的征兆和症状。

- 避免接触生病的人。

- 远离烟雾。

- 按规定给宝宝接种疫苗。

- 勤洗手，减少宝宝感染细菌的机会。

- 确保宝宝睡觉的环境是安全的。

- 注意观察宝宝的头型。

- 给宝宝按摩。

- 按照要求给宝宝服药。

- 按照医生建议照顾在家吸氧的宝宝。

第四章

补充能量——早产儿的喂养和生长发育

在家照顾早产儿时最困难的事情是什么？所有的父母都会说：喂养。有些早产儿力量和耐力不足、协调能力也弱，所以喂养比较困难。理想的状态是进行母乳喂养，但是有些父母会担心，单纯给予母乳喂养的宝宝其生长发育会比较缓慢。另外，医护人员指导的喂养量和宝宝的实际进食量可能不一样，父母也会为此焦虑。总之，许多早产儿的父母在母乳亲喂、奶瓶喂养和吸乳喂养中苦苦挣扎。

早产儿父母提出了很多关于喂养的问题和顾虑，包括母乳喂养、奶瓶喂养、管饲、勺子喂养。在本章节中，我们将针对这些问题提供多种解决方法，帮助你应对宝宝的喂养问题。另外，我们还提供了一些建议，力图让宝宝的喂养变得愉快和成功，避免陷入喂养误区，正如下面这位妈妈的故事：

> ♥
>
> 我原以为我们已经准备好出院了。实际上，在大多数情况下，我们做得不错，在医院里练习自己给宝宝换尿布、测量体温、直接哺乳和奶瓶喂养。护士告诉我们应该怎么做，随后我们自己练习。但是最困难的部分是喂养，这把我们都难倒了。
>
> 回家后，宝宝完全不接受哺乳，就好像她忘记了怎么吃奶。然后，每次喂奶时她吃一半就睡着了。这让我感觉自己很失败。NICU 里的护

士很轻松地就能做好的事情，为什么我却会感觉这么艰难？一想到宝宝体重不能增加、可能会再次住院，我就担心极了。

直接哺乳的时候，我不知道宝宝到底吃进去多少。因此，我只好放弃了。我知道对她而言，母乳是最好的。虽然宝宝是奶瓶喂养，但至少里面都是母乳。然而，我的母乳量越来越少，我只能让宝宝更多地使用奶瓶吃奶。她看起来很累，我感觉非常难过。我让母亲出去买了不同的奶嘴，希望宝宝可以多吃一点。我觉得我们试了大概六七个奶嘴，但都不管用。宝宝总是溢奶，流到自己身上，还咳嗽、呛奶和哭闹。

喂养的关键

早产儿喂养的困难

足月儿可以自己学会吃奶，直接吮吸妈妈乳头或从奶瓶吃奶都可以。但是早产儿需要时间慢慢学习进食技巧，逐渐提升吮吸、吞咽的能力，增加身体力量，直到学会自己吃奶。在这方面，没有任何捷径可走。坐等宝宝长大，就可以自己吃奶，这是不切实际的想法。对于早产儿而言，学会吃奶是很艰难的过程。

出院的时候，宝宝可能还没有足月。在离开 NICU 后，宝宝仍然在学习如何协调各种动作，以便安全有效地吃到奶。

宝宝身体健康存在问题。有些宝宝在 NICU 里时，患有不同的疾病（例如坏死性小肠结肠炎）；有些宝宝出院回家后，疾病还没有完全康复（例如慢性肺病），这些宝宝需要更长的时间学会吃奶。

读懂宝宝的喂养信号。起初，宝宝可能无法表达自己的吃奶需求或感受。随着时间的推移，宝宝会发出信号，什么时候想吃，什么时候想停，并且逐步掌握交流的技巧，用不同的方式表达自己的需求，如饿了、饱了、肚子不舒服等。你一旦读懂了这些信号，喂养过程就会比较愉快，宝宝对吃奶也会很感兴趣。如果这些信号没有被你理解，宝宝就会觉得吃奶是一件令人不快和可怕的事情。

吃奶是一件辛苦的事情。对于宝宝来说，吃奶就像锻炼身体，心跳、呼吸频率都会增加，还需要用力气。有些早产儿身体力量不足，无法长时间吃奶。有些宝宝在吃奶的过程中会睡着，或者没有力量协调吮吸、吞咽、呼吸等动作，容易导致咳嗽或溢奶。

早产儿协调吮吸—吞咽—呼吸动作很困难且需要很多技巧。想想你口渴的时候，拿着一瓶水和吸管会做什么？你会用吸管把水吸进口中、咽下去，然后重复这个动作。此时，你呼吸吗？不！你会停下吮吸和吞咽动作，然后呼吸。宝宝需要学习协调吮吸、吞咽和呼吸的动作。在学习的过程中，宝宝偶尔会忘记应该怎么做，所以吮吸、吞咽动作比较慢，有时候宝宝甚至会忘记呼吸。在这些情况下，吃奶的进程会变得混乱、可怕和不安全。

判断早产儿是否可以出院的一个重要指标，就是宝宝是否能够安全、有效地吃到奶。即便如此，出院也并不意味着宝宝完全掌握了吃奶的技巧，很多宝宝有时会忘记如何吃奶。他们可能是累了，或者感觉不舒服，又或者是宝宝的舌头和其他口腔肌肉协调功能发生变化了。学会吃奶是一个长期的过程。宝宝吃奶的时候，你需要仔细观察，看看宝宝是否可以协调好这些动作。如果可以，那么宝宝吃得就比较好了。

早产儿的特殊喂养策略

对于大多数早产儿来说，吃奶是一个巨大的挑战。下面是一个针对早产儿的喂养策略，你可以坚持使用，帮助宝宝改善吃奶的体验，让吃奶的过程变得安全而愉快。

喂奶的速度和时间长度需要合适。在给宝宝喂奶的时候，不能太快或太急。要保持合适的喂奶速度，以便宝宝平衡呼吸、吮吸和吞咽的动作。乳汁进入口腔太快，会迫使宝宝屏住呼吸或呼吸不足，这样胃里很快就会充满乳汁，导致宝宝不舒服和睡不着。相反，如果妈妈的乳汁来得太慢，宝宝可能会失去吃奶的兴趣、睡着了或吃奶不足，有可能导致脱水和发育不良。一般而言，每次喂奶时间应该持续 15 ~ 30 分钟，此时宝宝吃奶会感觉比较愉快、没有压力。我们提供了很多给宝宝喂奶的方法，目的是实现最佳的喂奶速度和时长。

早产儿需要时间和不断的努力，学习吮吸妈妈的乳头吃奶。宝宝在 NICU 时，你可能已经开始吸奶，以便保证充足的乳汁分泌量。出院回家后，在宝宝看起来比较有兴趣的时候，你就可以开始直接哺乳了。请注意，宝宝开始接受哺乳时，很会模仿吃奶的样子。看起来宝宝是在吃奶，但实际上并没有喝下多少乳汁。在本章节中，我们会提供一些哺乳技巧，帮助你找到合适的哺乳姿势，更有利于哺乳和宝宝吞咽乳汁。

对于早产儿来说，使用奶瓶吃奶也是比较困难的。与足月儿相比，早产儿需要花更多的时间学习使用奶瓶吃奶，包括提高吮吸协调性、吮吸力度以及自身的体力。早产儿可能会遇到呼吸协调问题或者胃部不适。而且，奶瓶喂养和混合喂养（奶瓶、哺乳）的早产儿对奶嘴或奶瓶的类型会有所偏爱，这也会影响宝宝的喂养。

> ♥　　对于宝宝来说，一边呼吸一边吃奶、协调各个动作的确很难。但是通过护士给我们提供的喂养指导，她慢慢地就学会了吃奶。实际上，回家后她吃奶表现得更好了。我和妻子对她的喂养习惯比较熟悉，在家里只有我们两个人负责喂养宝宝。这也许是宝宝回家吃奶表现得更好的原因。

适当的喂养方法可以帮助宝宝建立信任感，学会和享受吃奶。

> ♥　　我们找到了宝宝吃奶的偏好，包括选择吃奶的方式、时间和地点，哪种情况下他会吃得比较好。我终于爱上了给儿子喂奶。一旦我弄清楚他想怎么吃，事情就变得容易多了。喂奶成了我们建立亲密关系的时刻。他妈妈可以休息一会儿或去吸奶。房间里很安静，他躺在我怀里喝奶的时候，我们凝视着彼此的眼睛。这时候我心里满怀爱意，我十分珍惜这样美好的感觉。

我们提供了许多方法来促进早产儿喂养的成功，尤其是哺乳和奶瓶喂养。这些建议为宝宝学习吃奶的技巧提供了最佳的支持。随着宝宝吃奶能力的提高，你会发现你的喂养焦虑减少了，最终，给宝宝喂奶成了你日常生活的一部分，自然而轻松。

在哪里给宝宝喂奶

出院回家之前，宝宝可能在嘈杂、明亮的 NICU 待了较长一段时间。在这样的环境中，宝宝和父母都很难集中注意力。现在，宝宝被接回家了，你可以控制家里的灯光和声音，看看宝宝对不同环境的反应，比如光线较暗、安静的卧室，嘈杂忙碌的厨房。有些宝宝吃奶不受噪声和光线的影响，有些宝宝则会有困难。在不舒服的环境里，宝宝吃得少，经常分心或不太协调，喂奶的时间延长，宝宝容易受到惊吓或哭闹。这些都是宝宝发出的不适应环境的信号，你需要调整环境。光线较弱、安静的房间比较适合宝宝学习吃奶。在这样的环境中，宝宝可以专注吃奶，父母可以仔细观察宝宝的需求。

喂奶的时候用枕头垫着会比较舒服。在 NICU 里喂奶时，你用的可能就是枕头。有些妈妈喜欢使用哺乳枕，有些偏爱平平的枕头。你可以多尝试一下，看看哪种物品能更好地支撑宝宝，你也感觉最舒服。你可以把枕头放在大腿上，让宝宝的身体躺在枕头上，你的胳膊轻轻地抱着宝宝，这样即使是用奶瓶喂奶，宝宝也会更舒适和放松。不论是哺乳还是奶瓶喂奶，我们都强烈推荐使用哺乳枕。你会看到宝宝舒适地躺在柔软的枕头里，从头到脚都得到支撑。宝宝感觉安全的时候，吃奶会吃得更好。

喂奶的最佳姿势

无论是哺乳还是用奶瓶喂奶，我们都推荐侧卧、摇篮式喂奶姿势，宝宝身体下面垫一个枕头，头略高于臀部。

你可能觉得宝宝侧卧只适合哺乳，然而有数据表明，奶瓶喂养的宝宝在使用侧卧姿势喂奶时，血氧饱和度更高、呼吸频率和心率更平稳。侧卧时，宝宝能够更好地控制嘴里的乳汁量。如果宝宝吸入乳汁太多或吞咽速度慢，嘴里的乳汁太满，侧卧时多余的乳汁就会从嘴角溢出。如果宝宝是仰卧的姿势，就会引起窒息。此外，奶瓶瓶口向下时，乳汁会从奶嘴滴入宝宝嘴里，在口腔后部积聚。在宝宝吃奶暂停或吮吸、吞咽和呼吸的间隙发生这种情况的话可能会导致窒息。

在医院给宝宝喂奶的时候，如果你没有用过侧卧的姿势，在家里可以试一试。仔细观察下页的图示，然后按照下面的说明进行操作。在腿上放一个枕头，让宝宝侧身躺在枕头上，宝宝的臀部靠着你的腹部。你的脚下可以放一个小凳子，双脚踩在上面，让宝宝的头略高于身体。让宝宝完全侧卧，一侧的耳朵、肩膀和臀部紧贴枕头。注意不要让宝宝身体翻成仰卧。检查宝宝侧卧的方式，就是看看宝宝的鼻子和胸部是否朝向同一方向。同时，宝宝的臀部和肘部应该稍稍弯曲，处于放松的状态。宝宝的鼻子稍稍抬起，类似于"嗅闻姿势"，就像我们闻到一些气味很好的东西时，鼻子条件反射地轻微抬起的样子。你一只手拿着奶瓶，胳膊和手放在枕头上，另一只手扶着宝宝的后背。采用这个姿势喂奶时，你可以看着宝宝的脸。

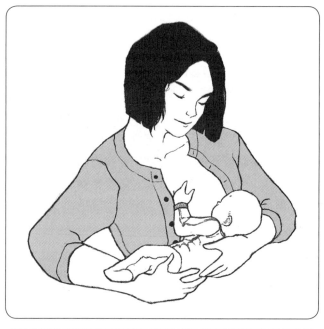

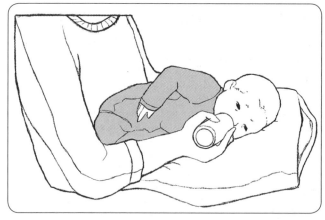

两种侧卧喂奶姿势

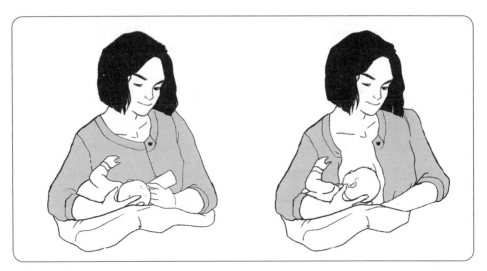

足球式喂奶姿势（奶瓶喂奶和哺乳）

等宝宝长大一些、身体变长后，侧卧的喂奶姿势就不太合适了。此时，你可以试试足球式喂奶姿势，这是哺乳常用的姿势。用奶瓶喂奶时，在你的身边放一个长而平的枕头，让宝宝侧身躺在上面。宝宝头的位置应该比臀部略高一些。如上图所示，采取这个姿势时，你很容易看到宝宝的脸。

宝宝成为用奶瓶吃奶的"专家"后，你可以尝试交叉摇篮式喂奶的姿势。等宝宝再长大一些，会经常使用这种姿势。具体何时、如何过渡到使用这种交叉摇篮式喂奶的姿势，请参考本章节"用奶瓶喂养"的内容。

除了变换喂奶的姿势外，你还可以尝试在喂奶时用不同的方式包裹宝宝。有些宝宝吃奶时，喜欢被包裹在襁褓里，感觉更放松和安全。有些宝宝被包裹时，会感觉太热或太紧。有些宝宝喜欢从胸部以下被包裹起来，双手可以自由地触摸妈妈的乳房或奶瓶，或抓着妈妈的手指。而有些宝宝吃奶时，不喜欢被任何东西包裹。你可以和宝宝一起摸索什么程度的包裹让宝宝感觉最舒服。

喂奶的最佳时间

以前，人们认为应该按时给宝宝喂奶。即使宝宝正在睡觉，父母也会每 3 个小时叫醒宝宝，给宝宝喂奶。如果宝宝饿了，醒得比较早，父母也会一直等到设定的时间才给宝宝喂奶。通常，父母和宝宝之间会上演一场喂奶大战，父母决定何时喂奶、喂多少奶，而结果是宝宝哭闹、父母崩溃！最新的研究表明，采用

"婴儿主导"或"按需喂奶"的方式，喂养就会变成一件愉快的事情。这将有助于促进父母和宝宝之间建立愉快的亲子关系，对宝宝的生长发育也有利。

简而言之，以宝宝为主导的喂养模式就是父母决定喂什么（母乳或配方奶）、在哪里喂（地点）、怎么喂（方法），宝宝决定什么时候吃、吃多少。喂养需要双方配合！

在医院时，你看着宝宝每隔一小时、两小时、三小时喂一次奶，从每次几滴乳汁到几毫升，然后到更多。现在，让宝宝自己控制吃多少，你可能会觉得有点不放心。但妈妈给宝宝哺乳，就是这样的。妈妈从来不知道宝宝从乳房吮吸了多少乳汁。宝宝想吃，妈妈就会喂。

> ♥ 让宝宝主导喂养，起初我们很难适应。出院后，我们花了几个月的时间才改掉了按时间表喂奶的习惯。我总是担心宝宝饿了。另外，在家里安静的地方放一个平平的枕头，让她侧卧在枕头上吃奶，这样的环境下她吃得最好。因此，我们安排活动的时候，会优先考虑给宝宝喂奶的事情。后来，她很会用奶瓶吃奶，吃奶就变得比较轻松了。
>
> ♥ 我们最困难的事情是判断什么时候应该给宝宝喂奶。如果喂完一次，过了两个小时她又饿了，我会想："哦，不！我奶水不足了。"如果她吃完一次后连续睡了 4 ~ 5 个小时，我又会想："哦，天啊！这是怎么回事？"我的压力很大，但其实宝宝吃得很好。在 NICU 时，每 3 个小时喂一次宝宝。我太习惯这个节奏了。社区医院的护士告诉我，要看宝宝 24 小时内摄入的总奶量，这让我茅塞顿开。要看看这一天里宝宝吃了多少奶，而不必纠结每顿吃了多少奶。出院前所有的父母都应该知道这一点。这样一来，你也许就不会那么焦虑了！

起初，过渡到以宝宝为主导的喂养模式，你可能会不太习惯。你可以记录给宝宝喂奶的情况，帮助自己了解宝宝的总体喂养情况。下面，我们提供了一个简单的喂奶记录示例表格，可以用来记录在家喂奶的情况。你也可以下载类似的手机应用软件，记录在家喂奶的情况。

喂奶记录表（示例）

时间	哺乳	奶瓶喂奶	是否排小便（有湿尿布）	是否排大便（尿布有大便）	备注
	记录哺乳时长或细节	记录奶量/细节			
凌晨 4：30	大口吞咽很多次；15 分钟；吃得很好	34 毫升；喝得太快，需要放慢节奏	✓	稀便	胀气，少量吐奶，吃奶后感觉不舒服；竖直抱着 15 分钟后睡着了
早上 6：45	只吃了几分钟	50 毫升；吃得平稳	✓	无	喂奶时补充了维生素
上午 9：10	22 分钟	无	✓	量大	哺乳之后很满足

　　依据上表的记录，你可以清楚地了解宝宝在 24 小时内的吃奶情况。你会发现，一天中的不同时间，宝宝吃奶量会有变化，这很正常。在 24 小时后，看看给宝宝的总哺乳量和（或）奶瓶喂奶量，你就知道宝宝这一天吃得如何。一般情况下，宝宝在 24 小时内会有 6～8 个湿尿布，并排出一些大便。这些是好的信号，表示宝宝吃饱了。

　　坚持每天进行喂养记录，一段时间后，你就可以比较清楚宝宝每天的喂养情况了。有些日子，你带宝宝去看医生或宝宝睡得比较多，你会担心宝宝吃得少了。但看看随后几天的记录，你就会发现宝宝吃得越来越多，总体吃奶量还是比较平稳的。只要排便正常，宝宝的喂养情况就不错。如果吃得少了、排尿也少了，那么有可能是宝宝生病了。有关疾病症状和预防，请参考本书第三章。

　　再过一段时间，你可以从记录表中发现宝宝喂养的基本模式。此时，你就不必继续做喂养记录表了。如果宝宝吃得很好，生长发育也不错，我们建议父母停止做喂养记录表。在某些时候，你需要信任作为父母的直觉，放弃用数字和文字记录。当然，如果宝宝生病了，你可以重新开始记录、监测宝宝的摄入和排出是否正常。

　　以宝宝为主导的喂养模式将有助于你和宝宝之间建立相互信任的亲子关系。如果宝宝饿了，会给你发出吃奶的信号。你读懂了宝宝的信号并做出回应，开始给宝宝喂奶，就会形成一个完美的沟通循环。

起初，我非常严格地执行喂养记录表中的内容，然而我一点也不开心。我总是看时钟，而不是看我的宝宝。后来，我决定不再那样了。给宝宝喂奶结束后，我看他还是有点饿，就多喂了一些。根据宝宝的需求，隔 1~2 个小时喂一次，每次比之前少喂一些。他不再呕吐了。一天下来，他有时和以前吃得一样多，有时吃得多一些。相比之下，他的体重增加更快了。

以宝宝为主导的喂养模式会建立良好的节奏。宝宝知道你会一直积极回应他所发出的饥饿信号，没有劝诱或强迫。宝宝长得很快，每次饿的时候，你都会给予回应，给他多喂一些。如果宝宝还想继续吃，你会读懂宝宝的信号，继续哺乳或给奶瓶里加奶，让宝宝吃饱。

父母们反馈的信息显示，自从根据宝宝的需求喂奶后，宝宝的睡眠习惯变好了。如果按时间表喂奶，可能需要把宝宝叫醒，这样宝宝的睡眠周期就被打断了。现在按需喂奶，你会发现宝宝在一天的某个时候会吃得比较多，然后睡觉的时间会拉长，通常是夜里的睡眠时间延长了。经过一天的辛苦，你也疲惫了，正好大人和宝宝都可以睡个好觉。一般矫正月龄 6 周以后，按需喂奶的好处就会显示出来：宝宝夜里可以睡较长时间了。

宝宝出院已经两个月了，但矫正月龄是 37 周。她很安静。我总是担心自己错过宝宝发出的信号，所以我设置了闹钟，每隔 3 个小时看一看她。快到预产期的时候，她学会发出饥饿的信号了。有了信号，我们就知道她什么时候饿了，真是让人放心啊，我不再需要闹钟了。宝宝发出的声音越来越响亮，越来越专横。如果我动作慢了，她的声音就更大了。我觉得这是一件好事！

在宝宝的快速生长期，通常接近预产期，此后大概每个月一次，宝宝会更频繁地发出饥饿的信号。这表明宝宝的身体需要更多的营养。此时，你应该尽快给宝宝喂奶。宝宝睡觉的时候，你也同步睡觉。如果你是母乳喂养，注意增加营养、多摄入液体。宝宝的快速生长期不会持续很久，一般 3~7 天后结束。

识别宝宝的饥饿信号

你必须在宝宝能够发出饥饿信号后，才能开始以宝宝为主导的喂养模式。通常，足月儿在出生后不久，就知道如何表达饥饿了。早产儿和晚期早产儿（胎龄34 ~ 37 周出生的宝宝）一般不会清晰地表达自己的吃奶需求。这些早产儿还没有到预产期就出生了，饿的时候可能不会自己醒来。早产儿发出的吃奶信号可能非常不明显，比如舔舔嘴唇、声音比较小、时间比较短。父母很容易忽视这些信号，但也没有必要太担心。宝宝会慢慢地变得强壮，声音会变大。你很快就能轻松读懂宝宝发出的信号了，如果你没有及时回应，宝宝的声音会变得更大，听起来似乎很不高兴。

> ♥ 　宝宝刚发出饥饿的信号，就急不可耐地想吃奶。她有一点饿的时候，如果你没有立即把她抱起来，她就会等不及了，开始发脾气，拒绝含住乳头，也不要奶瓶。她表现得非常生气，需要我来安抚她。后来我明白了，这个宝宝性子急，对吃奶没有耐心。

宝宝的饥饿信号包括舔嘴唇、吮吸、把手放进嘴里、吮吸自己的小拳头、完全清醒、伸胳膊伸腿、拒绝安抚奶嘴，以及抱着安抚后仍持续烦躁、哭泣。

如果宝宝还不会发出明确的饥饿信号，你可以采用"半需求"喂养模式。把宝宝每次的睡眠长度控制在一定范围内，比如 3 ~ 4 个小时。如果宝宝到了时间还没有醒来，父母就把宝宝叫醒喂奶。关于宝宝睡眠的时间，在宝宝出院的时候，护士可能就给出了建议。在家里，你可以适当延长两次喂奶之间的时间间隔。例如，一开始最长的间隔是 3 个小时，几天或一周后，你可以每隔 3.5 个小时喂一次。这个间隔并不是固定的，一旦宝宝发出饥饿信号，你应该立刻给宝宝喂奶。然而，宝宝的睡眠不应该超过这个时间长度。通常，足月儿每隔 1 ~ 3 个小时喂一次奶。因此，如果宝宝提前发出饥饿信号了，不用等待，直接喂奶就可以了。按照这种"半需求"模式给宝宝喂奶，如果宝宝生长发育情况不错，就可以持续采用这种喂养策略，直到宝宝能够自己醒过来。总之，什么时候吃奶，视宝宝发出的饥饿信号而定。

如何知道宝宝吃饱了

相比饥饿信号，宝宝学会发出饱腹信号的时间比较晚。许多早产儿到了预产期都已经会发出饥饿信号了，但还不会发出可靠的饱腹信号。因此，宝宝可能会继续吃，没有发出停止吃奶的信号。就像油箱已经满了，继续加油会溢出，宝宝可能会溢奶。

宝宝的饱腹信号包括停止吮吸、表情放松和（或）身体放松（胳膊和腿放松，就像布娃娃）、闭上眼睛、把头转向一边、两次喂奶之间睡 1 ~ 3 个小时。

宝宝还不会发出饱腹信号，因此你需要仔细观察宝宝是否吃饱了，例如，喂奶后宝宝不舒服、闹肚子、呕吐、反流、睡得不好、体重增长过快或超重。另一方面，如果宝宝睡眠时间短、提前醒来并发出饥饿信号、体重增加慢、哭闹，但喂奶后就立即停止，则表示喂奶量偏少。过了预产期后，宝宝可能会发出清晰的饱腹信号。此时，如果宝宝吃饱了，他就会用自己的方式告诉你。

应该给宝宝喂多少奶

宝宝出院后，我们会为许多父母继续提供服务。他们提出的最常见的问题是：应该给宝宝喂多少奶？对此，你可能也会感到困惑和担忧，担心给宝宝吃的奶量不足或过多。

> ♥ 　宝宝在 NICU 时，我看着她的吃奶量缓慢增加。昨天宝宝每 2 个小时摄入的奶量是 17 毫升，今天就是 20 毫升了。到了出院的时候，她每天直接吸乳 2 ~ 3 次，每次用奶瓶给她喂奶总量达到 60 毫升。我很担心带她回家后，没有人告诉我什么时候可以提高她的喂奶量。

宝宝出院时，医护人员可能会告诉你应该给宝宝喂多少奶，但是这个喂奶量只适合很短的时间，宝宝的吃奶需求量很快就会发生变化。每次给宝宝喂奶后，你需要仔细观察，看看宝宝是饿还是饱，是不是很舒服。注意，喂养宝宝的质量比数量更重要。尽量做到每次喂奶都让宝宝感觉很愉快而且安全，与其强迫宝宝每次吃多少奶量，不如鼓励宝宝爱上吃奶，让他的每次喂奶和吃奶都很愉快。

喂奶量增加不能太快。足月儿的胃容量大约为 30 毫升。随着宝宝长大，胃容量会增加，但吃得太多，宝宝的胃会很难消化食物。

宝宝的吃奶量会经常变化，这很正常。想想你自己，每顿饭吃得也不一样多，宝宝也是如此，时间不同，吃奶量也会有所变化。这取决于宝宝的饥饿程度。有时宝宝提前醒了，就想吃点"零食"。有时睡得时间长了，醒来后很饿，会多吃一些。

如果宝宝有以下表现，表明摄入的奶量很正常：

- 每天的湿尿布有 6 个或更多。

- 大便柔软、有颗粒或松散。

- 每周体重增加 140 ~ 210 克。

- 两次喂奶之间，可以睡 1 ~ 3 个小时。

- 宝宝的生长发育曲线图显示生长发育情况很好。

行动计划：以宝宝发出的信号为主导进行喂养

根据以下方法，采用以宝宝发出的信号为主导的喂养模式：

- 少食多餐式地给宝宝喂奶。降低喂养次数、每次吃得太多容易引起喂养不耐受。足月儿每 1 ~ 3 个小时喂一次奶。对于矫正月龄 41 周的宝宝来说，如果每 4 个小时喂一次，宝宝每次的吃奶量是很大的，这会导致胃部不适、反流和睡眠困难。

- 给宝宝喂奶时，不要每次都担心宝宝吃了多少，而是要观察 24 小时内宝宝的摄入总量。

- 每次直到宝宝吃饱，喂奶才可以停止。

- 注意观察宝宝发出的饱腹信号，这是喂养宝宝的重要信息。宝宝发出饱腹信号后，父母就不应该再继续喂奶了，否则宝宝吃下去后容易感到不舒服或呕吐。喂得太多会导致肥胖和反流（如何处理宝宝肚子不舒服的问题，请参考本书第五章）。

●在喂奶的时候，如果你觉得比宝宝还累，就应该停止了。这表示：你现在该休息了。

喂养不足的表现

接宝宝出院回家后，你可能会发现宝宝的吃奶量比在医院时少了。这很常见，很可能是因为宝宝还不适应家里的新环境。宝宝可能需要几天或几周才能适应家里的环境，包括新的气味、灯光和声音。你需要有耐心，仔细观察宝宝发出的喂养信号，按照宝宝的信号开始或停止喂奶。在这个过程中，你可以多抱抱和安抚宝宝，帮助宝宝适应新环境。

吃奶是一件辛苦的事情，有些宝宝可能没有足够的体力好好吃奶，例如，患有黄疸、需要吸氧或有病毒性感冒症状（鼻塞或流鼻涕）的宝宝。这些宝宝在少量吃奶后就会睡着，好像已经吃饱了。父母很难判断宝宝睡着是因为吃饱了，还是因为太累了。

他太困了，每次吃得都不多，我担心他的体重不会增加。但是我又担心强迫他吃奶会让他消耗太多体力。而且，我也不确定什么时候应该停止喂奶。有时，宝宝会作呕，我不想让他厌恶吃奶。

医生说，宝宝体重每天增加的克数不足，并建议："给宝宝多喂一点。"然后就没有进一步的指导了。回家的路上，我的妻子坐在车上哭了。她精疲力竭，已经尽力而为了。我也已经回到职场，所有这些事情都是她一个人扛着。她想放弃哺乳，开始用奶瓶喂奶，希望能让宝宝多吃一些。护士告诉我们，不要强迫宝宝吃奶。但是如何做才能让宝宝多吃一些奶呢？

我们的总体意见是不要强迫宝宝吃奶。下面我们给父母提供了很多喂养方法，以鼓励宝宝吃得更多。

行动计划：增加宝宝的吃奶量

采用下面的方法，可以鼓励宝宝多吃奶：

- 一旦宝宝发出饥饿信号，应该马上开始喂奶，不要让宝宝饿过头了。宝宝哭闹会消耗大量体力，最后会累得没有力气好好吃奶了。

- 宝宝吃奶的时候很费体力，室温和宝宝的穿着要合适，不要让宝宝感觉太热。

- 在喂奶的中途可以给宝宝换一次尿布，动作要轻柔。有些宝宝在换尿布的时候会感到非常不舒服。如果在喂奶前给宝宝换尿布，他可能会因过度劳累、不适而累得不想吃奶。如果在喂奶中途给宝宝换尿布，可以让宝宝清醒一些，以便吃完剩下的奶。

- 喂奶后不要立即给宝宝换尿布，可能会引起呕吐。

- 如果宝宝吃奶的时候睡着了，拍嗝和换尿布后宝宝还是很困，就不用继续喂奶了。不要强迫瞌睡的宝宝吃奶。把宝宝放在婴儿床或摇篮里，不要盖被子。注意观察，如果宝宝发出了吃奶的信号，再继续喂奶。这可能需要 5 ~ 30 分钟。

如果是直接哺乳，无法测量宝宝从乳房中吃了多少乳汁，你很难知道宝宝的吃奶量是否足够。但是，你可以鼓励宝宝增加吃奶量。

行动计划：直接哺乳时让宝宝多吃奶

哺乳妈妈采用下面的方法，可以帮助直接哺乳的宝宝增加吃奶量：

- 妈妈乳房每天分泌的乳汁量应该超过 500 毫升才足够宝宝吃。关于如何提高乳汁分泌量，你可以和哺乳顾问、母乳喂养诊所的医生或护士谈谈。

- 让宝宝含住妈妈的乳头和大部分乳晕，这样宝宝才能更容易地吃到更多的乳汁。宝宝把嘴巴张到最大的时候，妈妈把乳头塞进宝宝嘴里。不要让宝宝只含住乳头，这样吮吸的力度很小。关于如何让宝宝含住妈妈的乳头和乳晕，请参考本章后面的相关内容。

- 喂奶之前把一块温热的毛巾敷在乳房上，可以软化乳块。

- 哺乳时，从边缘向中心按摩乳房。

- 哺乳时，用一只手轻压乳房，增加乳房内部的压力，帮助宝宝吃到更多的乳汁。

- 哺乳时，让宝宝紧贴你的胸前，很容易感觉到热，继而睡着了。你可以给宝宝脱掉衣服或去掉包裹的小被子。把宝宝的小脚丫从睡袋里拿出来，轻轻捏捏宝宝的脚趾。

- 每次坐下喂奶时喝一杯水。摄入的液体越多，分泌的乳汁越多。

用奶瓶给宝宝喂奶时，父母很容易特别关注奶瓶的奶量，每次宝宝没有喝完，父母都会担心。在这一点上，直接母乳喂养的宝宝就没有这样的烦恼，因为父母不知道宝宝吃了多少，只要宝宝想吃，母亲就会一直给宝宝哺乳。实际上，用奶瓶喂养时也应该如此，一直喂到宝宝吃饱为止，不必把奶瓶里的奶都喝光。

行动计划：奶瓶喂养时让宝宝多吃奶

采用下面的方法，可以增加用奶瓶喂养的宝宝的吃奶量：

- 检查奶嘴的孔是否通畅，不要堵塞，也不能有裂纹。奶嘴在使用一段时间后，由于经常用开水煮或消毒，所以磨损比较快。

- 无论是谁给宝宝喂奶，都需要使用固定的方法，让宝宝逐渐信任并学会吃奶。

- 保持奶瓶温热。有些宝宝不喜欢喝凉奶。如果喂奶中途休息，然后重新喂奶的时候，需要把奶加热。

- 松开奶嘴时动作要慢和轻，以防在奶瓶内造成真空，宝宝吮吸的时候将空气吸入腹中会导致肚子胀气。

♥ 　　千万别给宝宝使用快流速的奶嘴。我曾经给宝宝用了一次这样的奶嘴，他没有喝几口就呛奶了。我看到他停止了呼吸，赶快把奶嘴从他嘴里拔出来，竖直抱着，然后他才开始喘气。用这样的奶嘴会导致奶进入宝宝嘴里的速度太快了。当时，我吓坏了。家里只有我一个人，没有监视器、没有护士，万一没有及时发现，后果不堪设想。

新生儿应该使用流速慢的奶嘴，最快也要等到宝宝 4 个月以后再尝试使用流速快的奶嘴。奶嘴流速太快，宝宝还不能协调吮吸、吞咽和呼吸的动作，会导致窒息。关于这个话题，请参考下面的相关内容。

如何叫醒宝宝给他喂奶

宝宝自己醒来，然后大人喂奶，此时宝宝最有食欲，吃得也很好。如果宝宝昏昏欲睡，此时喂奶就比较困难。如果把宝宝叫醒喂奶，宝宝不开心，大人也很烦躁。

出于健康考虑，假如宝宝的体重增加缓慢，宝宝的保健医生建议叫醒宝宝给他喂奶，你可以试试下面的方法：

- 打开灯。

- 播放音乐。

- 把宝宝盖的小被子取走。

- 和宝宝说话。

- 抚摩宝宝的脸、头和身体。

- 挠挠宝宝的小脚丫。

- 给宝宝换尿布。

- 给宝宝脱衣服。

记住：千万不要用奶瓶弄醒宝宝。应该先唤醒宝宝的身体，而不是嘴巴。

叫醒宝宝给他喂奶，只是临时措施。等宝宝的身体恢复健康后，还是应该根据宝宝发出的吃奶信号给宝宝喂奶。

母乳还是配方奶

给宝宝喂奶，用母乳还是配方奶呢？宝宝在医院的时候，你就面临这个问题了。对于早产儿来说，母乳是第一选择。有些妈妈分泌的乳汁足够宝宝吃，而且还有富余；有些妈妈努力增加乳汁分泌，但还是不够宝宝吃；还有些妈妈不能分泌乳汁，因此选择用配方奶喂宝宝。

接宝宝出院回家后，应该如何喂养宝宝呢？总的原则是，既能充分满足宝宝的营养需求，也能适合你自身的情况。每个家庭、每位妈妈的情况各不相同，需要根据自己的特殊情况做出最合适的选择。

想一想：

• 宝宝在医院的时候，你采用母乳喂养宝宝，回家后，你还想继续这么做吗？

• 你的目标是完全母乳喂养吗？

• 你是直接哺乳还是挤出乳汁用奶瓶喂养宝宝？

• 你打算制订一个喂养宝宝的过渡计划吗？比如，用母乳喂养宝宝一段时间
  后，过渡到混合喂养；或采取一天母乳和一天配方奶的搭配方式喂养宝宝。

无论采取哪种方式喂养宝宝，适合你和宝宝的就是最好的。

　　给宝宝喂奶，用母乳还是配方奶？真是两难的选择。我知道自己不能一直吸奶，但我想尽可能地坚持下去。在这个问题上，我总是犹豫不决，不知道什么时候继续、什么时候停止。无论是继续还是停止，我知道自己都会感觉不舒服。这太难了。

　　女儿出生后，过了一段时间我才开始分泌乳汁。于是，我立即开始吸奶，每3个小时吸一次。但是，分泌的乳汁不够女儿的需要。NICU的护士告诉我，我应该吃些促进乳汁分泌的药物，否则分泌的乳汁更不够宝宝的需要。我吓坏了。服用药物后确实有一些效果。尽管吸奶很费力，但我坚持下来了。女儿6个月的时候，我的乳汁已经不能满足她的需要了。因此，我们开始补充配方奶。直到她1周岁的时候，我才停止

> 吸奶。尽管吸奶费时、费力，还需要花钱，但能够坚持这么久，我为自己感到骄傲。

哺乳、用奶瓶喂奶、吸奶，这些事情大大增加了你的负担。根据以往的经验，我们建议你量力而行，满足宝宝营养需求的同时，还要享受陪伴宝宝的时光。把自己搞得精疲力竭，对你和宝宝彼此都无益。在你能够分泌乳汁的时候，就给宝宝母乳喂养，这已经很好了，不管是1个月、3个月还是半年。这是你送给宝宝的礼物。

在医院的时候，你应该已经了解了母乳喂养的诸多优点：

• 喂养耐受性高，易消化。

• 节省时间。

• 节省购买配方奶的经济投入。

• 母乳含抗体，可以帮助宝宝抵抗病毒感染。

• 降低慢性肺病的风险。

• 刺激视力和大脑发育。

• 减少过敏、哮喘、耳部感染、腹泻的发生。

• 可预防肥胖、SIDS、癌症。

用母乳喂养宝宝有助于妈妈减轻体重、降低罹患乳腺癌的风险。

虽然母乳喂养有诸多益处，但出于健康原因，有些宝宝需要很多的营养，母乳不足以满足他的需求，这就需要补充特殊的强化剂。例如，有些宝宝的肠胃系统脆弱或容易消化不良，或出生时体重偏低，需要更多营养才能更好地生长发育。

接宝宝出院的时候，医护人员会告诉你应该买哪一种母乳强化剂。然而，市场上的母乳强化剂种类繁多，标签非常相似，需要仔细挑选。大多数配方奶是为足月儿和月龄比较大的宝宝准备的。也有早产儿专用奶粉，尤其是针对出生时体重低于1500克的婴儿。另外，有些婴儿的肠胃不能消化蛋白质，因此专为这些宝宝制作的配方奶中，蛋白质会部分或全部分解，更易于消化。还有些配方奶是大豆制作的。真是令人眼花缭乱。如果买错了配方奶，宝宝吃下去会非常不舒服。因此，你可以在买配方奶的时候带一个用过的奶粉空罐子或标签对照一下，以防买错。最后，你还可以请求商家的帮助。

在医院时，医护人员会告诉你如何冲奶粉，可能是按照配方奶的说明或给你特殊的配方。请注意量取奶粉时必须使用测量专用茶匙或奶粉罐自带的勺子（见下图）。用水冲奶粉时，应该使用奶粉罐自带的勺子。不同配方奶自带的勺子尺寸不一样，不可以混用。对于大多数配方奶来说，轻轻舀起一勺奶粉后用刀子刮平，即为一勺奶粉。除非有医生、营养师或护士的特殊说明，否则量取奶粉时应严格按照说明，不能压实奶粉或让奶粉高出勺子边沿。用水冲奶粉时，必须保证水是安全的，按照医院或护士的指导，需要将水煮沸后使用。

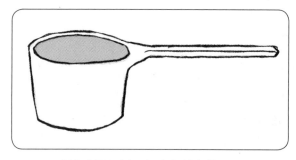

用水冲调配方奶时用奶粉罐自带勺子

通常，冲好的配方奶可以在冰箱中储存 24 小时。如果配方奶的说明另有规定，应该遵守配方奶的说明。为了节省时间，疲惫、忙碌的父母可以提前多冲一些配方奶，放入有盖子的容器中储存在冰箱里。这样每次给宝宝喂奶时，就不用重新冲了。宝宝饿了，把储存的奶直接倒进奶瓶，加热后就可以给宝宝喝了。

随着宝宝体重增加速度的变化，也要调整配方奶或母乳强化剂的配方。在医生或护士的指导下，你会更加了解宝宝的吃奶需求。注意，一定要把配方写下来，以免忘记。

如何提高母乳的脂肪含量

母乳中超过一半的热量来自脂肪。以下方法可以增加母乳的脂肪含量。

行动计划：增加母乳的脂肪含量

哺乳妈妈采用下面的技巧可以增加母乳的脂肪含量：

- 在哺乳或吸奶前，在乳房上敷一块温热的毛巾。

- 在哺乳或吸奶时，轻压、按摩乳房，加速乳房排空。用手按摩乳房可以增加母乳的脂肪含量！

- 每次吸奶时，在乳房排空后，继续吸两分钟。

- 经常吸奶。两次吸奶的间隔越长，母乳的脂肪含量越低。经常定期吸奶可以增加母乳的脂肪含量。

- 用奶瓶给宝宝喂母乳时乳汁温度应接近体温。如果温度低，乳汁中的脂肪会粘在奶瓶的瓶壁上。不时地摇晃奶瓶可以让脂肪和乳汁充分混合。

- 吸奶进行到一半时换一个奶瓶继续吸奶。把后半段吸出的奶喂给宝宝。吸奶或哺乳后半部分的乳汁脂肪含量高，热量也最高。"后奶"有助于宝宝增加体重，而且易消化。后奶的热量较高，且来自母乳脂肪，宝宝最易消化吸收。吸出的前奶可以冷冻起来，等日后宝宝体重增加正常后再喂给宝宝。

- 喂宝宝吃"后奶"以后，如果体重增加还不理想，可以给宝宝补充配方奶。

喂养成功的表现

父母喂宝宝吃奶应该是一个愉悦、满足的过程，不应该有任何压力。然而不幸的是，不论是哺乳、用奶瓶喂养还是混合喂养，很多宝宝和父母都会遇到一些问题。有时候，宝宝发出了信号，但是父母却没有收到。这些信号很重要，可以帮助父母了解喂养是否顺利，是否需要调整喂养方法。判断宝宝的喂养是否顺利，可以参考下面表格：

宝宝喂养是否成功的表现

喂养成功	喂养有问题
宝宝很平静	宝宝烦躁不安，身体动来动去不安静
脸部表情放松	脸部表情很紧张，看起来很害怕
可以看见或听见宝宝吞咽的动作或声音	胳膊、腿乱动
宝宝吃奶时发出开心的哼哼声	咳嗽
宝宝吃奶时发出"嗯嗯嗯"的声音	窒息
喂奶的过程中宝宝很放松	喂奶时打挺（身体向后拱起）
唇边有几滴乳汁溢出，此为正常现象	从嘴里溢出很多乳汁
喂奶后安然入睡	肤色变得苍白或发青
每次喂奶持续 15 ~ 30 分钟	喂奶持续时间小于 15 分钟或大于 30 分钟
每次睡眠可以持续 1 ~ 3 个小时	入睡后不到 1 个小时就醒来

如果宝宝吃奶困难，应该停止喂奶，调整喂养方法。千万不要让宝宝觉得吃奶是一件可怕、不愉快的事情。本章其他部分提供了实用的喂养方法，供你参考。多进行几次尝试，有些方法一次尝试不成功，下次也许就好用了。宝宝的吃奶喜好也会发生变化。

喂养方法

哺乳

如果从宝宝出生后你就一直在吸奶并打算继续用母乳喂养宝宝，恭喜你，宝宝可以得到母乳这份礼物真的是很幸运。如果你不太确定自己的母乳喂养目标是什么，可以参考本章前面的"母乳还是配方奶"部分。如果你打算哺乳，请继续阅读本章下面的内容。如果你打算继续用吸奶器吸奶，可以直接阅读吸奶部分的内容。

哺乳需要多加练习。没有一蹴而就的最佳喂养方法。只有通过大量的练习，哺乳才会慢慢成功。现在就开始练习，不要等宝宝到了一定的月龄，或等有人帮忙以后再开始。另外，一天只练习一次哺乳是远远不够的。刚练习哺乳的时候，宝宝可能只是用鼻子碰碰或"舔舔嗅嗅"妈妈的乳头，等把奶瓶里的奶加热以后，再开始用奶瓶喂奶。在你每次哺乳时先身心放松地坐下，要坚持和宝宝一起练习。刚开始练习时可能只有几分钟，但也是值得庆祝的。希望这样的练习时间能慢慢变长，直到完全实现母乳喂养，脱离用奶瓶喂奶。详细内容请参考本章"哺乳和奶瓶混合喂养"的内容。

哺乳姿势和含住乳头。哺乳最常用的两种姿势是侧卧（又被称为摇篮式）和足球式（如下图所示）。你的身体应该得到很好的支撑，上身不要弯曲，保持放松状态，然后再让宝宝含住你的乳头。你可以使用枕头和脚凳让自己更舒服。

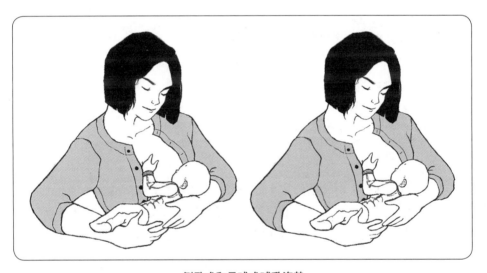

侧卧式和足球式哺乳姿势

侧卧式哺乳时，让宝宝的腹部贴近你的腹部，头枕在你的肘窝处，你用前臂支撑宝宝的身体，再用手掌托住宝宝的腰臀部或大腿上部，用另一只手协助宝宝含住乳头。不要把宝宝的脸推向乳房，而是让宝宝的脸靠近乳房，宝宝只需要抬头就可以含住乳头。有些妈妈说她们喜欢把宝宝抱在胸前，让宝宝含住乳头，然后在宝宝身体下垫枕头。

采用足球式哺乳姿势时，在你的臀部放一个长而平的枕头，后背放一个大枕头，你靠在上面。让宝宝仰面躺在长枕头上，头部靠近你的乳房。如果宝宝身体较长，可以稍微弯曲宝宝的腿或者在你的后背处再加一个枕头，这样你的身体可以向前移动一些。用手臂抱着宝宝，让宝宝紧贴你的臀部，再用前臂支撑宝宝的背部，让宝宝的头和上身朝向你的乳房。宝宝头的位置应该略高于身体。哺乳时你应该很舒服地靠在枕头上，上身不要弯曲，以免后背酸痛。

行动计划：含住乳头

你可以尝试下面的方法，协助宝宝含住乳头：

- 用乳头轻触宝宝的上嘴唇，刺激宝宝张大嘴巴。一定要等宝宝的嘴巴张得很大，再让宝宝含住乳头。此时宝宝的舌头自然在下面，正好能包住乳头。所以一定要等宝宝张大嘴巴。

- 一只手托起乳房，让宝宝含住乳头。不要捏或挤压乳头。乳晕（乳头周围深色部分）和乳头在食指和拇指间呈自然状态。手指距乳晕有一定距离。

- 在哺乳时，宝宝会含住乳头下面的乳晕多一些，上面的乳晕少一些，并不是全部对称的。宝宝下巴紧贴乳房，头稍向上含住乳头，看起来像微微抬头"嗅"东西的姿势。

- 宝宝含住乳头前，先挤出一点乳汁，让宝宝尝到乳汁的味道。

- 让宝宝靠近乳房，而非把乳房送到宝宝面前。当你看到宝宝的嘴巴张大后，抱着宝宝的胳膊向上抬起，不要弯腰让宝宝含住乳头，否则你会非常不舒服。如果宝宝的高度不够，可以在宝宝身体下面再加一个枕头。

- 宝宝吐出乳头时，乳头应该显得比较长，颜色更趋粉色。如果乳头发白、有褶皱、像被挤压的样子，这说明宝宝含乳的方式不正确，你应该咨询医疗保健的专业人员或哺乳顾问，纠正宝宝含乳的方式。

- 如果宝宝还用奶瓶吃奶，要注意在喂奶时等宝宝把嘴巴张大后再把奶瓶的奶嘴放入宝宝嘴里。这样宝宝就会明白，只有张大嘴巴才能开始吃奶。而且，张大嘴巴时舌头的位置正好在下面。

- 切勿将乳头（哺乳时）、奶瓶奶嘴或哺乳罩塞进宝宝嘴里，因为这样容易导致宝宝含乳浅或吸入乳汁不顺畅。

请访问我们的网站 www.preemiecare.ca，获取有关含乳指导的视频链接。

一旦宝宝能够正确含住乳头，你可以轻轻按压和按摩乳房，以加快乳汁排出。这样做的时候要注意观察宝宝的反应。

减缓乳汁流速。哺乳时，如果按压和按摩乳房导致乳汁排出太多或有快速的泌乳反射，宝宝可能会呛奶，宝宝会露出紧张害怕的表情并且会拖拽乳头，导致乳头从嘴里脱出、溢奶、咳嗽甚至窒息。

如果乳汁排出太快，宝宝会不舒服，你可以用手指协助宝宝离乳，然后在乳房上盖一块布，接住喷出的乳汁。稍后，等乳汁分泌正常后再让宝宝含住乳头。让宝宝离乳时不要把宝宝从乳房上拉下来，以免伤到乳头。每次你都要把手指放在宝宝的嘴角协助宝宝离乳。为了减缓乳汁排出的速度，你可以向后斜卧，然后让宝宝含住乳头。这个姿势可以减少重力对泌乳反射的影响。另外，有些妈妈需要先吸奶或手动挤一会儿奶，然后再给宝宝哺乳。如果快速的泌乳反射仍给哺乳带来困难，你可以咨询健康保健专家或哺乳顾问。

吸奶。通常，接宝宝出院时你已经吸奶一段时间了，宝宝不是完全母乳喂养。如果你打算开始哺乳或继续用母乳喂养宝宝，就需要坚持定时吸奶，维持乳汁分泌量。每天至少吸奶 6 次，在每次哺乳或吸奶时尽量让乳房排空。夜间是泌乳激素分泌最旺盛的时候，因此夜间必须吸奶 1 次。定时吸奶可以刺激乳房持续分泌乳汁。如果每天吸奶次数少于 6 次，乳房分泌的乳汁量就会减少。如果在给宝宝哺乳时宝宝吃得不多，那么哺乳后你仍需要吸奶，尽量让乳房排空。

行动计划：吸奶

采用下面的方法，可以帮助你更好地吸奶：

- 吸奶之前先给宝宝哺乳，或让宝宝含住乳头尝试吮吸一会儿。

- 修改运动型文胸的样式，以便在吸奶时穿。在文胸的罩杯上各挖一个洞，可以把吸乳器的罩杯放在文胸里，输乳管从洞里穿出来。有时我们称它为"免扶"吸奶文胸。

- 每次吸奶时喝一大杯水。

- 吸奶前在乳房上敷一块温热的毛巾，以软化乳块、疏通乳腺管。

- 吸奶前洗个热水澡。

- 吸奶前按摩乳房，可以增加吸出的乳汁量和乳汁脂肪含量。吸奶过程中继续按摩乳房，直到排出的乳汁减少。暂停吸奶，按摩乳房几分钟，尤其是感觉乳汁比较多的部位。可以用手先挤一会儿奶，然后继续吸奶，同时还要按摩乳房。有些妈妈说这样做可以提高 50% 的产奶量。请访问我们的网站 www.preemiecare.ca，获取视频版的建议。

- 如果吸奶时有疼痛的感觉或吸奶不顺利，可以咨询哺乳顾问或医疗保健专家。

　　减少吸奶次数。在知道自己不用频繁吸奶后，所有的妈妈都很高兴。然而，在减少吸奶次数之前，你要确认哺乳是否成功。每次哺乳后宝宝吃饱了吗？是否需要用奶瓶再喂一点儿？如果宝宝用奶瓶吃得很多，你就不能减少吸奶次数。另外，把哺乳后吸奶得到的乳汁量和哺乳前吸奶得到的乳汁量比较一下。如果哺乳后排出的乳汁量很少，说明宝宝吃得比较多，可以减少吸奶次数。但这种方法并不科学，仅供参考而已。

　　到了接宝宝出院的时候，我再也不想吸奶了！我已经吸了 4 个月，烦透吸奶器了。但是，如果我不吸奶，产奶量跟不上，宝宝就没有母乳吃。我问护士，如何做才能不用吸奶器宝宝还可以吃到足够的母乳。无论如何，我要给宝宝进行母乳喂养。我可以自己决定是否继续吸奶。然而我真不想继续吸奶了。于是，我们开始练习哺乳的配合技巧，我和宝宝每天会练习好几次，我很认真、努力地练习。虽然不容易，但我们一点点地在进步着。当护士告诉我可以减少吸奶次数的时候，我开心极了，差点亲了护士一口！

　　如果宝宝每天哺乳 6 次，每次都吃得很好，这时才可以停止吸奶。有些宝宝每天哺乳 6 次或更多，但妈妈还是要继续吸奶 1 ~ 2 次，以便提高产奶量，或把多余的乳汁储藏起来，方便需要的时候取用，例如，自己不在宝宝身边、宝宝不够吃或用来冲加强母乳。哺乳后继续吸奶可以刺激乳房增加产奶量。

脱离哺乳罩。在 NICU 时，医护人员建议有些妈妈用哺乳罩给宝宝喂奶。这是因为宝宝太小，妈妈的乳头比较大。另外，哺乳罩可以帮助吮吸力弱的宝宝延长含乳的时间。你应挑选舒适的哺乳罩，让宝宝可以深深地含乳、吮吸，从乳头吸到乳汁。宝宝离乳后，你应该可以在哺乳罩中看到乳汁。

哺乳罩是临时使用的物品，随着时间的推移，大多数宝宝都会慢慢脱离使用哺乳罩。然而，有些宝宝和妈妈非常依赖哺乳罩，脱离比较困难。我们建议在宝宝比较饿的时候，或用哺乳罩哺乳一会儿后，或每次哺乳的最后一段时间里，你可以尝试不用哺乳罩。注意挑选宝宝比较感兴趣的时候，多尝试几次不用哺乳罩哺乳。这需要耐心。对于宝宝来说，虽然不用哺乳罩吃奶会更好，但由于是新的体验，还需要不断练习。

如果你觉得哺乳罩太大或太小，不太好用，可以咨询护士、哺乳顾问等。

注意饮食禁忌。有些宝宝过敏，因此妈妈需要避免食用某些食物。最常见的是乳制品如牛奶、黄油、奶酪、酸奶，以及乳清和酪蛋白制品。如果你属于这种情况，可以咨询医疗保健专家，了解应该避免食用哪些食物、如何看懂食品标签及如何获取足够的钙、蛋白质和维生素 D。

其他饮食禁忌可能包括大豆、豆制品和贝类。妈妈们说饮食禁忌这件事有两点最难：看懂食品的成分标签、坚持长期避免食用某种食物。然而妈妈们也说，大多数禁忌食物都有不错的替代品。

对于饮食禁忌，你可以咨询保健医生。注册营养师也可以提供很多建议。

寻求专业帮助。护士、哺乳顾问、口饲专家和医生等都可以提供专业帮助，很多妈妈和宝宝都能从中获益。如果哺乳时有痛感或不太顺利，你可以随时寻求专业帮助。

有关哺乳的视频和资源链接，请访问我们的网站 www.preemiecare.ca。

. . . .
用奶瓶喂养

对于早产儿来说，用奶瓶吃奶是一件很困难的事，需要不断练习协调吮吸—吞咽—呼吸动作。在每次吃奶的过程中，宝宝需要耐力保持清醒，这需要锻炼。有的时候，宝宝的动作和体力都很好，有的时候就显得马马虎虎或疲惫不堪。你也可以帮助宝宝，让吃奶变得更容易一些。

保持一致。家里有多人参与给宝宝喂奶时，需要保持喂奶方法的一致。亲朋好友可能已经喂养过很多宝宝，但那些方法不一定适合你的宝宝。早产儿需要特殊的照顾和帮助，以便安全有效地用奶瓶吃奶。

奶嘴的选择。如下图所示，早产儿更适合使用直、窄颈、流速慢的奶嘴。

直奶嘴没有凸起或弯曲，从顶部到底部缓慢加宽。宝宝的嘴巴还很小，所以适合窄颈奶嘴。如下图所示，宝宝的小嘴巴含不住整个宽奶嘴，只能含住奶嘴的顶部。

下方左图是宽奶嘴，宝宝使用宽奶嘴，只能浅浅地含住奶嘴头部，导致吮吸力比较弱。这种不良的含乳方式用在哺乳时，会伤到妈妈的乳头，导致吸乳不畅。可以等过几个月后，宝宝长大一些再使用宽奶嘴。

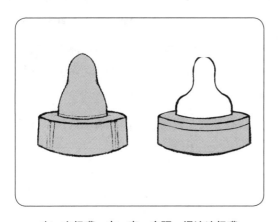

左：宽奶嘴；右：直、窄颈、慢流速奶嘴

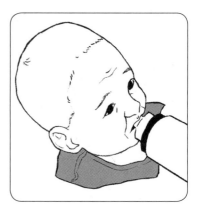

用宽奶嘴时，宝宝含乳很浅

慢流速奶嘴是专门为新生儿设计的，可以防止乳汁流速太快引起窒息，这种情况也被称为呛奶。如果出现呛奶，就表示乳汁流速太快，宝宝来不及吞咽，导致不能正常呼吸。奶嘴流速的快慢没有统一的商业标准。对于新生儿来说，有些所谓的慢流速的奶嘴流速还是太快。你可以尝试不同品牌的奶嘴，找到适合宝宝的那一款。如果同时还要给宝宝哺乳，更应该选择慢流速奶嘴，以免宝宝偏爱用奶瓶喂奶。

如果宝宝使用安抚奶嘴，应选择和奶瓶奶嘴接近的一款，这样不会对宝宝造成混乱和困惑，避免宝宝偏爱安抚奶嘴。

喂奶姿势。早产儿用奶瓶吃奶时，需要注意宝宝的身体姿势。人们经常使用的一种奶瓶喂奶姿势是错误的，即宝宝仰面躺在床上，头转向一侧，含着奶嘴吃奶。父母可能觉得这是侧卧式喂奶，但这是误解。你可以亲自体验一下下面的几种姿势：面向前方，下巴稍稍抬起，开始吞咽，这是正常的吞咽姿势。现在下巴稍稍向下，开始吞咽。应该比刚才困难一些吧？最后，脸转向一侧，开始吞咽。较前者更困难了吧？对于宝宝来说，这种姿势吞咽也同样十分不便。因此，给宝宝用奶瓶喂奶时，必须保证宝宝的头和身体面向同一方向，才能安全和有效地吃奶。而且，宝宝的下巴不能朝向自己的胸部，下巴和胸骨应保持在一条线，下巴应微微朝上，好像用鼻子嗅东西的姿势一样。

请参考本章节前面"喂奶的最佳姿势"的内容，了解如何用侧卧式给宝宝喂奶。这个姿势比较适合正在学习哺乳和用奶瓶吃奶的宝宝。出院后数周或数月内，宝宝都应使用这个姿势吃奶。

最终，所有的宝宝都会使用摇篮式吃奶姿势，如下图所示，也被称为"正常"奶瓶喂奶姿势。不过，摇篮式适合月龄大一些的宝宝，所以小月龄的宝宝先不要急于使用这个姿势。月龄较大的宝宝用这个姿势吃奶时，可以边吃奶边和喂奶的人相互注视、进行互动。

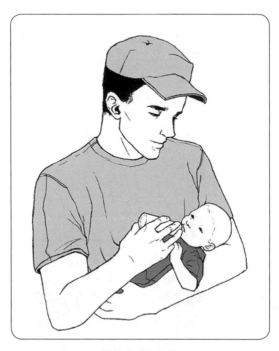

摇篮式喂奶姿势

如果宝宝有下列表现，就可以尝试使用摇篮式喂奶姿势了：

- 侧卧吃奶时，身体不扭动。

- 吃奶时很放松，没有呛奶或咳嗽。

- 吃奶时呼吸不急促、不沉重。

- 生长发育良好。

用摇篮式喂奶时，把宝宝抱在怀中，让宝宝的头枕在你的肘窝处。让宝宝向后倾斜，在你的前臂下放一个枕头，支撑宝宝的后背。让宝宝的头稍微向上倾斜，就像从杯子里喝水一样。宝宝的下巴不能靠在胸前，这会造成吞咽困难。如果宝宝出现烦躁、呛奶、喂养不良、咳嗽或窒息，说明宝宝还不能用这种姿势吃奶，应该继续使用侧卧式。

刚开始使用摇篮式喂奶姿势时，要选择宝宝侧卧式已经吃了半饱、比较平静、吮吸缓和的时候。而且，要注意放慢喂奶的节奏，让宝宝逐步习惯这种新的姿势。关于喂奶节奏，本章节的后续部分将详细介绍。

含住奶嘴。用奶瓶喂奶时，大家习惯于把奶嘴塞进宝宝的嘴里，这种方法是错误的。此时把奶嘴塞入宝宝嘴中，舌头没有在正确的位置，上唇通常向下卷曲，如下图所示。在这种浅含乳的姿势下，宝宝的脸看起来很不舒服，双唇噘起，就像吸吸管一样。

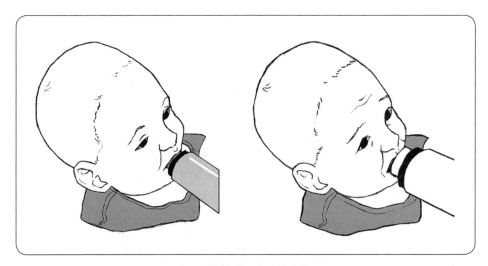

左：正确含乳；右：浅含乳

不良含乳姿势会导致吮吸力不佳。在宝宝嘴巴没有张大时塞入奶嘴，有时会引起宝宝恶心。父母应该等宝宝嘴巴张大后再把奶嘴放入宝宝口中，才能避免上述情况。无论哺乳还是用奶瓶喂奶，都应该遵循这一规则。宝宝把嘴巴张大，才表明准备含乳了。

正确含乳时，宝宝的脸看起来很放松，你可以看到宝宝的上下嘴唇露出一点粉色，含住了大部分的奶嘴。等宝宝长大一些，嘴唇就可以碰到奶瓶盖了。

保持不动。宝宝吃奶时，应该保持奶瓶不动。奶嘴在宝宝嘴里时，不要扭动、轻拍、摇晃或移动奶嘴。在宝宝吮吸和暂停时，也应该保持奶瓶不动。宝宝吃奶的时候，需要专注于吮吸、吞咽和呼吸的动作，暂停的时候会吞咽清空口腔并呼吸。如果此时移动奶嘴，会干扰宝宝完成这些重要的任务。如果你觉得宝宝睡着了，你可以抚摩宝宝的身体、和他说话、让他坐起来或给他换尿布。千万不要用奶嘴叫醒宝宝。想象一下，如果你嘴里含着勺子睡着了，此时有人移动你嘴里的勺子，你肯定会感觉非常不舒服，甚至可能导致恶心或呕吐。

用奶瓶喂奶时，宝宝嘴里乳汁过多，会引起吮吸、吞咽和呼吸动作不协调。发生这种情况，有很多原因：

- 乳汁从奶嘴流出的速度太快。

- 有些宝宝的吮吸能力强，吞咽能力较弱。

- 有些宝宝吮吸—吞咽—呼吸协调能力比较弱。

- 在哺乳时，宝宝出于本能会快速吮吸，以刺激妈妈的乳房发生快速泌乳反射。用奶瓶吃奶时，宝宝也快速吮吸，导致嘴巴充满乳汁，吞咽和呼吸动作跟不上，可能导致窒息或容易感到疲惫。

- 加热奶瓶时没有摘下奶嘴，会导致奶瓶内压力积聚。当奶瓶倾斜时，乳汁会从奶嘴喷出。

- 把奶瓶装满乳汁时，往往乳汁流得更快。

- 奶瓶盖和奶瓶之间的密封圈出现问题，导致密封不严，空气进入奶瓶，乳汁流速加快。

用奶瓶喂奶时，应注意以下几点，以减少宝宝嘴里乳汁过多或呛奶的发生。

> ### 行动计划：避免呛奶
>
> **采用下面的方法，可以避免宝宝呛奶：**
>
> - 使用流速慢的奶嘴。如果宝宝使用的已经是慢流速奶嘴，但还是会溢奶，可以尝试换一个品牌的慢流速奶嘴。
>
> - 使用本章节中提到的喂奶姿势。
>
> - 加热奶瓶前打开奶瓶盖，加热后再盖上，以防奶瓶内压力积聚。
>
> - 放慢喂奶的节奏，让宝宝有时间吞咽和呼吸（详见下面的内容）。
>
> - 奶嘴用过一段时间后流速会增加，应定期更换。
>
> - 换一个容量大一些的奶瓶。

用奶瓶喂奶时，需要控制节奏。如果宝宝在用奶瓶吃奶时，经常出现呛奶或口腔里乳汁过多的情况，喂奶者可以帮助宝宝控制吃奶的节奏，给宝宝提供更多吞咽和呼吸的时间。

如果宝宝出现下面的情况，就应该调整喂奶节奏：

- 乳汁从嘴里溢出。

- 咳嗽。

- 窒息。

- 面部表情惊恐，眼睛睁得很大。

- 头部和上半身向后拱起。

- 喂奶时宝宝烦躁不安。

- 胳膊和腿乱动。

- 吃奶后呕吐。

- 精疲力竭，不能吃完正常奶量的奶。

通常，呛奶是因为宝宝吸入太多乳汁或吮吸速度太快，导致吞咽速度跟不上造成的。宝宝刚开始吃奶的时候容易发生这种情况，在吃奶过程中或最后阶段也会发生。对宝宝来说,呛奶时无法呼吸是很可怕的事情。因此,一旦发生呛奶,应立即采取措施,并尽量保证不再发生此类情况。如果经常发生呛奶,宝宝就会害怕吃奶。

行动计划:调整喂奶节奏

用奶瓶给宝宝喂奶时,可以通过以下方法调整喂奶节奏:

- 选择流速慢的奶嘴,喂奶时采用侧卧式。

- 观察宝宝是否吮吸速度太快、没有换气,或乳汁流出口腔。

- 如果发生了上述情况,将奶嘴从宝宝嘴里取出,放在宝宝唇边。此时,宝宝可以吞咽口腔里的乳汁,然后呼吸。把奶嘴放在唇边,宝宝就知道还可以继续吃。

- 大概几秒钟以后,等宝宝再次张大嘴巴后,把奶嘴放回宝宝嘴里。

- 再次开始喂奶后,还要继续观察宝宝是否吮吸过快或没有换气。如果再次发生呛奶,将奶嘴从宝宝嘴里取出,让宝宝休息一下。

有时,帮助宝宝控制吃奶节奏几分钟后,宝宝会放慢吮吸速度或自己中途暂停,此时就不需要大人控制节奏了。有些宝宝吮吸 2 ~ 4 次或 30 秒左右,大人就需要暂停一下。有些宝宝吃奶的全过程都需要大人帮忙控制节奏。有些宝宝在吃奶快结束时很累,无法协调吮吸—吞咽—呼吸动作,需要大人帮忙控制节奏。是否需要大人帮助控制吃奶节奏,视宝宝的情况而定,主要目的就是防止呛奶。

如果每次暂停时间很长,比如超过 30 秒,这表明宝宝吃奶时很累,应该增加暂停次数让宝宝休息。我们经常遇到类似情况。父母从宝宝嘴里取出奶嘴时,常常感到犹豫不决,担心宝宝不会重新开始吃奶。然而,如果不暂停的话,宝宝会非常疲惫,没有力气吃完一次的喂奶量。事实上,你可以多暂停几次,同时注意宝宝每次恢复吃奶的间隔是否缩短了,或者每次的吃奶量是否增加了。暂停时间比较长,也许说明宝宝快吃饱了。

如何帮助宝宝控制吃奶节奏,需要视宝宝的情况而定。随着宝宝长大,吮吸力会增强,这时大人更需要放慢喂奶节奏,增加暂停次数。通常,随着宝宝月龄增加，吮吸力会增强，因此宝宝从 NICU 被接出院后，才会发生呛奶。有些父母说："在 NICU 时，宝宝没有出现呛奶呀！"宝宝的吃奶技巧一直在发展和进步。吮吸力增强后，需要大人帮助控制吃奶节奏。同样，宝宝长大一些后需要过渡到快流速的奶嘴，此时仍需要大人帮助控制吃奶节奏。请记住这条喂养策略，不论宝宝的月龄多大，只要出现呛奶的情况，就应该帮助宝宝控制吃奶节奏。

哺乳和奶瓶混合喂养

早产儿出院后，一般都是采用哺乳和奶瓶混合喂养的方式。有些宝宝每天需要 1 ~ 2 次哺乳喂养，其余时间用奶瓶喂奶。有些宝宝需要哺乳喂养的次数多一些，仅需用奶瓶补充喂养。混合喂养的工作量很大。每次喂奶都包括哺乳、用奶瓶喂奶和吸奶，这一天几乎就没剩什么休息的时间了。而且这种状态可能需要持续数周或数月，你需要做好心理准备，吸奶器需要用较长一段时间。喂养任务烦琐，妈妈一个人忙不过来，最好有人帮助。

出院回家后，应该如何喂养宝宝呢？所有的父母都会考虑这一点。首先，需要确定母乳喂养的目标是什么，还要考虑这个目标是否适合宝宝。你希望全母乳喂养吗？宝宝的医生认为不需要补充母乳强化剂了吗？你打算吸奶、用奶瓶喂母乳吗？这些决定都会影响你日后的生活。

应该如何进行母乳喂养呢？哪种方法都可以，没有对错之分。有时，一种方法今天有效，第 2 天就不管用了。你需要不断尝试，找到最合适的方法。

假如宝宝在医院的时候你每天哺乳 1 次，出院后你可以尝试采用几种不同的喂养方法。

行动计划：推进母乳喂养
采用下面的方法，可以帮助你推进母乳喂养：

- 起初，每天哺乳 1 次。成功（通过妈妈乳头可以吃饱）以后，每天哺乳 2 次，以此类推。这种方法可能需要很长时间，并且失败率很高，因为宝宝练习用哺乳方式吃奶的时间太短，没有机会提高通过乳头吃奶的技巧。

- 如果宝宝已经掌握了用哺乳方式吃奶的技巧，你可以随时哺乳，但要限制每次哺乳的时间（例如，哺乳 15 分钟），然后用奶瓶喂剩下的部分。逐渐延长每次哺乳的时间，直到宝宝不再需要用奶瓶吃奶。当宝宝用奶瓶的吃奶量降到 10 ~ 15 毫升时，可以尝试不用奶瓶喂奶。然后，看看宝宝的情况，每次哺乳后是否可以睡个好觉？体重增加是否正常？生长发育是否良好？

- 记录 24 小时内用奶瓶给宝宝喂奶的总量。用奶瓶的喂奶量应根据宝宝的饱腹信号确定。因此，每次喂奶量会不尽相同。例如，每天给宝宝哺乳并用奶瓶喂奶 300 毫升。随着时间的推移，宝宝吮吸乳头吃奶的技巧增强了，每天用奶瓶给宝宝喂奶的总量就会下降。如果在按需喂奶的模式下，宝宝体重增加过快，你可以降低每天用奶瓶喂奶的量。如果宝宝体重增加较慢，哺乳时你可以按摩、按压乳房，增加宝宝吃进去的乳汁量或增加每天用奶瓶的喂奶量。

- 如果每次喂奶宝宝都需要先哺乳、后用奶瓶吃奶，每次哺乳时间最多不应超过半小时。时间过长，会让宝宝很疲惫，需要花好几个小时才能恢复体力。

- 不论哺乳还是用奶瓶喂奶，都要等宝宝把嘴巴张大后才能开始。不要把奶嘴塞进宝宝嘴里。宝宝在用奶瓶喂奶时浅含乳，在哺乳时可能也会浅含乳，从而造成哺乳不顺畅。

- 注意观察宝宝什么时间喜欢练习哺乳。喂奶伊始，有的宝宝太饿了，没有足够的耐心配合练习哺乳。可以先用奶瓶来些"开胃菜"，有助于缓解宝宝的饥饿，让他有心情配合练习哺乳。有些宝宝喜欢在喂奶结束时配合练习哺乳，这样他就可以趴在乳房上睡觉了。哺乳是开胃菜、餐后甜点，还是换尿布或疼痛事件（如打疫苗）后的安抚？你可以多尝试几次。而且，什么时候最适合配合练习哺乳，宝宝的想法也在不断变化，多多尝试吧！

　　如何推进哺乳，你需要根据自己和宝宝的情况做出适合的决定。宝宝的生长发育是否正常？这可以作为评估的标准。如果方便，你可以定期前往社区保健所或医生办公室检查宝宝的发育情况，咨询他们自己的哺乳方式是否成功。

喂养的常见问题及解决方法

如果遇到喂养问题，可以查询下面的表格获取解决方法。

喂养问题及解决办法

喂养有问题的表现	解决方法
宝宝烦躁不安，身体乱动； 挥舞胳膊，蹬腿； 露出害怕的表情； 打挺； 嘴里溢出很多乳汁； 咳嗽； 窒息	宝宝可能呛奶了：用奶瓶喂奶时如果宝宝呛奶，应换成流速慢的奶嘴或换另一个品牌的慢流速奶嘴，而且应使用侧卧式喂奶姿势，让宝宝的头部稍高于腹部。帮助宝宝控制吃奶节奏，每吮吸 3 ~ 5 次暂停一会儿，给宝宝足够的时间吞咽和呼吸。 哺乳时如果宝宝发生呛奶，让宝宝离乳，等到泌乳反射过去后再继续哺乳。如果宝宝再次发生呛奶，妈妈应该仰卧哺乳，减少重力对乳汁流速的影响
宝宝肤色苍白或发青	宝宝很生气的时候，皮肤会变成红色或紫色，但安静下来后，肤色会恢复正常。肤色持续苍白或发青，表示可能发生窒息。如果喂奶过程中宝宝发生窒息，你应该立即停止喂奶，把宝宝竖直抱起来，头靠在你的肩膀上，并注意观察宝宝的肤色。你要保持镇定，平静地和宝宝说话。过了一会儿，宝宝的肤色就应该恢复正常了。如果肤色还是苍白或发青，立即拨打急救电话。如果宝宝停止呼吸，立即开始做人工呼吸，并拨打急救电话。如果宝宝没有心跳，立即开始婴儿心肺复苏急救。宝宝需要立即看医生或急诊。喂奶时，宝宝肤色不应该发青或停止呼吸
每次喂奶时间不足 15 分钟	一次正常的喂奶时间不应低于 15 分钟，否则容易引起宝宝腹部痉挛。宝宝吃奶时间短，是因为乳头排出乳汁太快吗？是否可以暂停几次，放慢喂奶速度呢？月龄较大、吃奶技巧熟练的宝宝可以在 10 ~ 15 分钟内吃饱。只有对于月龄大、生长发育良好的宝宝来说，这个吃奶速度才是正常的
每次喂奶时间超过 30 分钟	一次吃奶时间超过 30 分钟，宝宝就太累了。你是在宝宝饿了时就立即开始喂奶，还是等宝宝哭累了才开始喂奶？喂奶过程中，你是否给宝宝脱衣服或换尿布，以便让宝宝保持清醒呢？你是否按摩乳房，让宝宝吃到更多母乳呢？奶瓶的奶嘴是否被堵了？奶嘴需要更换了吗？吃奶过程中宝宝需要你帮助他控制节奏才能呼吸吗？喂奶过程中，你会中止喂奶休息一下，以便让宝宝恢复体力继续吃奶吗
每次睡眠时间短（小于 1 小时）	这可能是宝宝睡前的吃奶量不够。如果这种情况经常发生且宝宝的生长发育不太好，应参考前面的相关内容，帮助宝宝提高吃奶量，让宝宝从奶瓶或妈妈的乳房中吃到更多的乳汁。如果是用奶瓶喂养，应增加奶瓶中的乳汁量。在快速生长期，有时宝宝的睡眠时间会比较短。此时，宝宝正在快速地生长发育，

喂养有问题的表现	解决方法
每次睡眠时间短（小于 1 小时）	需要摄入更多的乳汁，按需给宝宝喂奶就可以了。在出生后的第一年，每 1 ~ 2 个月宝宝会经历一次快速生长期。宝宝的饥饿感不断增加，一般持续 3 ~ 7 天。在宝宝快速生长期，哺乳的妈妈需要注意提高自己的乳汁分泌量，多摄入液体、增加营养、保证充足的休息时间
宝宝之前吃奶很好，但是在矫正月龄 3 个月左右时吃奶时开始分心了	矫正月龄 3 个月左右时，宝宝很喜欢看周围的东西，可能不会安心吃奶。你可以选择一个安静、光线比较暗的房间喂奶，帮助宝宝专心吃奶。轻声和宝宝说话，吸引宝宝的注意力，对宝宝微笑。不要用奶瓶的奶嘴追着宝宝的嘴巴。把奶瓶的奶嘴放在宝宝习惯的位置，等宝宝自己找奶嘴继续吃奶
宝宝吃奶很好，但是矫正月龄 3 个月左右时宝宝的协调性变差了，或开始咬奶嘴或乳头，或用舌头把奶嘴或乳头推出嘴巴	新生儿具备吮吸反射能力，这种能力在矫正月龄 3 个月左右时会消失。此时，宝宝吮吸是因为他想吮吸，而非条件反射地吮吸。这意味着宝宝要学习控制自己的口腔和舌头。宝宝可能需要几天的时间才能学会控制自己的口腔。请保持耐心，不要强迫宝宝吃奶，让宝宝咬、舔、嚼奶嘴，你只需保持奶瓶不动就好。宝宝慢慢就会摸索到方法，只是偶尔还会犯错。如果是哺乳，继续哺乳就好。有时，哺乳的宝宝会拒绝妈妈的乳头，转而喜欢用奶瓶吃奶。他可能会持续一段时间，而后继续接受哺乳喂养。如果你感到沮丧，请寻求母乳喂养专家的建议

防止宝宝出现吃奶恐惧症

宝宝反复经历消极、充满压力或痛苦的吃奶体验，就可能出现"吃奶恐惧症"。宝宝吃奶时感觉痛苦，可能有生理原因，如胃食管反流（Gastroesophageal Reflux，GER）或喉咙不适。另外，宝宝可能有持续的喂养问题，如呛奶或吮吸—吞咽—呼吸不协调。无论发生哪种情况，宝宝都已经开始把吃奶视为痛苦的事情了。吃奶不愉快时，宝宝会发出信号，由于月龄小，父母很容易误解或错过宝宝的信号。宝宝长大一些后，会用更明显的方式表达自己的不愉快或压力。他可能会转过头去、哭泣、打挺或拒绝吃奶。尽管宝宝很饿，但是他总觉得吃奶很不舒服。

你要时刻注意到宝宝吃奶体验差的信号。如果本书提供的方法不能帮助宝宝愉快、安全地吃奶，你需要寻求专业的帮助。如果宝宝有拒绝吃奶的迹象，请咨询宝宝的医生。

尽早寻求帮助。宝宝有吃奶恐惧症应及早得到父母关注，避免情况变得严重。宝宝将吃奶视为一种负面体验，这是父母不愿意看到的。发生这种情况后，父母不必独自探索答案。你是宝宝最有力的守护者，应该坚持寻求专业的帮助。社区护士或医生会提供指导，或帮你联系哺乳顾问、作业治疗师、语言病理学家（专业包括治疗吞咽障碍）或专门治疗口腔进食的门诊。

给宝宝称体重

在 NICU 时，宝宝每天或隔天称一次体重。通过频繁地测量体重，让父母了解宝宝的生长情况。体重增长成了宝宝生长情况的指标！

> 我没有意识到自己多么依赖宝宝每天的体重数字。当我给 NICU 打电话或去那里时，第一件事就是询问宝宝的体重。从医院出院回家后，我还是常常想给宝宝称体重。

接宝宝出院回家后的最初几周，你可能很想每周给宝宝称一次或两次体重，以便确信宝宝吃得很好。如果附近的诊所或保健中心有婴儿体重秤，你可以带宝宝去称体重，但没有必要自己租借或购买一台。你也可以根据宝宝的其他表现判断宝宝的生长发育是否良好，例如，每天有 6 ~ 8 片湿尿布、大便很规律、吃奶技巧很熟练、喂奶后有饱腹感、睡眠模式与月龄相符、没有生病。

如果宝宝吃得很好且生长发育得不错，你可以延长称体重的间隔，每周、每两周、每月或每两个月称 1 次，这个频率取决于宝宝的生长发育情况。如果宝宝吃得好、长得好，就没有必要经常称体重。如果出现下面的情况，你可以增加给宝宝称重的次数（比如每周 1 次）：宝宝吃奶和生长发育不理想、宝宝生病了、你在调整喂养方法（例如，增加哺乳量、降低补充喂奶量或哺乳后用奶瓶的喂奶量、更换加强配方）。

体重增加

宝宝矫正月龄 4 个月以前，我们建议每天增加体重 20 ~ 30 克或每周增加 140 ~ 210 克，但每个婴儿的情况各不相同。你可以咨询宝宝的医生，了解自己宝宝体重增加的合适目标。

矫正月龄 4 个月后，宝宝晚上睡得时间长了，清醒时更加活跃了。因此，正常的体重增加会变慢。我们建议此时每天增加体重 15 ~ 20 克，或每月增加 450 ~ 600 克。

通常，我们用可视化的方式记录宝宝的生长发育情况，并制作成图表。对于矫正月龄小于 10 周的宝宝，我们建议使用芬顿生长图表（Fenton Growth Chart），这是专门为早产儿设计的。

世界卫生组织（WHO）制作了 0 ~ 36 个月男孩和女孩的生长记录表，你的宝宝的医疗保健团队可能会用这份表格记录孩子的生长发育情况。这份表格的测量值使用了婴儿的实际月龄（从出生起）和矫正月龄，因此早产儿也适用。根据矫正月龄绘制的图表，让宝宝的生长发育情况一目了然。通常情况下，在早产儿 3 ~ 5 岁前，都会使用矫正月龄绘制生长记录表。

在家管饲宝宝

在家中管饲宝宝，这种情况并不常见。但对某些宝宝来说，这是最好的选择，既可以避免长期住院，又能保持正常的体重增加。

首先，恭喜你！你勇于承担这样的责任，这是一个重大的决定。你必须克服给宝宝插入饲管的恐惧，学习如何用饲管给宝宝喂奶。对于任何父母来说，这都非常不容易。然而，你决定接受挑战，以便让宝宝早日回家，可以时时刻刻陪着他。能够拥有这样的父母，你的宝宝很幸运。

你将学习如何插入饲管、用饲管喂奶和清洗管饲用品。如果你对这些有疑问，请联系管饲用品供应商或负责宝宝健康评估的诊所。

下面是关于管饲的一些技巧和建议：

烦人的小手指。你刚一转身，宝宝的小手就可能抓住管子或者拔出来。除非必要，谁也不想反复给宝宝插饲管。

你可以用袜子套住宝宝的手和胳膊，婴儿手套很容易脱落，不建议使用。有些婴儿睡衣袖子末端配有专门的、可以盖住手的套子。

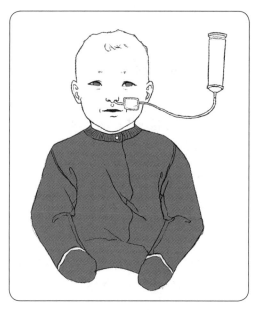

在家管饲的宝宝

> 固定饲管的胶带松动时，父母应该及时重新粘好。此时，不用移动饲管就可以重新固定好，不用再次插管。否则，重新插管会给我们和宝宝增加很多压力。如果让胶带脱落，待会儿喂奶会更麻烦。如何防止月龄大的宝宝被管子缠绕，请参考本书第三章的相关内容。

管饲时间也是用餐时间。管饲时，如果宝宝是清醒的，应该多关注宝宝（对他微笑和说话），温柔地抚摩或亲吻宝宝，并给宝宝吮吸（比如安抚奶嘴）的机会。如果宝宝可以通过口腔摄入液体，你可以哺乳、用奶瓶喂吸出的母乳、用滴管喂母乳或配方奶。管饲宝宝时，如果宝宝是清醒的，不能把饲管挂起来而旁边没有人看护。在宝宝填饱肚子的同时，帮助宝宝吮吸或与宝宝互动，让他知道吃奶是一段有趣的时光。

呕吐。有时饲管会引起宝宝呕吐，把胃里的乳汁从口腔吐出来。此时，减慢管饲速度会好些。有关反流的更多内容，请参考本书第五章。如果这种情况经常发生，请咨询宝宝的医生。

> 我们发现，在喂奶过程中和喂奶后一段时间，我们尽量让宝宝安静不动，宝宝就不会吐那么多了。为此，管饲进行时，我们会和她一起躺下，和她互动，给她读书、唱歌，同时给她安抚奶嘴。

呕吐时把饲管吐出。如果宝宝呕吐十分剧烈，饲管可能会被带出。如果饲管是通过鼻子进入胃，此时饲管的一部分可能从鼻子脱出，一部分从嘴巴脱出。第一次发生这种情况时，父母通常会受到惊吓。处理方法很简单，剪断靠近鼻子的饲管并取下两侧，然后重新插入新的饲管。

> 负责宝宝喂养问题的诊所每月只给我们 3 根饲管，但是我的儿子每天呕吐好几次，每次都会把饲管带出来，因此我们只有重复使用饲管。当饲管的一端从宝宝嘴里出来的时候，我们从宝宝鼻子里取出饲管的另一端，在宝宝脸颊上固定的胶带保持不动，然后重新从鼻孔插入饲管。这样做就不用取下胶带、重新固定饲管了。用胶带固定饲管需要两个人，胶带固定好后，插入饲管只需要一个人就可以完成了。宝宝空腹的时候，如何检查饲管的位置呢？一般，我们会先插入饲管，几分钟后等宝宝安静下来了，从饲管给宝宝喂一点乳汁，然后再检查和确认饲管的位置。

免提管饲。管饲宝宝时，许多父母一只手提着饲食注射器，一只手抱着宝宝，这样就不能腾出手帮助宝宝吮吸安抚奶嘴了。此时，你可以向饲管供应商索取一段带滚动轮的饲管延长线。然后，可以用松紧带把注射器挂在杆子或挂钩上。宝宝的吃奶量增加后，你可以向供应商索取一个喂食袋，以便可以装下更多的乳汁。喂食袋和饲管都应配有滚轮。

一般的五金店都有临时、易于拆卸的挂钩，可以安在墙壁、书架或台灯上，用来放置饲管或喂食袋，管饲宝宝时就可以解放你的双手了。

多安排几个管饲区。尽量在家里不同的地方喂宝宝吃奶，不要只在同一个房间。方便起见，你可以多准备几个管饲区，使用台灯或其他安全的物体悬挂饲管。

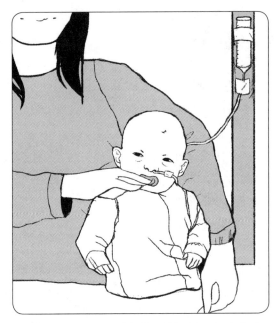

在墙壁或台灯上安一个挂钩，管饲宝宝时，把饲食
注射器或喂食袋挂在挂钩上，可以解放父母的双手

获取帮助资源。请护士或医生推荐一名口腔喂养专家，了解有关刺激口腔发育的方法。

咨询医生是否可以使用饲食泵。这种设备可以设定在一定的时间段内，持续地向宝宝胃里输送乳汁。这样可以解放你的双手，在饲食泵饲食期间和宝宝进行有趣的口腔游戏。用手举着饲食注射器 20 ~ 30 分钟你就累了。而且大一点的宝宝会变得很活跃，需要你用双手安抚他、和他玩游戏。另外，医生可能会建议你在夜间宝宝睡觉的时候，用饲食泵持续几个小时给宝宝喂奶。

♥ 　　在诊所里你会学习如何使用饲食泵。此时，你一定要详细地记笔记，包括如何设定喂食量和喂食速度等。否则，一接宝宝回家，你就什么都不记得了。

带着管饲宝宝外出，你可能会很有压力。其实，准备好一个喂食袋，就可以照常带宝宝外出，比如带宝宝看医生。

准备一个大包，装几个饲食注射器（用来检查饲管位置和喂宝宝少量吃奶）和备用胶带，如果宝宝经常呕吐，可以给自己准备一件备用衬衫。等到出发的时候，把饲食泵和喂食袋往包里一放就可以了。

清洁饲管很耗费时间。饲食完毕后，要清空、清洗、重新装满喂食袋。把充满的喂食袋放进一个大碗里，然后放入冰箱冷藏保存。下次管饲宝宝时，把喂食袋放进热水里温热后就可以喂宝宝了。

循序渐进地脱离管饲。在很大程度上，宝宝口腔吃奶的能力决定了脱离管饲的进度。尽管父母急切地盼望宝宝早日脱离管饲，但是这个过程不能操之过急。如果脱离管饲太快，宝宝会非常疲惫或害怕吃奶。这个过程必须根据宝宝吃奶的进展而决定。口腔喂养专家会提供很多帮助。

在脱离管饲的过程中，最好有一份宝宝喂养日记，包括从口腔摄入量（哺乳、用奶瓶喂奶）和管饲喂养量，以及宝宝详细的吃奶能力（喂养信号、呛奶、拒绝吃奶）。这份日记可以帮助专家（医生、口腔喂养专家、护士）衡量宝宝吃奶的整体情况。

在脱离管饲的过程中，宝宝的口腔喂奶方式必须保持一致。每个参与喂养宝宝的人，都要使用相同的喂奶方法，这样宝宝学习得就更快一些。

我们制定了一份喂养规范（例如，让宝宝没有压力、侧卧在枕头上吃奶），贴在家里喂养区附近的墙上。

在管饲的同时，如果宝宝还接受哺乳，可以通过比对喂奶前后的体重，估计宝宝从妈妈乳房吃到多少乳汁，由此决定通过管饲补充多少乳汁。几次之后，就可以了解乳汁大概的分泌量，也就不用频繁地测量宝宝体重了。

随着宝宝通过口腔摄入（哺乳或用奶瓶喂奶）的乳汁量不断增加，管饲的奶量会逐步减少，直到最终脱离管饲。

♥ 　如果宝宝从口腔的吃奶量突然减少，应该立即电话咨询专业治疗师、护士或医生。我们的宝宝之前就经历过一次，恰逢宝宝反流和呕吐加剧。因此，我们重新调整脱离管饲的计划，先帮助宝宝减少呕吐，然后逐渐恢复正常的口腔吃奶量。

　　如果宝宝 80% 的吃奶量来自口腔，20% 来自管饲，你就可以与宝宝的医生、护士或口腔喂养专家商量，尝试停止管饲。宝宝可能需要 2 ~ 4 天的时间才能完全习惯从口腔摄入所有的吃奶量。

♥ 　我们开始脱离管饲时，医生告诉我们宝宝 4 天内应该摄入的最小吃奶量是多少。起初的 4 天里，他的吃奶总量刚刚达标，接下来的一周也是这样。等到第 2 周的时候，宝宝的饥饿感出现了，他的吃奶量增加了。饲管被取出来后，宝宝呕吐的次数明显减少了。我意识到，饲管是引起他呕吐的主要原因。脱离饲管一周后，宝宝完全不再呕吐了，而且吃奶技巧也大大提高了。

♥ 　脱离管饲的最后一步花了很长时间。宝宝可以连续 4 天不用管饲，然后显得疲惫不堪，这时又需要重新管饲。我们就卡在这最后一步了。于是，我们再给宝宝插入饲管，管饲 2 ~ 3 天后，也就是第 2 周再撤掉饲管。每周五晚上，我们给宝宝撤掉饲管，整个周末都不用管饲，因为我们都在家，可以仔细地照顾她。有时候，宝宝在坚持一天后，周日就又需要管饲了，有时可以再坚持几天了。最后，宝宝终于不用管饲了。起初，她的体重增加一般，但是医生说只要宝宝吃得不错、每天排尿至少 6 次，体重增加慢一点也没有关系。

　　宝宝脱离管饲后，要采取按需喂奶的模式，即根据宝宝发出的喂养信号喂奶。少量、多次地喂奶可以节省宝宝的体力。父母应该关注喂养的质量，而非数量。

　　让宝宝自由探索自己的口腔世界。提供给宝宝安全的玩具，不要干涉宝宝吃手指。

如果你觉得宝宝的生长发育不太好，请咨询宝宝的医疗保健团队（医生、口腔喂养专家、护士）。

> 对于管饲这件事，我们感到了巨大的压力，并且焦虑不已。刚开始的几天里，我们感觉就好像把 NICU 搬回家了。管饲宝宝包括很多任务，例如，记录详细的喂养信息、处理饲食泵、清洗喂食袋和饲食注射器，以及每次管饲后帮助宝宝防止剧烈的呕吐。宝宝每天用奶瓶吃奶量的多少，决定着我们这一天的心情。家里有个管饲宝宝，我们感到很孤单。我们认识的人中，家里的孩子都没有管饲过。我们很难和其他人解释我们背负的重担。有些日子，他吃进去的奶特别少，而且大部分都是通过管饲，我们就会非常失望。幸好，记录宝宝的口腔吃奶量让我们保持信念，并看到了缓慢的进展（过程起起落落）。当他完全脱离饲管时，我们感到特别轻松，就好像心中的一块大石头终于落地了。

给多胞胎喂奶

如果家中有多胞胎，你需要了解什么喂养知识呢？多胞胎父母分享了下面的建议。

> 一个宝宝醒来吃奶的时候，掀开了另一个宝宝的被子。过一会儿，另一个宝宝也清醒了，也可以开始吃奶了。先喂第一个醒来的宝宝，再喂之后醒来的宝宝。宝宝们都吃饱了，就可以睡觉了。

> 能够同时喂养两个宝宝吃奶后，我的生活轻松了很多。换换枕头的位置，让宝宝们舒服地吃奶；和其他双胞胎父母聊一聊，分享和吸取成功经验。自从两个宝宝可以同时吃奶后，小睡的时间也开始同步，这样在白天我就有更多的空闲时间了。我的总体原则是，如果一个人在家，就同时喂两个宝宝（起初，我用一个双人 Z 枕；宝宝们长大一些后，我用了两个头枕）。如果家里有其他人，就一人喂一个宝宝，这样宝宝就可以被暖暖地抱着吃奶了。如果你只能喂一个宝宝，可以把另一个宝宝

放在有趣的摇摇椅上或游戏区里，给他唱歌，分散他的注意力。

♥　如果你家是多层的房子，在楼上也准备一个小冰箱吧。

♥　记录下宝宝的吃奶量、服药和排便情况。因为太累了，你的脑子不可能记住哪些任务完成了，哪些还没有完成。用笔记下来就简单多了。买一个普通的笔记本，画好表格，每天一行。我没有记录宝宝有多少块湿尿布，而是分为干尿布或便便尿布（因为我知道自己每次喂奶前都会先给宝宝换尿布）。

♥　给双胞胎共同哺乳可以节省时间，但是需要宝宝具有很好的含乳和吃奶技巧。因此，你刚开始这么做时最好旁边有人帮忙。

♥　提前冲好配方奶。我让丈夫承担了这个任务。这样，白天我只需要烧热水就可以了。晚餐后，他就把第2天需要的奶冲好并放到冰箱里冷藏储存了。

♥　如果宝宝们是用奶瓶喂养，最好冰箱里备有两瓶冲好的奶，随时可以加热喂宝宝。如果两个宝宝的配方不同，还要贴上标签。喂完奶后，给宝宝拍嗝，然后放下宝宝，清洗奶瓶，再冲好两瓶奶放进冰箱。如果有个人帮忙喂奶，他就可以直接去冰箱里拿。如果能够多准备几瓶奶，够一天的量，就更好了。

♥　如果双胞胎中一个宝宝需要管饲，另一个正常喂养，你可以用免提管饲的方法，先安排好管饲的宝宝，让他靠在一个枕头或躺在婴儿摇椅里。然后，你抱着另一个宝宝，给他喂奶。这样，他们在进食的时候都可以听到你的歌声，会让吃奶过程变得很愉悦。

给宝宝添加辅食

父母经常会问什么时候可以给宝宝喂辅食，比如菜泥、果泥等。根据世界卫生组织的建议，宝宝在矫正月龄6个月时可以开始添加辅食，没有必要提前。宝宝的肠胃系统需要发育成熟才能消化这些食物，另外还要学习新的吞咽技巧，以便能够把食物从口腔前部运送到后部，然后咽下去。这些都是在矫正月龄6个月左右的时候发生。在此之前，母乳或配方奶可以提供宝宝需要的全部营养。

　　有些宝宝到了矫正月龄 6 个月时，让他吃下一勺果泥还是很困难的。让宝宝嘴里含着一把勺子，辅食给宝宝带来了新的进食体验。为了让宝宝成功接受辅食，在矫正月龄 4 ~ 6 个月、添加辅食前，可以先让宝宝熟悉勺子。

行动计划：用勺子进食

采用下面的方法，让宝宝熟悉用勺子进食：

- 购买一个比较小而窄的婴儿专用勺子，不要使用大人吃饭用的金属茶匙或塑料勺。婴儿专用勺子带有涂层或材料比较柔软，宝宝可以安全地咬。颜色漂亮的勺子可以吸引宝宝的兴趣。

- 让宝宝面向你坐在高脚椅或婴儿椅上，在他的身体得到很好的支撑并放松下来后，这样才可以专注地玩口腔游戏。与其让宝宝坐在你的大腿上动来动去，不如坐在婴儿椅上，宝宝的头和脸才能保持稳定。坐在婴儿椅上时，宝宝上身直立、稍稍后仰。你可以在宝宝身体两侧放两个毛巾卷，以免宝宝倒向一侧。坐在靠背向后倾斜的高脚椅上时，你也可以在宝宝两侧放两个毛巾卷，给宝宝身体更好的支撑，如下图所示。对很多宝宝来说，他们的身体太小，不适合坐高脚椅。

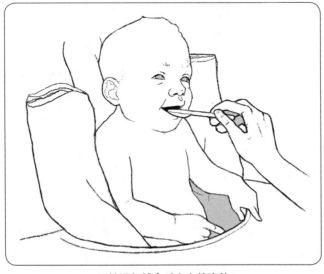

开始添加辅食时宝宝的姿势

- 让这个游戏时间充满乐趣！你要微笑、表情愉悦，并发出有趣的声音。

- 把空勺子放在宝宝的嘴唇上让宝宝舔舔。

- 如果宝宝张开了嘴巴，把勺子放进他嘴里。宝宝可能想咬、嚼或吮吸勺子。

- 宝宝经常愿意含住勺子后，可以在勺子上滴几滴母乳或配方奶。起初，宝宝会弄得一团糟，所以最好给宝宝戴围兜或围一块布。乳汁从宝宝嘴里喷出或滴出来都是很正常的现象。

- 经常练习。当宝宝能够不断地把勺子里的液体吞下去后，就说明他已经掌握了吃辅食的必要进食技能。

- 家人一起吃饭时让宝宝也参与进来，以便他可以看到每个人是如何将食物放入口中的。在宝宝的手边放把勺子，这样宝宝就可以用勺子吃几滴母乳或配方奶。暂时还不要添加其他食物。

宝宝到了矫正月龄 6 个月时，就可以在他勺子上放新的食物了。以下是帮助宝宝成功过渡到用勺子吃辅食的一些技巧。

行动计划：用勺子吃辅食

采用下面的方法，可以帮助宝宝学会用勺子吃辅食：

- 根据许多医疗保健专业人士的推荐，给宝宝的第一种辅食最好是米糊。因为米糊容易消化，还可以和母乳、配方奶或水调成泥状。不要用奶瓶喂宝宝吃米糊。吃辅食应该用婴儿专用勺子。

- 开始时必须要少量。每天 1～2 次，每次一茶匙。

- 宝宝出生后的第一年，主要的热量和营养还是来自母乳或配方奶。谷物的热量和营养含量都很低。

- 宝宝接受米糊并学会用勺子进食后，可以添加蔬菜泥、水果泥或肉泥。先添加哪一类食物都可以，肉类可以安排得靠前一些，因为肉类富含铁，对宝宝来说是极好的营养补充。

- 每次添加一种辅食。在接下来的 2 ~ 3 天里，仔细观察宝宝的反应。如果没有出现任何过敏或不耐受的情况，再添加下一种食物。还要注意宝宝是否有腹痛、腹泻、皮疹或荨麻疹的症状。

- 先添加单种食物，然后再添加混合食物。例如，在喂宝宝吃鸡肉蔬菜粥之前，先分别给宝宝吃鸡肉和每种蔬菜。

- 虽然宝宝开始吃辅食，但母乳或配方奶的进食量应保持不变。在宝宝长大之前，辅食只是宝宝饮食的一种补充，不能代替母乳或配方奶。

- 在家给宝宝制作辅食。清蒸蔬菜（不加盐、调料、奶油、其他食用油）是宝宝最好的辅食。如果做完家人的晚餐后，还剩下一块西兰花或胡萝卜片，可以捣碎并冷冻，给宝宝储存起来。

- 购买的婴儿辅食不含防腐剂，打开瓶盖后必须在 2 ~ 3 天内吃完。如果宝宝不喜欢新的食物，可以把剩下的放入冰格，放进冰箱里冷冻起来。待食物冻成形后，把食物块取出来放入冷冻袋里储存起来。过些日子，可以拿出来解冻后给宝宝吃。

- 允许宝宝玩弄自己的食物。在宝宝的托盘里放一些辅食，允许他用手玩弄食物后再用手放进嘴里。此时，你可以脱掉宝宝的上衣，以免弄脏衣服。在宝宝吃辅食的时候，不要清洁宝宝的脸和手，要等到餐后再开始清洁工作。宝宝和食物的关系越自然舒适，过渡到口腔进食的过程就越顺利、轻松。

- 宝宝吃到一种新的食物时可能会做出有趣的表情，这是正常反应。如果宝宝强烈拒绝某种新食物，不要强迫。可以先将食物冷冻起来，1 ~ 2 周后再喂宝宝试试。研究表明，如果反复给宝宝提供一种食物，他很可能会接受。

- 有些食物容易引起窒息，不要给宝宝吃。矫正月龄 9 个月前，除去泥状食物之外，不要添加其他性状的辅食。到了矫正月龄 9 个月时，宝宝开始咀嚼食物，可以尝试其他质地更丰富的食物，例如捣碎的食物，看宝宝是否可以咀嚼和吞咽这种性状的食物。

- 开始添加小块状食物时，要注意防止窒息，给宝宝留出咀嚼的时间。

- 矫正月龄 7 ~ 10 个月时，可以给宝宝用手拿着吃的食物，锻炼手、眼、嘴的协调能力。让宝宝在高脚椅上坐直，在托盘上放一些可以用手捣碎的食物，例如煮鸡蛋、香蕉、软奶酪。不要给可能碎成硬块的食物，例如饼干。宝宝进行这项活动时，要注意防止窒息。给宝宝的食物应该比较容易捣碎。

- 随着宝宝摄入更多的固体食物，大便次数会减少、质地会更加黏稠，而且更臭。为了防止便秘，可以给宝宝吃富含纤维的食物，例如蔬菜泥、水果泥。西梅泥就是不错的选择。

- 快满 1 周岁时，在宝宝的食物里可以添加少量的草本佐料或调料（例如牛至、生姜或肉桂），但是不要加盐。

- 如果在哺乳期间你的饮食有很多禁忌，或宝宝的奶粉是特殊配方，在添加辅食时，你可能需要先咨询医疗保健专业人员，了解宝宝的辅食需要注意什么问题、有没有推荐的食物清单。

最后的话

对于所有的家庭来说，宝宝的喂养是头等大事。如果你需要帮助和支持，可以向宝宝的医生或护士求助，哺乳顾问、母乳喂养诊所专业人士、营养师或口腔喂养专家也会提供帮助。因此，遇到问题时不要独自焦虑不安，直接开口求助，你就会得到帮助。

接宝宝出院回家后，如何正确地给宝宝喂奶是我们面临的最大困难。在 NICU 时，她的体重每天都增加很多。她吃的是加强母乳，且吃得很好。在医院宝宝还在吸氧的时候，我尝试给她哺乳，让她用鼻子碰碰乳头，但是没有成功。我的压力很大。不仅是因为以前没有哺乳经验，还因为宝宝身上有那么多管子、电线和吸氧管，我给她哺乳，同时还要注意她的血氧饱和度，这样太困难了。无论如何，我们每天都会尝试一下。接宝宝出院回家后，我继续每天尝试给她哺乳 1 ~ 2 次。她还是不含乳头。为此，我又试着使用哺乳罩；我还咨询了哺乳顾问；我们甚至带宝宝去医院剪了她的舌系带，因为医生认为可能是因为宝宝的舌系带太短导致不含乳。同时，我一直坚持每3个小时吸1次奶，白天晚上都是如此。这期间宝宝一直用奶瓶吃加强母乳。

接宝宝出院回家后3个月左右时，她好像突然完全忘记怎么用奶瓶吃奶了。她不会含住奶嘴，每天摄入的奶量都在下降。在护士的帮助下，我们排除了所有问题。我买了另一个品牌的奶瓶，尝试不同的喂奶姿势等。她的体重不再增加，我的生活全乱套了。那个时候，我已经决定不再哺乳了，完全依靠吸奶。她不能吃母乳，现在用奶瓶吃奶也很困难。我担心这是口腔厌食，害怕她可能需要管饲甚至再次住院。幸运的是，大约1个月后，我的宝宝终于又学会用奶瓶吃奶了。

添加辅食的过程十分顺利，这让我们倍感欣慰。宝宝用勺子进食很成功，给我们的作业治疗师（一直陪伴我们度过艰难的时刻）留下深刻的印象。对于有些质地的食物，她接受起来比较困难，而且对食物种类比较挑剔，但是她不再只依赖用奶瓶获取营养，这让我很高兴。她开始尝试吃更多的固体食物。现在，我们吃什么，她就吃什么。她喜欢藜麦、奶酪、鳄梨、辣椒，偶尔还吃些冰激凌。

我们刚刚去儿科医生那里，给宝宝进行月龄18个月的检查。我们的宝宝体重一直偏低，远远落后于矫正月龄相同的宝宝们。这次医生告诉我们，她的体重增长很快，已经快赶上相同矫正月龄宝宝们的大部队了。宝宝的进步如此巨大，我激动得差点儿从椅子上掉下来。听到这个数字后，我们几乎无法表达自己的感受，好像肩上的一块重担被卸下来了。我感觉，宝宝终于走出了困境，开始茁壮成长。在喂养和生长发育方面，这个小家伙经历了那么多辛苦，让人难以置信，我们每天都为她感到无比骄傲。

专家建议

早产儿父母度过这一阶段的关键策略：

- 让喂养成为愉快、安全的体验。你应该喜欢喂养宝宝，宝宝应该喜欢进食。

- 放松喂养，从不强迫。

- 关注喂养质量，而非数量。

- 尽量按需喂奶，注意宝宝发出的喂养信号。

- 根据自己的情况，选择母乳、配方奶或混合喂养，每种选择都很好。

- 如果选择母乳喂养，应该积极采取措施维持妈妈的产奶量，并多多练习哺乳。

- 如果选择用奶瓶喂养，应该使用直、慢流速奶嘴。

- 用奶瓶喂奶时，宝宝应该侧卧，这样宝宝吃奶更容易、更安全。

- 无论是用奶瓶喂奶还是哺乳，都可以帮助宝宝控制吃奶节奏，防止呛奶。

- 矫正月龄 3 个月时，宝宝口腔开始发育，你应该做好准备。

- 宝宝体重增加不是喂养是否成功的最重要的标志。如果体重增加缓慢，只能说明喂养中出现了一些问题，需要调整。

- 请医生出示宝宝的生长发育曲线图。

- 矫正月龄 6 个月后，可以给宝宝添加辅食。

第五章

养育过程中的急流险滩——宝宝肚子不舒服

接早产儿出院回家后的第 1 年里，他经常会肚子不舒服。这是因为早产儿的消化系统发育还不够成熟，不能完成消化任务。消化系统始于口腔，止于肛门，直到宝宝足月才能发育完全。根据我们的经验，肚子不舒服是宝宝烦躁、易怒和哭闹的常见原因，也是频繁去看医生或急诊的起因。宝宝肚子不舒服，有些时候需要去看医生，有些时候通过简单的护理在家就可以缓解宝宝的不适感。

出院回家后，许多早产儿都会面临消化问题，本章针对这些常见问题提供了解决方法，主要包括胀气、绞痛、大便不规律和便秘。我们花费了很多篇幅来讨论反流，因为这在早产儿中很常见，会影响宝宝进食、睡眠、体重增加和生长发育。我们提供的方法已经经过科学研究、临床验证，可以有效地解决反流问题。在诉诸医疗手段之前，可以先尝试这些方法。我们深知，父母在照顾反流的早产儿时，会遇到很多挑战。这不是一件容易的事情。

在喂养过程中，宝宝肚子不舒服是我们面临的最大问题。我们的小宝贝已经经历了那么多苦难，现在还要面对吃和消化的问题，太不公平了！这一切会变好转吗？我都快没有信心了。有人告诉我，身为父母，宝宝的很多事情我们可以提供帮助，从而让宝宝更舒适一些。但是宝宝的消化道是慢慢发育成熟的。宝宝肚子不舒服的问题已经快过去 1 年了，现在儿子只有 2 ~ 3 种食物还不能接受。他食欲还不错，喜欢用叉子和勺子吃饭。

常见的消化问题

胀气

早产儿肚子胀气很常见，因为宝宝在吃奶、哭闹和吮吸安抚奶嘴时，很容易把空气吸进肚子里。很多宝宝不会打嗝，再加上早产儿的消化道发育不良，因此经常发生肚子胀气。

当肚子里聚集了空气时，宝宝可能会：

- 打嗝。

- 烦躁不安。

- 腹胀（肚子胀，但不硬）。

- 哭闹。

- 放屁。

有一些简单易行的方法，可以在家里帮助宝宝把肚子里的空气排出去。

行动计划：缓解宝宝肚子胀气

采用以下方法，可以缓解宝宝肚子胀气：

- 每次喂奶后，给宝宝仔细拍嗝，可以防止宝宝肚子胀气。让宝宝趴在你的肩膀或上身直立坐在你的大腿上，轻拍宝宝后背中上部位，或用手掌在背部画圈。左右轻微摇晃宝宝，帮助宝宝打嗝、排气。

- 如果喂奶后宝宝睡着了，不方便拍嗝，可以把宝宝放下，不要叫醒他。

如果一会儿宝宝醒过来且烦躁不安，你可以把宝宝抱起来继续拍嗝。

- 轻柔地按摩宝宝的肚子。

- 宝宝仰卧，握住他的双腿做蹬单车式运动（就像骑自行车一样）。

- 宝宝仰卧，握住他的小腿，弯曲双膝，向腹部挤压，并短暂轻微地施加压力。这样做可以帮助宝宝腹部气体向下移动、排出。双膝上下运动几次。

- 让宝宝俯卧。当宝宝处于这个姿势时，需要有人在一旁看护。

- 让宝宝背靠你的前胸，坐在你的一只胳膊上，你的另一只胳膊从前面护住宝宝。

- 在宝宝肚子上盖一块温暖的小被子。

- 给宝宝洗个温水澡。

- 请参考本书第四章，阅读有关放慢喂奶速度、节奏和摆正喂奶姿势的内容，这些都有助于防止宝宝肚子胀气。

- 咨询宝宝的医生，是否可以给宝宝服用非处方药物帮助排气。

肠绞痛

宝宝都会哭闹，有肠绞痛的宝宝更容易哭闹。5% ~ 19% 身体健康、营养充足的宝宝会出现肠绞痛，造成过度哭闹。矫正月龄 3 ~ 4 个月时，宝宝的哭闹达到高峰。通常，有肠绞痛的宝宝每周持续 3 天、每天哭闹超过 3 个小时，并持续 3 个星期。虽然肠绞痛这个名称暗示了胃肠道原因（肚子痛），但肠绞痛和肠胃问题之间缺乏直接联系。虽然进行了大量研究，但人们对婴儿肠绞痛的原因仍知之甚少，因此也没有很好的治疗方法。

通常，人们认为肠绞痛和喂养有关，例如，母乳成分、母亲的饮食、配方奶中的某种成分，或是因为婴儿肠道内的气体。最近，有人提出肠绞痛可能与偏头痛有关。早产儿的神经系统尚未发育完全，与其他足月儿相比，他们的神经更加敏感，容易受到刺激。早产儿就是通过哭闹来表达这种敏感性。然而，胃肠道问题肯定是宝宝烦躁不安和过度哭闹的原因之一。

现在，让我们来看看，怎样判断宝宝哭闹是否与肚子不舒服有关？还是另有其他原因？

行动计划：宝宝为什么会肚子不舒服？

试试下面的方法，确认宝宝肚子不舒服的原因：

- 试用前面的方法，帮助宝宝排气。

- 参考本书第六章的方法，安抚宝宝，让宝宝停止哭闹。

- 确认是否因为母亲饮食中的某些成分导致宝宝过敏，例如牛奶蛋白。（见本章后面内容）

- 咨询医生是否是因为配方奶不耐受。

- 观察宝宝是否便秘。

- 我们提供了一些防止反流的方法（见本章后面内容），可以试一试，看看是否可以缓解宝宝的哭闹。

- 如果宝宝已经开始吃辅食，确认宝宝是否对某种食物过敏。

- 咨询宝宝的医生，是否可以给宝宝服用益生菌。有些父母发现益生菌可以让宝宝更加舒服、不再容易哭闹了。

宝宝肠绞痛哭闹不止，会让父母或看护者十分沮丧和无助，尤其是在疲惫不堪的时候。过度哭闹也和摇晃婴儿综合征有关。这是一种因摇晃婴儿而导致的脑损伤，摇晃宝宝会导致严重的、不可逆转的脑损伤，甚至死亡。因此，身为父母或看护者，必须掌握一套方法应付过度哭闹、无法安抚的宝宝。关于宝宝的性情和哭闹，请参考本书第六章。关于如何照顾自己，请参考本书第七章。

♥　　回家 1 个月后，我们的儿子出现了肠绞痛。他就像个双面宝宝。白天，他吃得好、睡得香，从不闹。但是一到晚上 7 点，他就变成另一个宝宝了，一直哭闹到夜里 10 点或 11 点，不接受任何安抚。过了这个时间，他又会慢慢平静下来。

我们试过所有方法，包括给予治疗肠绞痛的非处方药、低过敏性配方奶和反流药，但是效果全都不好。我丈夫曾开车带着他兜风。我们把汽车婴儿安全座椅放在烘干机上，然后让宝宝坐在座椅上，希望烘干机的震动可以安抚他，但他还是哭闹不停。我们试过让宝宝坐秋千和摇椅，但他还是哭。唯一有点用的办法就是我们轮流抱着他，用特定的步子、在屋子里走来走去。

接宝宝出院回家后的第 1 年里，宝宝的肠绞痛问题是我们遇到的最大的困难。身为父母，虽然知道宝宝很难受，却不能做什么缓解他的痛苦，只能等待、走来走去，我们心里难过极了。最终，宝宝矫正月龄 4 个月左右时，他的肠绞痛自愈了。

大便不规律

早产儿的大便不规律是很常见的现象。宝宝可能不会每天都排便，但无论何时排便，宝宝的大便都应该是软软的。大多数宝宝没有固定的排便规律。有时一天排便几次，有时几天也不排便。在没有排便的日子里，宝宝会用力和发出"嗯嗯"的声音，虽然肚子胀气，但还是会正常吃奶和睡觉。这种情况不是便秘。

随着宝宝肠胃系统发育成熟、功能更加完善，排便会更加规律。有时，随着时间的推移，宝宝自然而然就会排出正常、软软的大便。但是，如果宝宝烦躁不安、用力，或者大便不规律影响到宝宝进食和睡眠，父母可以尝试用下面的方法，让宝宝感觉舒服一些。

行动计划：应对大便不规律

如果大便不规律让宝宝感觉不舒服，你可以采用下面的方法：

- 增加母乳的摄入量。

- 用正确的比例和方法冲配方奶。（关于冲配方奶的方法，请参考本书第四章"母乳还是配方奶"）

- 每天宝宝湿尿布的数量是否正常？摄入液体太少或脱水也可能引起大便不规律。（关于"宝宝脱水了怎么办"，请参考本书第三章）

- 参考前面的内容，帮助宝宝排气。

- 咨询医生是否可以给宝宝服用西梅汁或西梅花蜜。这不适合有肠胃疾病史的宝宝，如患过坏死性小肠结肠炎或接受过肠道手术的宝宝。虽然宝宝没有便秘，但少量西梅花蜜可以增加肠道蠕动。服用少量的西梅花蜜后，例如每天早上 5 ~ 10 毫升（1 ~ 2 茶匙），对大多数宝宝都会有效果。根据宝宝的体重，医生会告知适合服用多少西梅花蜜。矫正月龄 6 个月以下的宝宝，只能服用纯西梅花蜜或西梅汁，不要添加果汁。矫正月龄 6 个月后，可以喂宝宝吃过滤的梅子和婴儿燕麦粥，让排便更有规律。

♥　　我清楚地记得，我在凌晨 3 点坐在电脑前，搜索是什么原因导致宝宝大便不规律。我的宝宝肚子胀气很严重，看上去很难受的样子，而且 1 个多星期都不排便了！我们试了所有的办法，但似乎都没有什么效果。宝宝矫正月龄 4 ~ 5 个月时，情况就变好了，宝宝每天都会大便。现在，宝宝矫正月龄 17 个月了，当我为一天给他换到第 4 块大便尿布而开始叹气的时候，我必须提醒自己想起那些因为宝宝没有大便而焦虑的日子，于是心情一下子就好了。当时我都快失去信心了，但是一切都会好起来的。

便秘

便秘是指排便不规律，每次排便过度用力且疼痛，大便质地坚硬。婴儿的大便通常是软的，排出也很容易。纯母乳喂养的宝宝，一般不会便秘。母乳易吸收，消化过后只有少量残留在肠道中。有些母乳喂养的宝宝 1 天会排便好几次，但每次都是一点点；有时候，4 ~ 5 天或更长时间才排便 1 次。对于母乳喂养的宝宝来说，如果没有不舒服、过度用力或烦躁不安的情况，甚至可能出现 7 天或更久排便 1 次的情况。在最初的几个月里，配方奶喂养的宝宝通常每天排便 1 ~ 2

次，随后减少到 2 ~ 3 天 1 次。

许多因素都会影响早产儿的肠道并导致便秘。婴儿腹部肌肉没有力量，直肠周围的肌肉也是放松的状态，这会使宝宝排便困难。早产儿肠道蠕动本身也比较慢。疾病、压力和药物也会使排便间隔时间延长。此外，许多早产儿不是纯母乳喂养，需要吃配方奶补充额外的热量。这些配方奶不如母乳易消化，因此宝宝大便会更黏稠。这些因素都可能导致宝宝便秘。

宝宝开始吃谷物和其他固体食物后，肠道蠕动更慢了。如果食物纤维含量低，也会导致宝宝便秘。宝宝从母乳过渡到牛奶后，通常也会便秘。在矫正月龄12 个月以前，不要给宝宝喝全脂牛奶。

定期排便对宝宝的健康很重要。每个宝宝的排便习惯可能不太一样，包括排便频率和数量等。有的宝宝 1 天中排便不止 1 次，有的隔天 1 次。你会慢慢了解宝宝日常的排便习惯。只要宝宝大便软软的、很容易排出，就无须担心。

如果出现下面的情况，宝宝就有可能发生便秘了：

- 大便坚硬、干燥或呈颗粒状。

- 排便时发出"嗯嗯"的声音，用力、手脚向外推，烦躁不安。

- 睡眠不好。

- 看上去不舒服或因疼痛而哭闹。

- 肚子好像鼓鼓的、比较圆或摸起来比较硬。

- 排便时间超过 10 分钟。

- 进食比以前少。

根据宝宝的年龄和其他因素，可以参考下面的方法，帮助宝宝缓解便秘。

行动计划：缓解便秘
采用以下方法，可以缓解宝宝便秘：

- 确认宝宝是否脱水。（参考本书第三章"宝宝脱水了怎么办"）

- 如果方便，尽量给宝宝多吃母乳。

- 用正确的比例和方法冲配方奶。（关于冲配方奶的方法，请参考本书第四章"母乳还是配方奶")

- 尝试用前面的方法帮助宝宝排气，因为这些方法也可以有效地帮助宝宝运动腹部，促进排便。

- 对于矫正月龄 6 个月以下的宝宝，请咨询医生是否可以给宝宝服用纯西梅汁或西梅花蜜。如果宝宝有肠道疾病史，例如，患过坏死性小肠结肠炎、过敏性结肠炎、便血，或接受过肠道手术等，必须经过医生的允许才能服用纯西梅汁。大多数患有便秘的宝宝在服用少量的西梅花蜜后，例如每天早上 10 ~ 20 毫升（2 ~ 4 茶匙），都会有效果。医生会根据宝宝的体重，推荐合适的服用量。

- 对于矫正月龄小于 6 个月的宝宝，必须在医生的指导下给宝宝使用甘油栓剂。通常，我们不推荐给宝宝使用栓剂，因为它可能会使宝宝产生依赖性。而且，栓剂适用于直肠疏通或从直肠清除坚硬、干燥的大便。

- 对于矫正月龄超过 6 个月的宝宝，可以服用含山梨糖醇的水果和果汁。我们推荐西梅。

- 对于矫正月龄超过 6 个月的宝宝，可以喂些富含纤维的食物，如水果、蔬菜和麦片。这些食物中的纤维可以把水分带到大肠，使大便变软，进而缓解宝宝便秘的情况。

- 如果上述方法无效，请咨询医生是否可以使用药物。乳果糖可以在两周内使婴儿大便正常，这对 90% 的宝宝都很有效。在采用任何治疗方法前，务必先和宝宝的医疗保健团队讨论一下。

腹泻

腹泻指排便次数超过正常数值，且大便呈水样，排便时可能呈喷射状。腹泻的原因有很多，最常见的是病毒感染。其中，轮状病毒比较常见，是引起宝宝感染性急性腹泻的主要病原体之一。引起腹泻的细菌很容易传播。在给宝宝每次换尿布后、如厕后、准备食物和吃东西前，必须仔细洗手，以减少病毒的传播。

宝宝患有腹泻后，身体水分流失很快。如果护理不当，腹泻可能引发严重后果。腹泻时，宝宝体内的水分和电解质迅速流失，需要及时补充，否则可能会脱水，并需要住院治疗。关于脱水症状，请参考本书第三章"宝宝脱水了怎么办"，并联系宝宝的医生，到当地诊所或医院看医生。

轮状病毒疫苗可以有效地预防轮状病毒引起的严重腹泻。大多数轮状病毒疫苗第一针有最大月龄限制，例如宝宝 15 周之前必须接种第 1 针。请咨询你所在社区的护士或医生，了解具体内容。

行动计划：腹泻

宝宝腹泻时，你可以采取下面的方法：

- 记录宝宝多久腹泻一次。

- 观察宝宝是否有其他疾病症状，例如，小便量少或发热。

- 勤洗手。这些病毒通过直接接触传播，需要经常更换洗手间的毛巾或使用纸巾擦手。每次洗手后，不要用干净的手触摸水龙头。

- 给宝宝的臀部涂上隔离霜或软膏，防止大便刺激皮肤。

- 如果你是给宝宝哺乳，请继续根据宝宝的需求哺乳。

- 如果宝宝是吃配方奶，请继续照常冲配方奶，不要稀释。

- 如果宝宝是母乳和配方奶混合喂养，现在尽量只喂宝宝母乳或增加母乳的喂养量。母乳对婴儿肠道健康非常有益。

- 如果宝宝腹泻一直不见好转，且不能摄入足够多的液体，或连续 6 小时都没有小便，应该立即向医生寻求医疗建议。

呕吐

呕吐是指大量胃内容物从口腔排出。健康婴儿在吃奶后偶尔会呕吐。有时，宝宝咳嗽或吃奶太快，就会发生这种情况。在考虑宝宝是否生病之前，请先排除其他原因，例如，宝宝呕吐之前发生了什么？宝宝吃得是否太多了？刚刚吃完奶，宝宝就开始动来动去的吗？宝宝是不是被乳汁呛到了才呕吐的？宝宝是不是打了个大嗝，不小心把刚吃下去的奶都吐出来了？宝宝是否在用力排便？这些都是宝宝呕吐的常见原因，这些情况下的呕吐不是生病的表现。此时，如果宝宝发出进食的信号，继续喂宝宝吃奶就可以了。

呕吐结束后，安抚宝宝平静下来。然后，观察宝宝是否有其他疾病症状，例如，体温是否正常？是否腹泻？关于宝宝体温过高或过低和脱水的应对办法，请参考本书第三章。如果宝宝的呕吐不见好转或有其他疾病症状，请立即带宝宝就医。另外，请参考本书第三章关于洗手的相关建议。

••••••
吐奶

吐奶是指少量的乳汁从宝宝胃里逆行，从嘴里吐出来。有些宝宝经常吐奶，但不会感到不舒服或疼痛。一般情况下，吐出来的奶量也就两三口。通常，刚吃完奶时宝宝打嗝会发生吐奶，乳汁从嘴里流出来。吐奶不会影响宝宝的进食、睡眠、体重增加等生长发育表现。通常，吐奶的宝宝会发出明显的饥饿信号，然后吃得很好，吃完后也比较舒服。有时，他们被称为"快乐的吐奶者"。一般来说，父母不用采取任何措施。当然，你也可以试试下面的方法，减少吐奶对宝宝的不利影响。

行动计划：快乐的吐奶宝宝
你可以尝试下面的方法，以缓解宝宝吐奶：

- 喂奶后，竖直抱着宝宝。

- 让宝宝竖直趴在你的肩膀上。不要让宝宝弯腰，不要挤压宝宝的肚子。

- 经常拍嗝。

- 增加母乳摄入量。

- 少量、多次地给宝宝喂奶。

- 保持宝宝颈部皮肤清洁。可以给宝宝戴围兜，免得把衣服弄脏。你也可以用一块布罩住自己的衣服，免得宝宝吐到自己的衣服上。

- 你可以尝试接下来介绍的防止宝宝反流的方法。

反流和牛奶过敏

反流

胃食管反流（GER）简称为反流，是指胃内容物（食物和胃酸）进入食管。当婴儿打嗝、移动、咳嗽、打喷嚏、用力或排便时，比较容易发生反流，尤其是宝宝比较活跃的时候。通常，宝宝 9 个月以前易发生反流，满 1 周岁左右就会消失。

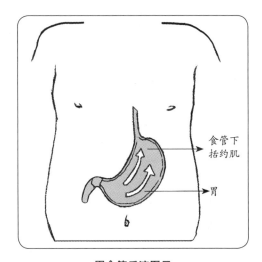

胃食管反流图示

早产儿反流比较常见。通常，在胃入口处、食管末端有一圈肌肉带，被称为食管下括约肌（Low Esophageal Sphincter，LES）。LES 处于收缩或关闭状态时，像一道门，将胃内容物封闭在胃中。然而早产儿的这圈肌肉带还没有发育完全，不能正确闭合。早产儿在 NICU 时就可能会发生反流情况，并在出院回家后持续或在出院回家后才开始出现。

在我们离开 NICU 时，宝宝有一些轻微的反流症状。但是他的吃奶量比较少，反流症状不太明显。回家后，情况变得比较严重了。随着他吃奶量的增加，反流也愈加严重。每次吃奶后，我们没有时间竖着抱着宝宝一个小时，因此情况变得更加复杂。宝宝需要频繁去医院复查，我

> 们还有一个 4 岁大的孩子在上幼儿园，我要带着宝宝去接送这个孩子。坐在汽车婴儿安全座椅上，他更容易吐了。宝宝反流给我们带来很大的压力。每次听到他咳嗽，我都会很担心。

如下表所示，GER 分为简单、不可见、严重 3 类。通常，GER 或简单反流是可见的，并伴有中度或大量的呕吐，有时候是喷射状呕吐。

反流也可能是不可见的。隐性反流（或"无声的"或"隐藏的"反流）几乎没有或没有明显的呕吐。然而，宝宝仍会感到胃内容物向上涌动，酸性胃内容物刺激食管，引起灼伤，让宝宝感到疼痛。如果宝宝发生反流，即使没有呕吐，仍需要引起重视，采取防反流措施。虽然没有呕吐，但这种症状表明宝宝会疼痛，需要你的帮助预防反流。

严重的反流被称为胃食管反流病（GERD），影响宝宝的吃奶、体重增加、生长发育和睡眠。酸性胃内容物会刺激食管敏感的内壁，引起疼痛和灼伤，这种疼痛感就像胃灼烧。如果不及时治疗，宝宝会觉得一吃奶就会引起疼痛，进而采取避免吃奶的行为，最终导致宝宝拒绝吃奶和长期的喂养问题。具体内容请参考本书第四章"防止宝宝出现吃奶恐惧症"。

反流类型及症状

	简单反流（GER）	隐性反流（无声或隐藏）	严重反流病（GERD）
呕吐	有时呕吐强烈呈喷射状； 没有不舒服，不会疼痛	没有呕吐，但可能会干呕或恶心； 乳汁从喉咙后部涌出时，宝宝会咽干； 脸色变红，眼睛可能会流泪； 看起来宝宝有点焦虑或面部扭曲； 口气有乳酸味	喷射状呕吐或强烈呕吐； 干呕或呛着； 脸色变红，眼睛可能会流泪； 看起来宝宝有点焦虑或面部扭曲； 口气有乳酸味
进食	发出明显的饥饿信号； 吃奶很好	宝宝很困的时候才能喂奶； 喂奶中和喂奶后，宝宝烦躁不安、打挺、面部扭曲或易怒； 喂奶中或喂奶后出现咳嗽或干呕； 喂奶时间较长； 发出饥饿信号，但不愿意吃奶或只吃一点； 看起来不舒服或疼痛	宝宝很困的时候才能喂奶； 喂奶中和喂奶后，宝宝烦躁不安、打挺、面部扭曲或易怒； 喂奶中或喂奶后出现咳嗽或干呕； 喂奶时间较长； 发出饥饿信号，但不愿意吃奶或只吃一点； 看起来不舒服或疼痛

续表

	简单反流（GER）	隐性反流（无声或隐藏）	严重反流病（GERD）
生长发育	良好	缓慢	很差
睡眠	睡眠模式正常	睡觉不安稳； 因疼痛而哭喊或因咳嗽而醒来	睡觉不安稳； 因疼痛而哭喊或因咳嗽而醒来

如果宝宝呼吸困难，反复剧烈呕吐，并超过 6 小时拒绝摄入液体，呕吐物呈亮绿色、棕色或黑色（看起来像咖啡渣），请立即就医。

除了疾病导致反流外，其他因素也会导致宝宝反流：

没有正确地冲配方奶或加强母乳。仔细检查配方奶说明或加强母乳的配方，严格按照比例冲调。过浓的奶不易消化，宝宝更容易呕吐或吐奶。

暴露在二手烟环境中。研究表明，二手烟会引起宝宝咳嗽，进而导致反流，因此应该避免让宝宝暴露在二手烟环境中。

生病了。检查宝宝是否有其他疾病的症状。宝宝不舒服时更容易反流。宝宝咳嗽时胃内容物很容易逆行，从口腔排出。

吃奶过多或强迫吃奶。这种情况造成的反流比较常见，也容易恢复。减少喂奶量，尊重宝宝的喂养信号，就可以减少反流。如果宝宝体重增长过快，这可能表明喂养过量。

吃奶技巧弱或吃奶动作不协调。在早产儿中，吮吸—吞咽—呼吸动作不协调的现象很常见。进食太快、吞咽空气会产生类似反流的症状。请参考本书第四章，了解有关控制奶嘴流速（乳头排出乳汁速度）、喂奶节奏、喂奶姿势的内容，帮助宝宝提高吮吸—吞咽—呼吸动作的协调性，减少反流。

过度哭闹。宝宝哭闹的时候很容易把空气吞进肚子里，导致反流。关于如何减少宝宝哭闹和安抚宝宝，请参考本书第六章。

排便用力。如果宝宝大便不规律或便秘，可能会用力，进而导致反流。请参考上面的方法，缓解宝宝大便不规律或便秘的问题。

对牛奶蛋白过敏。如果宝宝对牛奶蛋白过敏，会引起胃排空延迟、肠道蠕动慢和呕吐。请参考本章后面的相关内容。

如果排除以上因素，宝宝仍然反流，可以尝试用下面的方法应对。

························
减少宝宝反流的方法

有很多方法可以帮助宝宝减少反流，目的都一样，即让食物保持在胃里，并促进消化系统将食物从胃转移到肠道。下面的方法被称为"保守"或"一线"措施，父母在家就可以操作。根据我们的经验，这些办法最容易也最简单，可以有效缓解反流。据估计，采用这些方法后，大约50%的宝宝的反流得到改善，25%的宝宝不再反流了。

如果你的宝宝发生反流，我们建议先尝试下面的这些方法，然后再考虑用药物手段。如果这些方法效果很好，为什么还要给宝宝吃药呢？我们亲眼看到这些方法帮助了许多宝宝。事实上，即使宝宝没有发生反流，我们也会向父母推荐这些方法，让早产儿的肠胃更加舒服，从而促进消化。别犹豫了，不妨尝试一下吧。

宝宝最好吃母乳。母乳含有消化酶，很容易消化，并可以迅速从胃中排空。

喂奶速度适中。宝宝吃奶速度太快，很容易发生反流。根据宝宝的月龄和吮吸能力，选择合适的奶瓶、奶嘴。奶嘴流速太快，宝宝的胃很快就被填满了，容易发生反流。此外，如果宝宝一次吃奶的时间不足15分钟，这个速度就有点太快了，中途应该让宝宝休息一下。喂奶的过程中，可以停下来多给宝宝拍拍嗝，将吃奶时间减慢到20 ~ 30分钟。这种短暂的休息可以让胃排空。

少量多次式喂奶。喂得太多，宝宝会不舒服，也容易反流。对于足月儿来说，每隔1 ~ 3个小时喂一次是很正常的。这种少量多次式喂奶让宝宝的胃更舒服。每次喂很多，每次喂少量，你可以比较一下哪种方法会让宝宝感觉更舒服？哪种引起的反流更少呢？

不要过度喂养。宝宝吃饱了，身体会比较放松，容易入睡。注意不要让宝宝吃得太多。如果强迫宝宝吃得很多，他可能会呕吐。如果宝宝发生呕吐，应该让宝宝休息一下，等宝宝发出饥饿信号后再喂奶。

用奶瓶喂奶时直立地抱着宝宝。有些宝宝喜欢摇篮式或侧卧姿势吃奶。无论哪种姿势，宝宝的头都应该比腿的位置稍高一些。

喂奶后要温柔地抱着宝宝。给宝宝喂奶后要避免进行活跃的游戏，不要换尿布或衣服，不要把宝宝放在汽车婴儿安全座椅上。

给宝宝拍嗝。给宝宝哺乳时，每 5 ~ 10 分钟给宝宝拍一次嗝。用奶瓶给宝宝喂奶时，每吃完 30 ~ 60 毫升的奶就给宝宝拍一次嗝。如下方左图所示，让宝宝趴在你的肩膀上。这种姿势宝宝不用弯腰，所以会更舒服。注意观察宝宝的脸，观察宝宝是否想呕吐或呛奶了。如下方右图所示，你也可以让宝宝坐在你的大腿上，给宝宝拍嗝。注意不要让宝宝过度弯腰，那样会对腹部造成压力，引发呕吐。

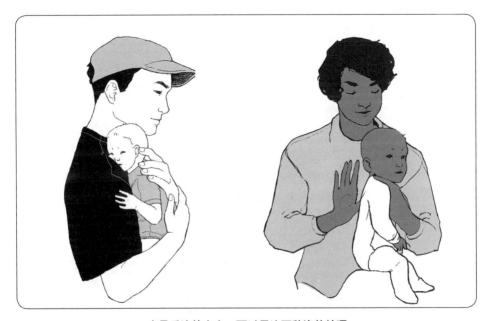

容易反流的宝宝，可以用这两种姿势拍嗝

喂完奶后直立地抱着宝宝。让宝宝把吃进去的奶留在胃里。最好把宝宝抱在胸前。宝宝弯腰容易使腹部受压，导致反流。喂奶后，可以用直立的姿势抱着宝宝大约 20 分钟。如果你没有时间，可以让宝宝躺在婴儿躺椅里，但不要坐在汽车婴儿安全座椅里。

让宝宝坐在婴儿背带（双肩胸前式婴儿背带）里。不要使用婴儿吊带，因为在吊带里，宝宝身体会过度弯曲，容易引起反流。

喂奶后不要让宝宝坐汽车婴儿安全座椅。宝宝坐在汽车婴儿安全座椅上，腹部会受压，容易引起反流。如果喂奶后宝宝需要坐汽车婴儿安全座椅，应当只喂半饱，等宝宝离开汽车婴儿安全座椅后再继续喂奶。每次开车带宝宝出门时，让宝宝坐在汽车婴儿安全座椅上，到达目的地后应立即把宝宝抱下来，仅在乘车时使用汽车婴儿安全座椅。

　　不要让宝宝呈歪斜的姿势。宝宝坐在婴儿椅、婴儿秋千或婴儿车上时，你可以在宝宝的身体和头部的两侧各放一条毛巾卷，防止宝宝身体歪向一侧。注意毛巾卷应放在安全带外面，如下图所示。

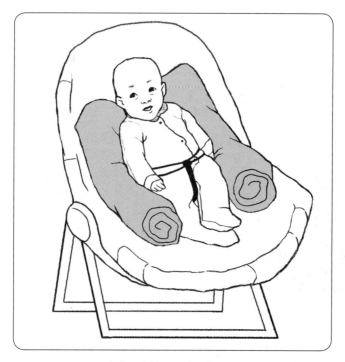

发生反流的宝宝的最佳坐姿

　　宝宝坐在汽车婴儿安全座椅上时，也可以使用毛巾卷，防止宝宝身体歪斜。然而，安全带必须贴近宝宝的身体。把宝宝放在汽车婴儿安全座椅上扣好安全带后，再在宝宝身体两侧放毛巾卷。注意，必须遵循汽车婴儿安全座椅的安全使用说明。

　　让宝宝平躺睡觉。不要让宝宝侧卧或趴着睡觉，这会增加发生 SIDS 的风险。除非医生有特殊的建议，宝宝的床也应该是平的。

　　在喂奶前或喂奶中间休息时给宝宝换尿布。此时宝宝的胃不太满，不容易发生反流。

　　让宝宝躺在婴儿楔形垫或枕头上换尿布。换尿布时，左右摆动宝宝的身体，不要高抬宝宝的双腿。

不要把尿布勒紧。穿紧身的尿布、排便用力或坐着弯腰，都会让宝宝的腹部受压，导致反流。

采用上面保守方法 1 ~ 2 周后，如果宝宝反流的症状没有改善，请咨询医生。一般情况下，医生会建议采用一些方法，例如，更换配方奶、调整配方奶或母乳的能量密度、更换睡眠姿势、垫高婴儿床的头部、服用益生菌或药物等。

更换配方奶。医生可能会建议换一种配方奶。如果是哺乳的妈妈，医生会建议其关注特殊的饮食禁忌，例如不能吃乳制品。

降低能量密度。医生可能会降低宝宝配方奶的浓度，降低能量密度，从而达到减少反流的目的。高热量奶会降低消化速度，容易引起反流。医生、护士或营养师会指导您安全地进行能量密度的调整。对此，每个宝宝的反应各不一样。你需要观察和记录宝宝的反应，并与医生保持沟通。

更换睡姿，抬高婴儿床的头部。鉴于婴儿猝死综合征的风险，这些调整必须在医生的指导下进行。向医生咨询宝宝具体的睡眠姿势。如果医生建议抬高婴儿床的头部，必须请医生告知如何安全地操作。这个办法不适用于摇篮，因为摇篮的床垫太软，倾斜时摇篮会不稳。抬高婴儿床的头部最常见的办法是，在硬实的床垫下面放一块婴儿楔形垫或折起来的毯子，并使婴儿床的床脚稳固地立在地面。

补充益生菌。益生菌有助于改善肠道功能以及缓解过敏反应，而且可以减少抗生素的不良反应。此外，益生菌还能帮助身体制造维生素、吸收营养、控制有害细菌和真菌的过度生长。临床上，益生菌已被医生应用于足月儿和早产儿身上。

使用防反流药物。患有 GERD 的宝宝，可以服用一些药物，减弱胃酸刺激、减少胃酸分泌、改变胃肠运动或动力。你可以咨询医生或药剂师，了解如何服用药物获得最佳疗效。有些药物适合在空腹时服用，例如喂奶前半小时。一般服药 2 ~ 10 天后，你才可以看到疗效。随着宝宝体重的增加，服药量也需要提高，这样才能保持效果。虽然这些药物可以减轻与胃食管反流病相关的疼痛，但可能无法完全停止宝宝呕吐或其他反流症状。无论如何，你会注意到宝宝变得舒服多了，吃得更好、睡得也更踏实了。

经常与医生保持联系，定期检查反流症状，咨询预防、治疗措施是否合适，评估药物对宝宝吃奶、生长发育和睡眠的影响。

宝宝反流对父母的影响。面对宝宝反流，父母承受着巨大的压力，我们在工作中经常遇到焦头烂额的父母。反流可能会影响亲子关系。家人需要经常清理椅子、汽车婴儿安全座椅、婴儿床、地毯等处的呕吐物，清洗大量的床单、衣物等，这些额外的任务会给父母带来很多麻烦。另外，父母在给宝宝喂奶时也很紧张，不知道宝宝是否舒服，喂奶后会不会呕吐，会不会因为疼痛而尖叫。

宝宝吃得不好、呕吐时，父母会感到害怕，并尽可能采取各种方法喂宝宝吃奶。有时候，父母过分关注宝宝吃进去多少、体重增加多少，如果不尽如人意，会强迫宝宝吃奶。这时，对宝宝和父母来说，喂养成了有压力、不愉快的经历，而且会影响到父母和婴儿建立联结和依恋关系。

> 记得有一次宝宝趴在我的肩膀上，我给他拍嗝，然后就听到我身后响起巨大的、液体洒到地面的声音。我非常恐慌，不知道宝宝吐了多少奶，需不需要再补充一点还是重新再喂一遍。此外，宝宝偶尔会吐一点酸水，那时他整个身体都会僵硬、向后打挺。在这些时候，我们可以看出他处于剧烈的疼痛中。
>
> 我和宝宝一直因为喂奶而较劲，直到他精疲力竭为止。我抓住他的胳膊，紧紧地抱住他，不然他会把奶瓶推开。我讨厌这样做，但如果奶吃得不够会影响宝宝的生长发育，所以我不得不想办法让他吃进去。最后，宝宝累得困了才能吃进去奶。整个喂奶过程需要1.5个小时，太累人了。

如果情况像上面两位家长一样，那么你和宝宝在喂养问题上正在承受巨大的压力，请立即开始实施防止反流的"保守"方法。若情况没有改善或宝宝的反流恶化了，应立即与医生沟通。医生可能会用其他方法治疗宝宝的反流。如果宝宝已经在接受治疗，医生会重新评估药物效果并做出相应调整，甚至会给你和宝宝推荐喂养专家，纠正你们错误的喂养行为。

> 对于是否让宝宝服用治疗反流的药物，我们十分慎重。宝宝已经在服用咖啡因、铁、维生素补充剂和乳汁加强剂。我们想到他小小的身体还要再服用另一种药物，心里就感到非常难过。我们自己调查研究了一番，又与护士和儿科医生讨论了一下，最后认为服用药物的益处更大，

更有利于宝宝的身体健康。宝宝服用奥美拉唑大约 6 个月了，现在可以进食任何液体和辅食了。每个反流病例都不同，每个家庭的安排也不一样，因此我建议你与宝宝的护理团队一起讨论，做出最有利于宝宝的决定。

行动计划：应对反流

采用下面的方法，更好地照顾反流的宝宝：

- 记录反流日志。仔细观察宝宝的反流现象并记录下来，这对识别和治疗反流非常重要。日志的内容包括你是如何给宝宝喂奶的，宝宝的反应如何；你用的什么方法有效果，什么没有效果。反流的每个症状、一段时间内的呕吐量都要写下来，以便确认反流的严重程度。这份日志可以帮助医生决定使用什么治疗手段，以及应该如何护理宝宝。

- 尽量多学一些关于反流的知识和可能的治疗方法。在诉诸药物之前，还有很多方法可以尝试。你懂得越多，越能照顾好反流的宝宝。哪些有效果，哪些没有，看看宝宝的反应就知道了。

- 参加一次心肺复苏术培训。有时，反流的宝宝会发生窒息。你最好接受心肺复苏术培训，这样万一宝宝在家发生意外，你就可以立刻抢救宝宝，同时等待急救团队的到来。

- 听取他人的建议。护理反流的宝宝有很多方法，你可以多方寻求建议，以便选择最合适和有效的方法。

- 休息一下。护理反流宝宝耗费心力和体力。如果宝宝发生严重的反流，会影响整个家庭的生活质量。你需要他人的帮助和支持。照顾好自己，可以改善你的精神状态、恢复活力，成为更好的父母。

牛奶蛋白过敏

牛奶蛋白过敏（Cow Milk Protein Allergy，CMPA）是指宝宝的免疫系统对牛奶中的蛋白质产生反应。母乳、配方奶和一些母乳强化剂中都含有牛奶蛋白。免疫系统的反应会损伤胃和肠道，并导致类似反流的症状，而且宝宝的粪便中可能带血或黏液。

如果宝宝的家庭成员中有人对牛奶蛋白过敏，或宝宝出现腹泻、便血、皮肤发红发痒（特异反应性皮炎）和流鼻涕等症状，则有可能是对牛奶蛋白过敏。实际上，大约 25% 的反流婴儿对牛奶蛋白过敏。

如果宝宝疑似对牛奶蛋白过敏，医生会建议在一段时间内喂宝宝低敏婴儿配方奶。如果配方奶中不含牛奶蛋白，几周内宝宝的情况就会有所改善。对于正在哺乳喂养的宝宝，医生会建议妈妈的饮食中不含乳制品，并停止哺乳一段时间。停止哺乳的这段时间，妈妈也要把母乳吸出来储存起来，以后再喂给宝宝。待妈妈摄入不含乳制品的饮食持续一段时间后，再继续哺乳。哺乳的妈妈应该咨询医生或营养师，了解有关无牛奶蛋白饮食、补充维生素 D 或钙的详细信息。

牛奶蛋白过敏症状会自行消失。大多数宝宝在 1 岁时就不会对牛奶蛋白过敏了。如何重新给宝宝喂含有牛奶蛋白的食物，方法尚不清楚。你可以在宝宝 6 个月左右时尝试一下，并和医生讨论何时、如何重新让宝宝进食含有牛奶蛋白的食物。

最后的话

早产儿在第一年里，肚子不舒服的现象很常见。他们的消化系统还没有发育完全，可能出现打嗝、发出"咕咕哝哝"的声音、吐奶和大便有问题。有很多简单的方法虽然不能完全解决这些问题，但可以减轻症状，你可以在家尝试一下。有时候，你只需要等待。随着宝宝的胃肠系统发育成熟，这些问题会自行消失。

> ♥ 出院后，宝宝就开始出现反流。每次吃奶后，他都会出现剧烈或中度呕吐。我们知道，这不是因为胀气或便秘。宝宝吃奶技巧也很好。我们试了很多办法——少量多次喂奶、降低吃奶节奏、喂奶中途拍嗝、喂奶后直立抱着她，全都没有任何效果。后来，每次吃奶后她都比较烦躁，看起来很不舒服，咽干、面部扭曲、打挺。给宝宝喂奶让我感觉很有压力。

　　我的宝宝开始服用治疗反流的药物了，但两周后情况没有改善。她一看到奶瓶或我把她摆到喂奶的姿势，她就很烦躁，她把头转过去拒绝吃奶。

　　后来，我们开始给她喂一种新的低敏配方奶，同时我的饮食也不再含牛奶蛋白了。我们原本打算尝试这个计划4～6周，看看是否会有效果。实际上，不到两周，她的反流就减少了，有时只是偶尔打个嗝，再没有严重呕吐过。我们真是喜出望外！

专家建议

早产儿父母度过这一阶段的关键策略：

- 早产儿出院后的第一年里，很容易出现肚子不舒服的情况，所以父母要做好心理准备。

- 先试着采取简单的办法缓解宝宝的肚子胀气问题。

- 了解大便不规律和便秘的区别。

- 采取我们推荐的简单方法，缓解宝宝大便不规律的问题。

- 当呕吐或腹泻发生时，要注意宝宝是否有脱水的症状。

- 了解吐奶和反流的区别。

- 调整生活习惯和喂养方法，就可以缓解宝宝的反流问题。

- 诉诸药物前，先用保守、一线的方法缓解宝宝的反流问题。

- 如果宝宝持续反流，咨询医生是否可以以及如何采取二线治疗反流的方法。

- 经常和宝宝的保健医生沟通反流的情况。

第六章

记录宝宝的成长历程

行为和生长发育

现在，宝宝出院了，你们即将在家开始新的生活，你可以真正了解宝宝的气质、行为和沟通方式。由于早产儿发育不成熟，他们的交流方式和行为能力可能会与足月儿不同。当你越了解自己宝宝的行为，就越能够对宝宝的需求做出适当的反应。早产儿有可能会发育迟缓，这也是父母经常担忧的问题。实际上，在宝宝的生长发育过程中，父母发挥着极其重要的作用。培养充满爱的亲子关系并提供一个有丰富学习机会的环境，你就能帮助宝宝发挥潜能，让他成为最好的自己。

本章节我们首先介绍宝宝的气质和沟通方式，然后介绍了一些安抚烦躁、哭闹的宝宝的方法。我们深入梳理了宝宝从"足月"到矫正月龄1周岁的过程中生长发育的规律，还给出了如何促进宝宝生长发育的建议和游戏，更重要的是，这会让你享受与宝宝在一起的美好时光。

> 我们早就听说早产儿很难照顾，很有挑战性。我们的第2个孩子（儿子）就是这样。我们第1个孩子是足月儿，因此我们知道这次肯定

会不一样。他哭的声音更大，时间更长，很难安抚。如果我错过了他刚刚发出的饥饿信号，他就开始大发脾气，像个小狂魔，我需要10分钟的安抚才能让他平静下来，否则在他吃奶的时候就会呛奶。他讨厌换尿布，一换尿布就发脾气。他很容易烦躁不安，尤其是我们要带他去医院复查或外出办事情的时候。他讨厌婴儿秋千，而且睡眠时间从来都不长。我们试了所有安抚宝宝的办法，唯一有效的就是抱着他。前胸式婴儿背带是我的救星，我可以背着他四处走动。

直到宝宝的矫正月龄6个月时，我们才慢慢摸清他的脾气。他是一个非常敏感的男孩，很难接受新事物和新变化。我们在家的时候，他就很安静。一旦我们搞清楚他喜欢什么、不喜欢什么，生活终于变得平静多了。有时我把灯调暗，和他一起听轻音乐，这是他最喜欢的事情。一个安静、满足的婴儿就像天使一样可爱。

行为

宝宝与他人以及和这个世界互动的方式和行为，受到很多因素的影响，包括他们天生的气质、沟通能力、对周围事情的反应。早产儿的神经系统和身体发育不成熟，他们的表现和行为可能会令人困惑不解。

气质

气质是指宝宝的个人"风格"、为人方式、如何看待世界并与世界互动。气质影响宝宝的行为和与他人互动的方式。宝宝在长大和变成熟的过程中，会遇到不同的人际关系和环境，如果你可以了解宝宝的气质，就能够了解宝宝的优势，给予他们足够的支持，帮助他们获得成功。

气质和性格这两个词的意思有相近之处，所以经常是通用的。当然二者也有区别，气质是先天的、与生俱来的、自然发展的。性格建立在气质的基础上，是一个人通过多年的教育、经历和社会活动发展而来。性格包括我们的行为、感受和想法。成年人可以通过个人选择、教育和生活经历控制和改变自己的性格。由于宝宝没有接受过教育，也没有生活经历，因此在本章节中，气质和性格两个词是通用的。

有些宝宝随和、灵活、比较容易开心，饮食和睡眠有规律，适应性强、冷静、不爱生气。有些宝宝比较活跃、好胜，容易烦躁不安，饮食和睡眠不规律，很容易受到噪声和刺激的影响，导致精神不集中或心烦意乱。还有些宝宝反应慢、谨慎，在新环境中不太活泼且容易烦躁不安，内向或反应消极。有些宝宝综合了所有上述的气质，具体有什么表现取决于在什么时间、睡眠是否充足及他们的心情，这一点与我们成年人差不多。

> ♥　　我的早产宝宝一直很烦躁，整天发脾气、哭闹不止，尤其是在给他换尿布或在他趴着的时候，照顾他比较困难。我的另一个宝宝则很平和、安静，很好照顾。
>
> ♥　　一直以来，我的女儿都很安静和害羞。她就是这样的孩子。我学会了如何帮助她融入新环境，不会催促她，让她慢慢来，并不断鼓励她。我也了解到在她做一件新的事情时，需要我给她足够的支持。对她来说，过渡到新环境很困难。她很有爱心，很可爱。我很喜欢她现在的样子。

随着时间的推移，你会了解宝宝的气质。而且，宝宝的气质也会逐渐改变。你会慢慢发现在不同的情境下，宝宝会有不同的反应，并找到应对宝宝的有效策略。如果宝宝变得异常安静或异常烦躁，有可能是性格使然，还有可能是生病了，你要注意区分并及时采取措施。

沟通和交流

所有的宝宝尤其是早产儿，都会通过他们的行为与外界进行交流。你对宝宝的行为越了解，就越能读懂和满足他的需求，从而更好地促进宝宝的身体、社交和情感的成长。当你读懂宝宝发出的信号之后，他就不必耗费精力来表达自己的需求了。

宝宝使用两种行为信号进行交流：喜欢信号和厌恶信号。

喜欢信号。这是宝宝表示准备与您互动时会有的行为，如发出咕咕哝哝的声音、微笑或与您有眼神接触。喜欢信号表明宝宝喜欢正在发生的事情，并希望继续下去。这是"继续"的信号。

厌恶信号。这是宝宝表示需要休息时会有的行为，包括哭泣、烦躁或打挺。这表示他累了，需要休息，无法与你继续互动，或者是想停止吃奶，或者是感到不舒服并需要一些帮助。厌恶信号表明宝宝不喜欢正在发生的事情，并希望停止。这是"停止"的信号。

通常，宝宝一开始发出的信号比较微弱，如果需求没有得到满足，信号就会增强。例如，宝宝饿了，刚开始时会烦躁不安、咂嘴，如果你对此没有反应，他就会升级，开始哭闹，做出更多的动作。

月龄较小的早产儿发出的信号更微弱、不明显，父母很容易忽视这些信号，而月龄较大的宝宝会发出强烈的信号。宝宝会逐渐信任你，并知道在他累得睡着了或很沮丧之前，你会满足他的需求。

喜欢和厌恶信号

喜欢信号	厌恶信号
微弱信号： 眼睛又大又亮； 眉毛上扬； 手指放松弯曲； 小拳头放进嘴里； 抬头； 双手张开并放松； 做出吃奶姿势； 身体动来动去	微弱信号： 皱眉； 看向别处； 打嗝； 面部扭曲； 手指绷直； 眼睛紧闭； 打哈欠； 唇部紧闭； 打喷嚏
强烈信号： 眼神交流； 看着你的脸； 把头转向你； 吮吸； 向你伸出手； 发出吃奶的声音； 微笑； 说话或发出咕咕哝哝、咿咿呀呀的声音； 做出自然、流畅的身体动作	强烈信号： 打挺； 吐奶； 哭闹； 烦躁不安； 手不愿意动； 睡着了； 咳嗽； 窒息或干呕

宝宝发出的信号可能每天都在变化。如果宝宝只是看着你,这就比较难理解,宝宝是在观察你? 对你好奇? 还是饿了? 当你将这几个信号结合在一起,就会比较好理解,宝宝和你有眼神交流、转向你、吮吸,这组信号的意思就比较明显,即宝宝饿了。打挺、吐奶、想远离,这组信号的意思也比较明确,即宝宝吃饱了或不想继续游戏。随着时间的推移,你会慢慢读懂宝宝的交流方式。

······
烦躁

每个宝宝都是独立的个体,但一般来说,早产儿比较容易烦躁,很难安抚。

人们这样描述早产儿:

- 难以适应新环境和新人。

- 吃奶和睡眠不规律。

- 更容易哭闹。

- 安抚比较困难。

- 比较内向。

早产会影响宝宝的行为。通常,出生时身体弱小、月龄较小的早产儿,他们天生气质多属难养型。他们出院的时候刚刚足月或还不足月,醒来和睡觉的时间难以预料,吃奶没有规律,对外界反应不足或混乱,适应性差,精力不足。通常,他们只是需要时间生长发育成熟后就好了。

环境也会影响宝宝的行为。当受到过度刺激时,有些早产儿容易烦躁,有些则忽视这种刺激。早产儿在出生后的最初几个月和几年里,与足月儿相比,更容易受到过度的刺激。你需要注意,家庭环境中存在哪些可能会过度刺激宝宝的因素,例如巨大的噪声、在宝宝周围玩耍和跑跳的孩子等。在喂奶过程中,尤其注意不要过度刺激宝宝。根据父母们的观点,大多数早产儿到了快上学前班时,气质性格就稳定下来了。

你和宝宝的关系很重要,这有时被称为"契合度"。在宝宝的生活中有一些重要的人,这些人与宝宝气质的契合程度会影响他们之间的关系,影响他们眼中宝宝的可爱程度。有些宝宝属于"高需求宝宝",比较难养,但如果他们和父母契合度高,父母可以很快适应这一点,并从养育子女的经历中获得满足感。有些父母和宝宝契合度低,不太喜欢自己宝宝的行为,并认为宝宝的要求太多、太挑剔。你不喜欢宝宝的有些行为，这很正常。但如果宝宝的行为总是让你感到沮丧、生气或难以接受，这就需要引起关注了。身为父母，你对宝宝的主要情感应该是积极的。如果宝宝的行为或气质让你很苦恼，请向朋友、家人和社区资源（支持小组、教堂、医疗保健者 / 项目）寻求帮助。高需求宝宝非常耗费时间和精力，你需要照顾好自己。

一般来说，婴儿很容易在晚上出现烦躁、发脾气，有的宝宝甚至持续 1 ~ 3 个小时。此时，宝宝想要被抱着和频繁喂奶。

> ♥
> 　　我们称之为"着魔一刻"。每个人都快疯了，大孩子脾气暴躁，小宝贝烦躁不堪，我也心烦意乱。我们努力稳住自己，让每个人都吃饱、洗漱完毕，然后准备上床睡个好觉。

了解宝宝的好恶，这将有助于在你、宝宝和周围环境之间建立积极的互动。当你对宝宝越加了解，这些互动的效果就会越好。良好的亲子关系非常重要，对宝宝的生长发育和健康有持久的影响。

请阅读下面的内容，了解如何安抚烦躁不安的宝宝。

哭闹

在出院时，大多数早产儿的父母都会说，他们的宝宝很安静，不怎么哭闹。对于早产儿来说，快足月也就是快到预产期的时候，真正的哭闹才开始。这个时候，宝宝发育得更加成熟，有能力通过行为和哭闹来表达自己的需求，并与外界交流。因此，不要误以为宝宝不喜欢回家的生活。

> ♥
> 　　在 NICU 时，我的女儿很安静，所有的护士都称赞她很可爱。然而，出院回家后她经常哭闹。我以为她不喜欢家里的生活。后来，当我知道这种哭闹在新生儿中很常见时，心里就释然了很多。了解到哭闹是宝宝进行沟通的一种方式，我就可以做些事情来回应宝宝的需求了。

通常，足月儿的哭闹在 2 个月时达到高峰，此后会慢慢缓解。早产儿哭闹的高峰往往会推迟到矫正月龄 3 ~ 4 个月时，然后稳定下来。父母需要学会理解宝宝哭闹的含义，这个过程并不容易，父母时常会感到迷惑不解。

哭闹是一种强烈的表达方式，是"厌恶"信号的一种，表示宝宝需要帮助，但到底需要什么帮助呢？可能是饥饿、不舒服、尿布湿了、疼痛、过度刺激、孤独或感觉很累。

你会慢慢学会解读宝宝的哭声，了解宝宝哭闹常见的原因。另外，随着宝宝成长，由于不同的原因，宝宝会发出不同的哭声。矫正月龄 2 ~ 3 个月时，宝宝不同的哭声会代表他的不同需求和紧急程度。因此，根据不同的哭声，你会知道宝宝是饿了、累了、应该换尿布了，还是疼痛了。有的哭声表示"我很烦"，有的表示"我现在需要你"。你会慢慢地掌握宝宝的语言。

面对早产儿，你有时可能看不出是什么原因让宝宝哭闹。当宝宝的信号含义不明确的时候，你也不确定是应该带宝宝玩耍，还是抱抱他，或者应该给宝宝喂奶、安抚他、让他睡觉，还是让他独自待一会儿。父母们都经历过这些时刻，并感到十分困惑和沮丧。我们提供了一些安抚宝宝的方法，你可以尝试一下。

行动计划：安抚烦躁不安、哭闹的宝宝
尝试采用下面的办法，安抚烦躁、哭闹的宝宝：

- 抱着宝宝，通过肢体接触安抚他，或把宝宝用小被子裹成襁褓（参考本书第三章）。

- 温柔地揉搓或拍拍宝宝的后背。

- 让宝宝紧贴着你的身体。

- 肌肤接触地抱着宝宝。

- 在处理家务事时，用胸前式婴儿背带背着宝宝。

- 给宝宝按摩，包括腹部，这可以缓解胀气和肚子疼。

- 如果宝宝看起来饿了，就开始喂奶。

- 给宝宝一个安抚奶嘴。

- 用平静、温柔的声音和宝宝说话或给宝宝唱歌。宝宝能够识别父母的

声音。

- 播放白噪音，打开收音机、真空吸尘器、烘干机、洗碗机或吊扇。

- 轻柔、有节奏地运动，例如，轻微地摇晃宝宝、带着宝宝开车转转、推着婴儿车散步、让宝宝坐婴儿弹力椅或秋千。

- 宝宝坐在婴儿弹力椅或秋千上时，在宝宝身体两侧各放一个毛巾卷，让宝宝感到更安全。

- 在一个光线较暗、安静的房间里，陪宝宝待一会儿。把灯光调暗，关闭电子产品或调低音量。光线太亮或声音太大，容易对宝宝造成过度刺激。

- 你和家人、朋友应该避免过度刺激宝宝。

- 观察宝宝是否是因为疾病而哭闹。如果宝宝持续哭闹，请咨询医生。

面对哭闹的宝宝，很多父母会感到有压力。的确，照顾一个经常烦躁、哭闹的宝宝是很困难的。如果宝宝的哭闹让你有点担心，上面的安抚方法也无法让宝宝平静下来，你应该咨询医生、护士或医疗保健团队。

行动计划：父母自我照顾

照顾烦躁、哭闹的宝宝时，不要忘记关注自己的身心健康：

- 如果你觉得生气、烦躁或觉得自己快失控了，就把宝宝放进摇篮里，让自己休息 5 ~ 10 分钟。

- 使用一些放松的技巧（例如，慢慢地深呼吸），让自己平静下来。

- 休息的时候，请朋友、亲戚或邻居帮忙照顾宝宝。

- 定时休息，以免过度疲劳。对此，不要有负罪感，这对宝宝也有好处。如果你精疲力竭，怎么能照顾好宝宝呢？当你放松后，才能恢复情感能量，更好地应对宝宝出现的问题（关于自我照顾的方法，请参考本书第七章）。

- 如果你的宝宝经常烦躁、哭闹，必须小心挑选照顾宝宝的人。在照顾幼小、烦躁、哭闹婴儿方面，这个人必须经验丰富。如果你不太确定这个人是否有耐心、心理是否成熟，就不应该让宝宝单独和他待在一起。

- 制订一项安全计划，例如，请宝宝的祖母、你的好友或邻居过来帮忙。在哭闹不止的宝宝快让你失控的时候，可以启用安全计划。你要提前明确在这种情况下，你可以给谁打电话请求帮助。另外，你也可以咨询社区护士，寻找其他资源。

- 告诉所有照顾宝宝的人千万不要摇晃宝宝。

宝宝生长发育过程中需要注意的事项

对于很多宝宝来说，生长发育是自然而然的事情，自己就能学会坐、滚、爬、说话和走路。每个宝宝的生长发育顺序和速度都是独特的。虽然我们有一张婴儿发育检查表，而且每个里程碑都有对应的时间，但如果宝宝在规定时间内没有达到目标，父母也不用担心。有时候，宝宝在这方面发育较慢，但在别的方面会表现出色。下面我们提供一张婴儿生长发育过程图，仅供你参考，请记住，每个宝宝都是独特的，会有自己的生长发育节奏。

父母可以做很多事情促进宝宝的生长发育。在父母的帮助下，宝宝对头部的控制能力会逐步加强；在父母的鼓励下，宝宝对爬行和走路会更感兴趣。在宝宝的生长发育过程中，父母的支持可以发挥巨大的作用，尤其是对于发育迟缓的宝宝，例如早产儿或脑出血的宝宝。我们推荐了一些促进宝宝发育的练习。从出生到矫正月龄 2 个月期间，你可以跟踪宝宝的发育过程。随着宝宝月龄的增加，请阅读后面章节的相关内容，了解应该如何促进宝宝的生长发育。

实际月龄和矫正月龄。首先，你必须了解宝宝的"真实"月龄，即矫正月龄或校正月龄，才能监测宝宝的发育程度。有关实际月龄和矫正月龄的详细说明，请参考本书第一章。简而言之，实际月龄是根据宝宝的实际出生日期计算，矫正月龄是根据宝宝的预产期计算。例如，5 个月前出生、比预产期提早 3 个月的宝宝，矫正月龄是 2 个月。

不要用足月儿的发育标准来衡量早产儿。例如，早产 3 个月的宝宝，在出生

1 年后还不能站立或走路，父母可能会担心。然而，这个宝宝早产了 3 个月，还不是真正的 1 周岁了，他的矫正月龄才 9 个月，正处于爬行的阶段，不能期望他完成 1 周岁宝宝的任务。没有正确使用矫正月龄，有可能让父母感到压力和焦虑。明确矫正月龄，你才能监测宝宝的发育程度，挑选合适的、促进发育的活动。使用宝宝的真实或矫正月龄，实际上是对宝宝早产程度的一种承认和接纳。我们不能加速宝宝的成长，当宝宝的身体系统发育完善了，成长自然而然就会发生。

对于提早 1 个月以上出生的早产儿，医疗保健专业人士在评估宝宝生长发育时，都会使用矫正月龄。

如果宝宝早产不到 1 个月，他的生长发育通常不会受到太大影响。如果宝宝在预产期 36 ～ 39 周出生，你可以直接跳到后面章节的相关内容，查看根据实际月龄制作的宝宝发育里程碑表。

如果宝宝早产超过 1 个月，当别人问起宝宝多大的时候，你应该如何回答呢？你可以有自己的答案，下面 3 种情况仅供参考，以实际月龄 6 个月、矫正月龄 4 个月的宝宝为例：

1. 你可以回答："她 6 个月。"给出宝宝的实际月龄，提问者看到宝宝的外貌和行为并不像 6 个月的婴儿时，会露出困惑的表情。

2. 你可以回答："她 6 个月大，但早产 2 个月。"所以她看起来像一个 4 个月大的宝宝。这样回答很好，也很简洁。提问者可能还会问一些其他的问题，但不会感到困惑。

3. 你可以回答："她 4 个月。"宝宝的矫正月龄是他的真实年龄。对于其他家庭成员或陌生人来说，使用矫正月龄更加合适。

你可以选择在合适的时候，停止使用宝宝的矫正月龄。实际上，宝宝能够在家里走来走去、随便上下楼时，你就不会再想到他的矫正月龄了。

许多医疗保健专业人员在早产儿 3 岁左右时会停止使用矫正月龄，因为此时他们的生长发育基本上与实际年龄匹配。对于出生时胎龄不满 28 周的宝宝，一些医疗保健专业人员会持续使用矫正月龄，直到宝宝 5 岁左右。

发育迟缓

虽然越来越多的早产儿出生后可以健康成长，免于重度或中度残疾的痛苦，但是仍面临着发育迟缓的风险，尤其是极早产儿。早产儿出生时间离预产期越近，发育迟缓的风险就越小。如果宝宝在 28 周或更早的时间出生，医疗保健专业人员建议密切关注宝宝的生长发育进程，直到宝宝 3 ~ 5 岁。

令人欣慰的是，大多数早产儿在出生后 2 ~ 3 年里，就会赶上足月同龄宝宝的生长发育进程。有些弱小的早产儿需要更长的时间。此后，身高、体形或生长发育的差异可能与个体差异或环境有关，与早产的原因关系不大。

降低或防止发育迟缓的关键是早识别、早干预。你是最了解宝宝的人，通常也是你最先感觉到宝宝生长发育有异常。宝宝发育迟缓越早被发现，治疗就可以越早开始。延误治疗可能会导致宝宝的发育滞后。

早期促进宝宝发育的两个方法

早产儿在出院回家后的最初几个月里，父母在家就可以开始两个关键的干预措施，促进宝宝早期社交和身体发育。

父母在宝宝的干预中起着重要作用。父母的陪伴可以促进宝宝与父母建立依恋关系，有助于培养宝宝对他人信任感的建立、促进社交能力的发展。与玩具相比，宝宝更需要你的抚摩和声音。你和宝宝来回沟通，这被称为"你来我往"互动，对宝宝大脑的生长和发育至关重要。你给宝宝一个信号（微笑或伸出舌头），宝宝就会学会以同样的方式做出反应。宝宝给你一个信号，如果你给出了积极的回应，宝宝就会继续和你互动；如果你给出了消极的回应或没有回应，宝宝就会明白，这个互动是不被喜欢的、受到阻碍的。这种早期干预方法很简单，不用复杂化，顺其自然就好。

行动计划：促进早期发育

建立亲子依恋关系，促进宝宝的生长发育：

- 温柔地抚摩宝宝。
- 看着宝宝的眼睛。
- 对着宝宝微笑。
- 给宝宝唱歌、念童谣。

- 给宝宝读书或和宝宝大声说话。

- 肌肤接触式地抱着宝宝。

- 轻拍宝宝或给宝宝按摩。

- 照顾宝宝，当宝宝开始咿咿呀呀"说话"时，多和他说话。

- 对宝宝说话或读书时，用不同的声调。换句话说，就是让你的话听起来很有趣。

- 有时候，只是花时间"陪着"宝宝即可，跟他在一起。

- 每天安排一些有趣的游戏时间。

和宝宝在一起时，尽量让自己的身心处于当下，不要考虑其他的事情。对于宝宝的心理健康来说，高质量的陪伴、共同相处的美好时光至关重要。

练习趴着。对于刚出院的早产儿来说，这是第2项关键干预措施。在宝宝开始爬之前的每个发育阶段，我们都建议让宝宝有时间就多练习趴着。这有助于加强宝宝颈部、肩部和手臂的力量。宝宝身体发育是从上到下的，如果头部控制和上半身的力量没有加强，宝宝的发育就不会顺利进行。在早产儿足月后的几个月里，趴着是促进身体发育的最佳方法。

什么时间让宝宝练习趴着合适呢？通常，在宝宝空腹时比较好，例如，喂奶前的几分钟。喂奶后，最好不要趴着，因为可能会引起宝宝呕吐。给宝宝洗澡并擦干后背，也可以练习趴一会儿。你也可以和宝宝一起在地板上趴一会儿，做些练习。

♥ 　喂奶、吸奶、找时间休息，这些事已经弄得我团团转了，似乎没有时间让宝宝练习趴着，也许我完全忘记这件事了。后来，护士建议我，给宝宝换完尿布时，可以让他练习趴着。后来，每次换尿布后，我去扔脏尿布、洗手的时候，就让宝宝在摇篮里趴几分钟。这样，他每天可以至少练习5次。

在照顾宝宝的日常生活中，多安排几次趴着的时间。起初可以时间比较短，后来要逐渐延长趴着的时间。最后达到每天至少练习 3 次，每次 10 ~ 15 分钟。这项活动会变得非常有趣，成为游戏时间的一部分。

行动计划：趴着的时间

参考下面的方法，每天让宝宝趴一会儿：

- 让宝宝趴在地板上、摇篮里或你的肚子上。床或沙发太软了，不能做这项练习。

- 在宝宝肚子下面铺一块毯子。

- 让宝宝的脸向下，看着毯子，你在宝宝的一侧和宝宝说话，鼓励宝宝把头转向你的声音和脸。当宝宝做到后，微笑着夸奖宝宝。然后，换到宝宝另一侧，重复这项练习。

- 如果宝宝趴着的时候哭闹或做起来很有困难，可以在宝宝腋窝下放一个毛巾卷，支撑宝宝的胸部，如下页图所示。让宝宝趴在楔形垫或哺乳枕上时，你需要在旁边照看，以免发生意外。另外，你也可以让宝宝趴在你的大腿上试一试。

- 让宝宝趴在你的胸前，然后你慢慢仰面躺下，直到你平躺在地板上，如下页图所示。不要穿有纽扣或拉链的衣服，以免伤到宝宝。

- 和宝宝一起趴在地板上。让宝宝看着你的脸，你关注的眼神会鼓励宝宝。

- 使用拨浪鼓或其他玩具，鼓励宝宝抬头或转动头部。对于矫正月龄 2 个月以上的宝宝来说，这个办法很有效果。

- 当宝宝趴着时，你要表现得很兴奋，吸引宝宝的注意，这样可以鼓励宝宝抬起头来。

在宝宝出生后最初的几个月里，趴着是最重要的练习，可以促进宝宝的身体发育。这项练习可以一直持续做 6 个多月，你和宝宝一起练习，让它成为你们欢乐时光的一部分。

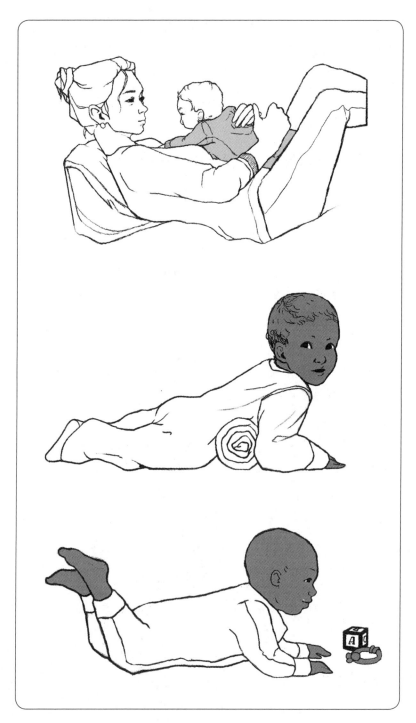

3 种不同的适合宝宝练习趴着的方法

游戏小组和婴幼儿活动项目

参加游戏小组和婴幼儿活动项目可以带给你和宝宝快乐有趣的体验，但这不是必需的。一些父母说，这些活动让宝宝"正常化"了。

> 现在应该带着宝宝到外面的世界活动了。早产的阶段差不多结束了。她可以和同龄的孩子们一起出去玩，以后他们还要一起上幼儿园。也许我的宝宝现在身材娇小，但她的伙伴们会知道她也一样聪明、健谈。看到其他孩子们跑来跑去，她也会更加活跃。

你可能会找到有关宝宝发育、做游戏、听音乐、游泳、按摩、健身或社交的项目，还有专门为早产儿设计的活动项目。选择项目时，要根据宝宝的矫正月龄来判断。

生长发育参考指标

本章节的其余部分将主要介绍三部分内容：根据矫正月龄设计的生长发育表；给父母提供的、促进宝宝生长发育的建议；未达标时，需要关注的事项。

婴儿生长发育的正常范围很宽。婴幼儿和儿童会用自己独特的方式、以自己的节奏达标。如果你很担心宝宝的生长发育，请咨询医生。

如果宝宝在身体、语言或社交方面发育迟缓，请咨询医生相关的早期干预方法。有些婴儿发育迟缓的风险很高，例如，在 NICU 里患过重病或出生时不足 28 周的婴儿。作业治疗和言语治疗对他们很有帮助。如果你怀疑宝宝发育迟缓，不用等到问题出现，应及早采取措施。研究表明，早期干预可以有效促进宝宝的生长发育。

有时候，早产儿父母会过度关注宝宝的生长发育。宝宝最脆弱和虚弱的状态激发了父母养育和保护孩子的本能，因此跟踪宝宝的生长发育有可能成为父母的一种任务和焦虑源。然而，看着宝宝长大、长本领了，应该是你最开心的事情。看到宝宝伸出手、翻身或走路，你应该感到很开心，宝宝也希望自己的进步给你带来快乐。考虑到这一点，我们从宝宝的角度、借宝宝的语言编写了下面的内容。让宝宝来告诉你：我很棒！

矫正月龄 0 ~ 2 个月

我现在已经到达并超过了我原来的预产期。虽然我已经出生数周或数月了，但从生长发育方面来看，我还是新生儿。在 0 ~ 2 个月里，我将更加了解自己的身体，也会更加了解你。总是跟你在一起，我很开心。谢谢你保护我。

下面是 0 ~ 2 个月里，我将学习的技能以及你可以给我的所有支持。

动作

- ☑ 我像个毛毛虫，喜欢动来动去！我喜欢活动我的胳膊和腿。起初，我的动作有点生硬，慢慢地会变得更自然。

- ☑ 我四肢的动作是对称的。也就是说，我的左右胳膊和左右腿运动的方式相似。

- ☑ 我的双腿一起伸缩。在这一阶段的后期，你会发现我每次可以只动一条腿了。

- ☑ 当我安静地躺着时，我的胳膊和腿通常是弯曲的，就像一只小青蛙。

- ☑ 当我坐在你的腿上时，我的背是圆的。

- ☑ 起初，因为抓握反射，我的双手总是握紧小拳头。随着反射消失，我的手就张开了。

- ☑ 通常，我会同时移动所有的手指，因为我还不知道如何单独移动每个手指。

- ☑ 睡觉时，我会做出滑稽的表情。你会看到我微笑、生气、伤心或惊讶的面部表情。

- ☑ 我会被巨响吓一跳，同时伸直我的胳膊和腿，然后再收回来。我也可能会被吓哭。

- ☑ 这个阶段快结束时，我会开始对你微笑，也请你对我微笑啊！

- ☑ 这个阶段快结束时，我开始把手伸到自己的前胸和脸部。我能抓到自己的脸了，请帮我剪指甲吧。

父母行动指导

- 照顾宝宝，动作要温柔。

- 多抱抱宝宝，让他感觉到爱和安全。

- 不要长时间让宝宝躺在婴儿秋千或弹力椅上，以防形成扁平头。

- 如果宝宝的四肢不停地活动，妨碍宝宝入睡，你可以用小毯子把宝宝裹成一个襁褓，帮助宝宝入睡。

- 如果宝宝喜欢伸出手臂，裹成襁褓时要把宝宝的胳膊露在外面。

- 轻柔地给宝宝做按摩。

行为

- ☑ 我睡得很多，但睡得不太安稳，还会发出声音。睡觉的时候，我会动动胳膊和腿、睁开和闭上眼睛。我会发出烦躁的咕哝声，但那和我哭的声音很不一样。有时你觉得我醒了，但一会儿我又睡着了。

- ☑ 清醒的时候，我可以与你进行短暂的互动，但我很容易受到过度刺激。

- ☑ 我有一些需求，例如，给我喂奶、换尿布、安慰我。在你满足我的需求后，我就会平静下来。

- ☑ 我可能不喜欢洗澡，因为我不喜欢浑身湿漉漉、冷冷的，这让我很不舒服。

- ☑ 这一阶段快结束时，我会变得更加机灵，而且清醒的时间更长了。

父母行动指导

- 抚摩你的宝宝，包括头部、胸部、腹部、腿部和手臂。抚摩能让宝宝平静下来，帮助宝宝了解自己的身体，还能促进亲子关系的发展。你可以用不同的物品刺激宝宝的感官，例如，让宝宝触摸质地不同的物品、有凸起的玩具、光滑的物品和不同温度的物品。

- 肌肤接触式地抱抱宝宝，可以帮助宝宝平静下来。

- 用胸前式婴儿背带背着宝宝，可以帮助宝宝平静下来，这样既促进了亲子关系，又可以解放你的双手。

- 回应宝宝的哭声，哭是宝宝交流的方式。在这个阶段，你给予宝宝回应可以帮助宝宝建立对你的信任，但也不要宝宝稍有动静就立刻把宝宝抱起来。

- 有时，宝宝只是想听到你的声音，感受你的抚摸，或者想要重新被包裹或换尿布。

- 注意不要过度刺激宝宝。宝宝烦躁不安、哭闹、打挺或不愉快的表情都表示他想要停止正在进行的活动。

头部控制

☑ 在这一阶段，我无法稳住自己的头，这很正常。我的头会前后晃动或歪向一侧。

☑ 我累的时候，更难控制自己的头。

☑ 练习趴着时，我的头朝下，但我可以把头转向一侧。

☑ 趴着的时候，我很难把头抬起来。

☑ 你和我玩"开飞机"游戏时，我可以坚持把头稳住一小会儿，但我觉得自己的头太重了。

☑ 这个阶段结束时，我能够稍微稳住自己的头了，虽然可能还会前后晃一点儿，但大部分时间我可以抬起头来。

父母行动指导

- 帮助宝宝支撑头部。

- 抱着宝宝或让宝宝躺下时，让宝宝的头部和身体在一条直线上，不要歪向一侧或向前倾斜。

- 晚上睡觉时，每晚或每两晚更换一次宝宝头的朝向，以免宝宝的脸总是朝向一个方向。如果宝宝睡在摇篮里，每晚或每两晚转动一次摇篮的方向。（请参考本书第三章"正常头型和畸形头型"部分）

- 每天让宝宝趴着练习几次。（请参考上文关于趴着的建议）

- 趴着的时候，在宝宝能够轻松自如地左右转头后，就可以开始做"俯卧撑"了。让宝宝趴在毯子上,双手放在靠近肩膀的位置,以便宝宝可以用力把自己撑起来。让宝宝脸向下,然后在靠近宝宝头顶的地方和宝宝说话,鼓励他抬头。宝宝可能只会仰起脖子、抬头。

- 和宝宝玩"开飞机"游戏,锻炼宝宝的颈部肌肉(见下图)。让宝宝面向地板,用手托住他的身体,宝宝需要自己稳住头、胳膊和腿。对于宝宝来说,这比较困难,这个姿势只能保持一小会儿。当你看到宝宝头朝下低的时候,就应该停止游戏。

- 在此阶段结束时,让宝宝练习坐,同时锻炼控制头部。在宝宝完全清醒时,面向你坐在你的大腿上。你可以把腿放在凳子或咖啡桌上,这样宝宝和你的视线齐平。此时,你要注视着宝宝,对他微笑,和他说话,鼓励宝宝回应你。你用手支撑着宝宝后背,观察宝宝是否可以稳住自己的头,保持正中的位置。通过练习,宝宝会做得越来越好。

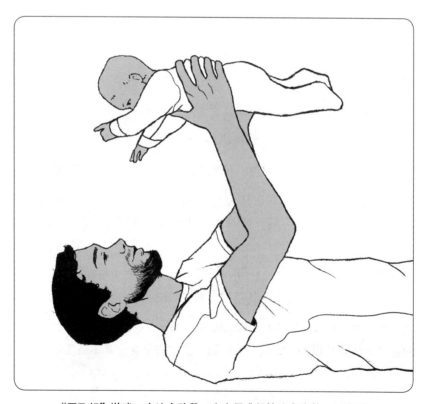

"开飞机"游戏:在这个阶段,宝宝很难保持这个姿势,但通过
练习他会越做越好

视力

☑ 我的眼睛可以看清前方 20 ～ 50 厘米的物体。抱着我时，你的脸也在这个区间，我就能看清楚了。

☑ 和玩具比起来，我更喜欢看人的面孔。看玩具时，我只能看一会儿。

☑ 我喜欢眼神交流。

☑ 我喜欢看对比强烈的图案，例如，有明有暗的图案。

☑ 我会转动眼睛，看周围的人或玩具，但还不会转头去看。

☑ 偶尔我会对眼，因为我还在学习如何控制眼部肌肉。

☑ 在这个阶段结束时，我开始看移动的物体和人，看得也更远了。我可能会注意到墙上的物体或走过的人。

父母行动指导

• 抱着宝宝时，让他离你大约 50 厘米。此时，宝宝可以看清你的脸和脸上的每个特征。

• 宝宝正在学习理解人的面部表情，因此要常常对宝宝微笑。

• 宝宝看着你的时候，对他说话或微笑，使用上面"你来我往"的方法。

• 如果宝宝没有一直看着你的脸，不要担心。有时候，宝宝没有心情研究人脸。

• 做"面对面"游戏：你靠在枕头上，弯曲膝盖，让宝宝坐在你的肚子上，后背靠在你的大腿上（见下页图），你和宝宝面对面，相互注视、微笑和说话。

• 让宝宝躺在你的大腿上，轻柔地叫他的名字。在宝宝把脸转向你时，对他微笑或表现出兴奋的样子，鼓励宝宝做出回应。

• 在婴儿床的上方，放一个会动、从下面看很有趣的玩具（比如床铃）。有的玩具从侧面看很棒，但从下面也就是宝宝的角度，就不是很好看了。

听力

☑ 听到一个声音，我会转头面朝声音的方向。

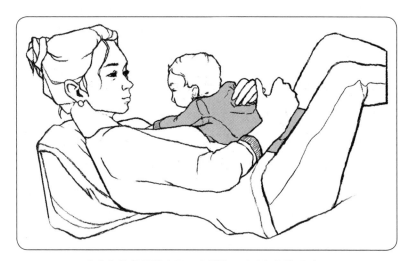

宝宝与你的视线齐平，这样就可以注视你的眼睛了

☑ 与其他声音相比，我更喜欢人的声音。

☑ 你对我说话，我会平静下来，听你说话。

☑ 我对声音很感兴趣，但有时我喜欢安静。

父母行动指导

• 宝宝正在学习语言和识别你的声音，因此要常常和宝宝说话，给宝宝读书。

• 为宝宝播放各种音乐。不要使用耳塞或耳机，因为你不能确定音量是否合适。

• 不要让宝宝暴露在噪声中。超过 80 分贝的噪声，宝宝就会感到吵闹难受。对宝宝敏感的耳朵来说，关门声、雷声、家用料理机等家电的声音太大了。不要带宝宝去参加体育比赛、音乐会或看电影。

• 播放低分贝的背景噪声或白噪音，例如，风扇转动的声音。这样做可以安抚宝宝、帮助宝宝快速入睡。

"说话"

☑ 哭是我"交谈"或交流的方式。起初，不论什么情况，我的哭声听起来都一样。

☑ 矫正月龄快 2 个月时，我可以发出"咿咿呀呀"的声音。这些声音听起来像韵母 a、o、e、u。

☑ 我发出"咿咿呀呀"的声音时，你回应了，我可能会和你"交谈"。我们可以一起愉快地聊天！

☑ 我吃奶的时候喜欢发出"嗯嗯"的声音。这表示我吃得很开心。

☑ 在这个阶段结束时，我的哭声不一样了，因为我正在学习交流。我有很重要的需求时，哭声会更大或更强烈，就好像是为一件小事而小题大做发脾气一样。我会用不同的哭声表示疼痛、饥饿或无聊。

父母行动指导

● 宝宝哭了，你应该尽快做出回应。宝宝的哭声还比较小，白天的时候，如果你们不在一个房间，可能会听不到。你可以使用睡眠监视器。你还可以在身边布置一个安全睡眠区，让宝宝睡在这里。不要让宝宝睡在汽车婴儿安全座椅或沙发上。

如果出现以下情况，请咨询医生：

● 无论你如何安抚，宝宝还是持续哭闹（换了尿布或抱着也不会安静下来，拒绝吃奶）。

● 周围有声音时宝宝不会转头，有巨大的噪声时也不会被吓到。

● 在这个阶段结束时，宝宝仍不能把头转向一侧或在趴着的时候不能短暂地抬头。

● 宝宝身体两侧动作不对称。

矫正月龄 2 ~ 4 个月

我现在已经过了预产期 2 ~ 4 个月，非常熟悉你的脸和我们的家了。而且，我学会了移动身体和发出声音的技巧。在这两个月里，我想变得更加强壮，继续学习如何协调胳膊和腿的动作，希望能够与你有更好的交流。你会帮助我吗？

下面看看在矫正月龄 2 ～ 4 个月里，我将要学习哪些技能，以及你能够如何帮助我吧。

动作

☑ 我兴奋的时候会手舞足蹈、动胳膊动腿。看到我喜欢的玩具，我就会动个不停。

☑ 我喜欢身体游戏，比如你抱着我轻微摇晃、给我挠痒痒、抚摩我、坐婴儿秋千摆动等。

☑ 我正在学习移动身体，尝试翻身。

☑ 仰卧时，我会拍打身边的玩具。

☑ 仰卧时，我会弯曲双膝，然后抬高，我的手就可以抓到自己的腿和脚了。

☑ 我可以把手放在自己的胸前和脸上。我会抓你的头发和眼镜，在这方面我是个高手。

☑ 我的抓握反射消失，我现在可以伸展手指了。我抓住你的手指时，你会感到我可以用力和放松。

☑ 我可以单独移动自己的每根手指。

☑ 我喜欢把手放进嘴里。

☑ 哺乳的时候，我喜欢用手拍你的乳房，抓你的皮肤或衣服。用奶瓶吃奶时我喜欢轻拍、摸奶瓶或抓你的手指。

☑ 当你扶着我站立时，我可以用腿和脚站着。我可能喜欢站在你的大腿上上下弹跳。

☑ 在这个阶段结束时，我可以仰卧着伸手去抓身边的玩具。

父母行动指导

• 给宝宝准备不同形状、颜色、质地和声音的玩具。

• 鼓励宝宝从趴着的姿势翻身到仰卧。趴着练习时间结束时，不要抱起宝宝，帮助他翻身到仰卧姿势，让宝宝习惯这个动作。结束后，对着宝宝微笑，给予鼓励和安慰。

- 只要宝宝开心，你可以让宝宝长时间在游戏垫上玩耍，让他看看四周、学习翻滚、伸手抓东西。你需要经常更换玩具，保持他的兴趣。

- 宝宝在游戏垫上时，把玩具悬挂在宝宝伸手可以抓到的地方。可以增加一些圆环或大一些的玩具，让宝宝用手拍打。

- 让宝宝背朝你坐在你的大腿上时，如果不能把手向前伸，你可以两手向前推宝宝的肩膀。此时，你低头看宝宝时，他的背部和肩膀应该形成字母"U"形（见下图）。

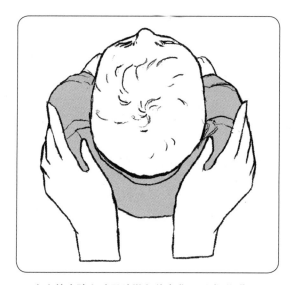

宝宝的肩膀和脖子稍微向前弯曲，形成"U"形

- 让宝宝侧卧在游戏垫上，背后放一个毛巾卷。过一会儿，换一个方向让宝宝侧卧。如果宝宝睡着了，把宝宝抱起来，放到安全睡眠区去。不要让宝宝侧卧着睡觉。

- 不要将宝宝独自留在床、沙发或换尿布台上，防止他在翻身时掉下来。

- 不要阻止宝宝吃手。手是宝宝的第一个也是最好的玩具。通过吃手，宝宝能够了解自己的嘴巴，并学习手嘴协调和自我安慰的办法。

- 你可以握着宝宝的胳膊和腿，带着他做动作，帮助宝宝感受、认识自己的身体。比如，随着音乐或童谣跟宝宝玩拍手、拍脚的游戏。

- 在宝宝的脸上放一小块布，看看他是否可以伸手把布拿开。

- 给宝宝喂奶和拍嗝后，如果宝宝很放松，你可以把他放到婴儿床上，让宝宝自我安慰、自己入睡。通常，他需要你的帮助，这是开始尝试让宝宝自己入睡的好时机。

- 如果宝宝身体健康，可以考虑让宝宝参加婴儿游戏课，与宝宝一起做游戏。

- 在此阶段结束时，如果宝宝仰卧时不能伸手拍打近处的玩具，可以在宝宝肩膀后放一个毛巾卷，让他离玩具更近一些或推他的肩膀，如下图所示。宝宝看到自己的胳膊和手以后，能够更快地学会伸手抓东西。

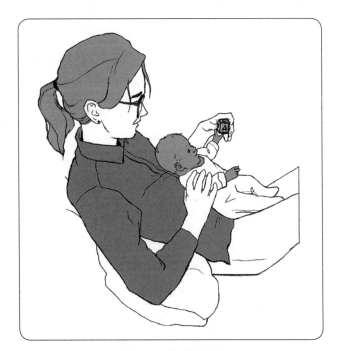

鼓励宝宝伸手抓东西

行为

- ☑ 我清醒的时间更长了。

- ☑ 我在不累也不饿的时候，很安静和满足。

- ☑ 我正在学习如何安慰自己。我可能会动来动去，直到自己舒服为止，还会把手放进嘴里。

☑ 我对玩具和周围的东西越来越感兴趣了。

☑ 我的注意力持续时间比较短。看一件东西大约 10 分钟后，我就想看另一件东西了。

☑ 我很喜欢笑，这是真实的笑容，不是装出来的！

☑ 我可能不太喜欢安抚奶嘴了。

☑ 我喜欢玩互动游戏，比如和大人说话和玩耍，这两项是我最喜欢的活动。

☑ 我喜欢照镜子。看看镜子里的自己，我真是个可爱的宝宝。

☑ 我开始知道我们日常生活的习惯和安排了，例如，你经常坐在哪里给我喂奶？又在哪里给我换尿布？我比较喜欢固定的日常安排。

父母行动指导

• 和宝宝一起开心地做游戏吧！挠痒痒、蹭鼻子、捏捏宝宝的手指和脚趾。

• 给宝宝按摩，让他了解自己的身体并放松下来。

• 如果宝宝持续哭闹，让你心烦意乱，请别人来帮忙照看一会儿。永远不要摇晃宝宝。如果找不到人帮忙，把宝宝放在一个安全的地方，你去放松几分钟，然后再来安抚宝宝。

• 注意不要过度刺激宝宝。如果宝宝烦躁不安、哭闹、打挺、看向别处，就应停止正在进行的活动，让宝宝休息一会儿。

• 在这个阶段，宝宝会害怕陌生人，这很正常。通常，从 4 个月左右开始，一直到 1 岁多，宝宝都会比较排斥陌生人。你可以告诉其他人，宝宝对陌生人的恐惧是很正常的。另外，你可以抱着宝宝，让他多见见其他人。宝宝平静的时候，可以让其他人抱一抱，但你要待在旁边，让宝宝安心。

头部控制

☑ 现在，我控制头部的力量更强了。坐着的时候，我的头不会晃动了。

☑ 趴着的时候，我的头可以抬起 45° ～ 90° ，我的手臂可以撑起来一点，抬头更容易了。

☑ 趴着的时候，我可以保持抬头的姿势一小会儿，下巴离开地板大约 5

厘米。

☑ 趴着练习做得很好时，我可以把自己撑起来很高，可能会从俯卧翻身到仰卧。这个动作可能会把我自己吓得哭起来。

☑ 在这个阶段结束时，我趴着可以做到 90° 抬头，看着我面前的玩具。

☑ 玩"开飞机"游戏时，我可以保持头部水平的姿势。这个阶段快结束时，我可以抬起头，眼看前方。

☑ 在这个阶段结束时，你把我从仰卧姿势拉起来，我的头不会后仰了（见下图）。

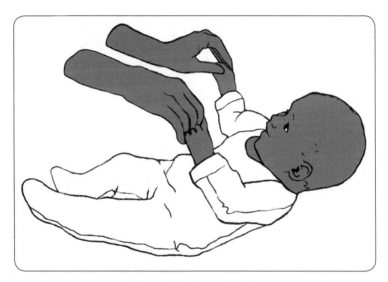

宝宝被拉起来时，头不会向后仰

父母行动指导

• 每天多次让宝宝练习趴着，加强他头部的控制力量，并延长每次练习的时间。你可以让宝宝趴在彩色毯子或垫子上，激发宝宝的兴趣。（参考上文关于练习趴着的建议）

• 和宝宝玩"开飞机"游戏。假装宝宝是会飞的"超人宝贝"，抱着他在屋子里走一走，给他看房间里的物品。

• 帮助宝宝练习坐着。如果宝宝的头还有点儿晃动，可以让宝宝背靠你坐在你的大腿上，双手帮助宝宝稳住上身和头部，让他看看房间里的东西。当宝宝坐着可以稳住自己的头部以后，你可以扶着宝宝的腰，鼓励宝宝自己控制上半身。能够自己稳住上半身和头部以后，宝宝才能坐在高脚婴儿椅上。如果宝宝的头总是歪向一侧，请咨询医生。

视力

☑ 我可以转头看看周围人的脸和玩具。我喜欢看移动的人。

☑ 看到你走过来，我可能会停止哭闹。

☑ 有时，我还会对眼。我正在学习如何调整眼睛的焦距，看清楚近处和远处的东西。这被称为双眼视觉。

☑ 我可以看得和你一样远。我喜欢看墙上的东西、屋顶的灯和吊扇。

☑ 我喜欢看各种图案。

☑ 看到感兴趣的玩具时，我会非常兴奋。

☑ 现在，我可以举起双手了。有时我会盯着自己的手看好一会儿，这太神奇了。

☑ 我开始发展手眼协调能力了。在这个阶段结束时，我会试着伸手拿玩具了。

父母行动指导

• 把宝宝放在镜子前让他看镜子里的自己。

• 在宝宝面前放一个玩具，然后慢慢上下左右移动玩具。起初，宝宝只会用眼睛跟随玩具，慢慢地头也能够跟着转动了。

• 和宝宝玩躲猫猫的游戏。

• 和宝宝练习"你来我往"的互动游戏，刺激宝宝的行为发育。（参考上文的相关内容）

听力

☑ 现在，我不太害怕巨大的声响了。

☑ 我喜欢听你的声音。

☑ 听到声音时，我的眼睛会看向声音的方向，头也会跟着转动。

☑ 听到喜欢的声音时，我会兴奋得手舞足蹈。

☑ 听到不喜欢的声音时，我可能会害怕或很有压力。

父母行动指导

- 多和宝宝说话，多给宝宝读书。

- 和宝宝说话时变换自己的语音、语调，让宝宝听到不同的声音。

- 多给宝宝播放音乐，但声音不要太大。

"说话"

☑ 现在，我可以发出更多的声音了。

☑ 我喜欢"咕咕哝哝"地自言自语。

☑ 我喜欢和你说话。

☑ 我的"话"反映了我的心情，听起来像生气、不耐烦、快乐或顽皮。

☑ 我开始笑了。

☑ 现在，我可以清楚地与你交流了。你可以明白我的意思，包括我是饿了、孤单还是疼痛。

☑ 我喜欢尖叫。开心时，我就会发出响亮的声音。

☑ 感到孤独的时候，我会哭闹或烦躁，希望吸引别人的注意。

☑ 在这个阶段快结束时，我开始学习使用口腔的后部和喉咙发声，能够发出声母，例如 g、k、h。

父母行动指导

- 多和宝宝面对面地说话。

- 仔细听宝宝的哭声。根据自己不同的需求，宝宝会发出不同的哭声。（参考上文的相关内容）

如果宝宝出现以下情况，请咨询医生：

- 尽管你竭力安抚，但仍宝宝持续哭闹（拒绝吃奶；换尿布后或抱着，仍不能安静下来）。

- 不会将头转向有声音的方向；有巨大声响时不会感到害怕。

- 不会用眼神与你交流。

- 不会微笑。

- 眼睛不会跟随移动的玩具。

- 坐着时总是歪头（不能保持头部直立）。

- 不会伸手。

- 腿比较僵直或软弱无力。

- 有人扶着时还不会站立。

- 身体两侧的动作不对称。

- 在这个阶段结束时，宝宝可以趴着但头不能抬到 90°。

矫正月龄 4 ~ 6 个月

哇！我现在已经过了预产期 4 ~ 6 个月了。

现在，我变成一个忙忙碌碌的小宝宝。我可以更好地控制头部了。我还在继续探索自己身体的其他功能。我也在学习如何更好地交流，让你更容易了解我的需求。在接下来的两个月里，我想弄清楚如何控制和使用自己的胳膊和双手。让我们一起玩耍吧！

让我们看看在矫正月龄 4 ~ 6 个月里，我需要学习哪些新技能，以及你可以给我哪些支持和帮助。

动作

☑ 我想在游戏垫上多待一会儿。躺在地板的游戏垫上，我学到了很多东西，包括认识自己的身体、周围的环境。

☑ 趴着的时候，我用胳膊把自己撑得很高，可以从俯卧翻身成仰卧了。这真是大翻身啊！

☑ 趴着或仰面躺着的时候，我可以挪动自己的身体，变换姿势和位置。所以，请把我放在安全的地方。

☑ 我正在学习如何从仰卧翻身成俯卧。这太难了！我可能会先把屁股翻过去，也可能把胳膊和肩膀先翻过去。但是只要能够翻过去，如何翻不重要。

☑ 我能够越来越准确地伸出胳膊，然后用手抓住自己想要的东西。

☑ 我可以单独使用自己的每根手指。我喜欢摆弄自己的手指，可能会抓住你的头发或项链，或用手掐你一下。

☑ 我会伸手去摸镜子里的自己。

☑ 我会把手指和玩具放进嘴里。有时，我会把手伸进口腔深处。哎呀！差点儿吐出来。

☑ 两只手各拿一个玩具时，我会让它们碰撞在一起。

☑ 趴着的时候，我可以伸手拿玩具玩。

☑ 当我仰卧时，你握住我的手把我拉起来，我的头会跟着一起抬起来；或者跟着我的身体一起抬起来；或者我的腹部用力，先把头抬起来，然后身体再起来。

☑ 当我仰卧时，我可能会伸手摸自己的脚趾。有时，我还可以把脚趾放进嘴里。爸爸妈妈，你俩谁能做到呢？

☑ 我可以在你的帮助下站起来，而且你不用花太多的力气扶着我。

☑ 站着的时候，我喜欢蹦一蹦。

☑ 在这个阶段结束时，当我想让你抱的时候，我会向你伸出手臂。请别拒绝我！

☑ 在这个阶段结束时，我不仅会寻找掉落的物体，还会伸手去捡它们。我真聪明！

☑ 在这个阶段结束时，我可以用手撑着让自己坐着（见下页图），就像一只小青蛙。

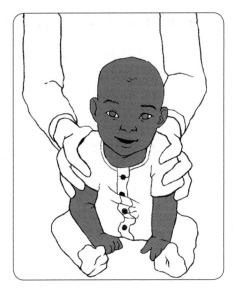

宝宝练习"青蛙坐"

父母行动指导

- 宝宝清醒的时候，让他躺在游戏垫上，头上悬挂一些五颜六色的玩具，宝宝伸手就可以碰到；或将玩具放在宝宝身边，他转头就可以看到。你需要定期更换玩具，以吸引宝宝的兴趣。

- 宝宝平躺，用手将他拉起来（见下图）。你可能会感觉到宝宝也在用力把自己拉起来。对于宝宝来说，仰卧起坐是很好的锻炼。如果宝宝的头向后仰，你需要和宝宝经常做这项练习。

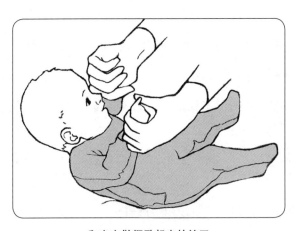

和宝宝做仰卧起坐的练习

- 当宝宝趴着的时候，在他面前放一个玩具，鼓励他伸手去拿玩具，可以增加练习的难度。注意，宝宝的脸可能会直接摔在垫子上，因此要给宝宝垫比较软的游戏垫或毯子。练习一段时间后，宝宝趴着就能伸手去拿玩具了。在这个阶段，宝宝每天趴着练习的时间应该接近 1 个小时。

- 趴着练习的时间结束后，将宝宝翻到仰卧姿势。这是一个很好的练习，可以帮助宝宝练习自己翻身。

- 让宝宝坐在婴儿躺椅上，这样他就可以坐着看看家里的各种活动。这样坐的时间不要太长，以免形成扁平头。（参考本书第三章的相关内容）

- 宝宝坐在婴儿弹力椅、秋千或婴儿车上时，必须扣好安全带，以免宝宝摔下来。

- 宝宝可以自己坐着以后，很快就可以扶着物体自己站起来了。因此，你需要把婴儿床床板放低，让围栏更高一些。

- 选择适合婴儿的安全玩具，宝宝可以抓握和放进嘴里。

- 给宝宝质地不同的玩具，例如，柔软且毛茸茸的泰迪熊布偶、硬的球、粗糙的布、有凸起的玩具等。

- 和宝宝玩"交换"游戏。先给宝宝一个玩具，然后再给他另一个心爱的玩具，看看他是否能够放下第一个玩具。

- 让宝宝两只手各拿一个玩具，鼓励他将两个玩具碰撞在一起。最好是会发出声音的玩具。宝宝成功地让两个玩具碰撞在一起时他会看起来很开心，并发出兴奋的叫声。

- 宝宝站立或弹跳时需要你扶着，并给他的身体一些支撑。如果宝宝站立时用脚趾抓地，这是因为他的脚趾抓握反射还没消失。此时，你的支撑力需要更大一些，并且不能让宝宝长时间保持站立的姿势。脚趾抓握反射很快就会消失。在此之前，长时间站立会让宝宝腿部肌肉发育不正常，并影响他以后走路和跑步的方式。在这个阶段，不要使用让宝宝长时间站立的婴儿用品，例如学步车。

行为

☑ 我就像一面镜子，可以模仿你的表情。

☑ 如果你的表情很开心或用愉快的声音和我说话，我会对你微笑。

☑ 如果你一脸不高兴或用生气的声音和我说话，我会很不安或害怕。

☑ 我可以表达我的好恶。

☑ 如果你拿走我特别喜欢的东西，我会很生气或伤心，并且表现在脸上。

☑ 我会有情绪，而且可以很快地改变自己的情绪。

☑ 我听到柔和的音乐和声音时，会安静下来。

☑ 你向我走过来时我会很兴奋。

☑ 我喜欢和你一起出门转转，看看周围的人，听听他们的声音。

☑ 看到陌生人时我会"怕生"，会感到很害怕，可能会哭起来，不像平时那么友好。

☑ 我喜欢看自己心爱的玩具或物品，它们让我很开心，也可以帮助我平静下来。

父母行动指导

• 每天给宝宝读书，和宝宝做游戏时还可以给宝宝唱歌。

• 多给宝宝播放音乐。在这个阶段，不要让宝宝看电视。

"说话"

☑ 我很兴奋的时候会高兴地尖叫。

☑ 我会模仿你的声音。

☑ 我经常"咿咿呀呀"地"说话"，我喜欢听见自己的声音。

☑ 我的哭声有高有低。我很难过的时候，哭声会变大。

☑ 我感到很无聊或孤独、烦躁的时候，会哭闹。想知道你在哪里，可以和我玩吗？

☑ 如果我需要什么东西，我真的会用声音"告诉"你。

☑ 我可以表达自己喜欢什么、不喜欢什么。

☑ 如果我的玩具被拿走了，我可以发出声音表达我的不满。

☑ 我可以放声大笑。

☑ 我可以发出两个音节，例如"啊咕"。

父母行动指导

• 多和宝宝说话。你对宝宝说几句话，然后等着宝宝回应。对于宝宝来说，这是学习语言和说话的最佳机会。

如果宝宝出现以下情况，请咨询医生：

• 趴着的时候不能抬起头。

• 帮助宝宝做仰卧起坐时，宝宝的头向后仰。

• 扶着宝宝站立时，宝宝不能双脚站立。

• 身体两侧的动作不对称。

• 自己不能翻身。

• 对眼。

• 不看周围的事物。

• 仰卧的时候，不会伸手拿玩具。

• 只能伸出一只手拿玩具。

• 不能把手放进嘴里。

• 抓不住玩具。

• 有支撑的时候不能坐着。

• 不会发出"咿咿呀呀"的声音。

• 不会将头转向声音来源的方向。

• 不会笑。

• 腿僵直或无力。

• 矫正月龄 6 个月时，宝宝不能像小青蛙一样自己坐着，即使有支撑的情况下，也不能坐着。

矫正月龄 6 ~ 9 个月

我已经超过预产期 6 ~ 9 个月了，我对周围的世界很感兴趣，我喜欢玩具和有趣的活动。现在，我会把任何东西放进嘴里，所以请拿走那些容易导致我窒息的危险玩具和令人讨厌的东西，把它们放得离我远一些。我想学习如何更好地与人沟通，以及如何坐和爬。

下面是在矫正月龄 6 ~ 9 个月时，我需要学习的技能，以及你可以给我的一些支持。

动作

☑ 当我想让你抱抱我时，我会向你伸出手。

☑ 我可以挥手表示"再见"。

☑ 吃奶时我会抓住妈妈的乳房或奶瓶。

☑ 我可以从俯卧翻身到仰卧。

☑ 我可以从仰卧翻身到俯卧。

☑ 起初，我还需要靠着枕头坐着，后来我就可以自己坐着。

☑ 我可以用手和膝盖把自己支撑起来，且晃一晃身体（见下图）。

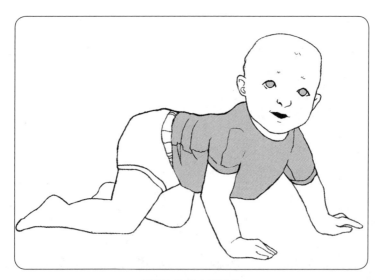

用手和膝盖支撑趴着

☑ 我抓住你的手或一根手指，可以自己站起来（见下图）。

☑ 稍微扶我一下，我就可以自己站立。

☑ 我的手指越来越灵活了，可以拿起小玩具或小块食物。

☑ 我拿到什么都会放进嘴里，请小心照顾我。

☑ 我可以把玩具从一只手放到另一只手里。

☑ 在这个阶段结束时，我可以扶着沙发或咖啡桌站一会儿。

☑ 在这个阶段结束时，我可以向前爬行，可能是肚子贴着地板爬。我可能先
    会倒着爬，然后再向前爬。哪种方式都是可以的。

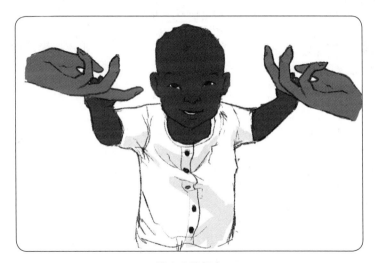

拉宝宝站起来

父母行动指导

• 这个阶段的宝宝逐渐学会爬行，且容易经常把东西放进嘴里，所以你需要
  检查一下家里的环境，保证宝宝的安全，例如，在楼梯上安装护栏、锁上
  柜门、盖住插座、拿走可能引起宝宝窒息的物品。

• 随着宝宝长大，可以让他尝试坐室外的婴儿秋千。注意不要让宝宝从秋千
  伸腿的孔里掉下来。你可以轻轻地推，看看宝宝是否能够稳住头部，他是
  放松还是害怕。如果宝宝很害怕，安抚一下，减慢速度或停止这个活动。

• 宝宝可以自己站立后，应该取下婴儿车上方悬挂的玩具，以免宝宝抓住玩

具站起来后当他松手时摔伤自己。

- 带宝宝到户外玩。你可以给宝宝涂防晒霜或驱虫喷雾，但要选择适合婴儿的安全产品。

- 让宝宝面朝你坐在你的大腿上，和他一起玩拍手游戏。你唱歌的时候，握住他的手，随着节奏轻轻摇摆。还可以让宝宝坐在婴儿弹力椅上与你一起做这个游戏，宝宝可以听着你的声音，模仿你的动作、用眼睛看着你有趣的表情（见下页图）。

- 和宝宝玩"交换物品"的游戏。（请参考上文在矫正月龄 4 ~ 6 个月时的相关内容。）

- 宝宝伸手拿到的东西，都必须是适合婴儿的安全产品。

- 定期轮换宝宝的玩具。把一种玩具收起来，几天后再拿出来，对于宝宝来说又是新鲜、有趣的玩具了。

- 给宝宝准备不同质地的玩具，让他触摸和玩耍。

- 给宝宝可以摇晃或敲打的玩具，例如，木勺和倒扣的小锅，这些都非常有趣。

- 把玩具放进箱子里，让宝宝自己发现它们。然后，再教宝宝把玩具放回箱子。

- 和宝宝玩堆叠玩具，把玩具堆得很高然后推倒。

- 在宝宝旁边吹泡泡，让宝宝抓泡泡。

- 坐在宝宝对面，把一个球滚到宝宝面前，然后再教他把球滚给你。这个游戏对现阶段的宝宝来说还比较有难度。

- 继续练习趴着。把玩具放在宝宝伸手拿不到的地方，鼓励宝宝自己爬过去取。

- 与其让宝宝坐在婴儿用品上，不如让宝宝在地板上玩耍，这样可以更好地增强他的肌肉力量和协调性。

- 你躺在地板上，让宝宝从你身上爬过去，你们一起做伸展运动。

- 宝宝坐在婴儿高脚椅、秋千、弹力椅或婴儿车上时，必须扣好安全带。

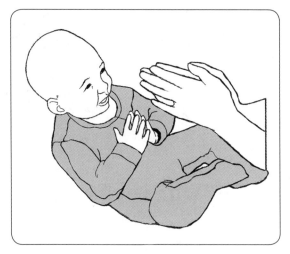

和宝宝玩拍手游戏

行为

☑ 我开始表现出自己的性格了。我是什么样的宝宝呢？安静的、活跃的、害羞的，还是善于社交的？开始一项新活动时，我很谨慎还是跃跃欲试呢？

☑ 我喜欢玩捉迷藏！

☑ 玩具从我眼前消失后，我会寻找它们。例如，玩具被毯子盖住后，我会找它；如果玩具掉了，我会向下看去找它。这被称为客体永久性认知发育。虽然我看不见掉落的玩具，但我知道它仍然存在。

☑ 如果你拿走了我喜欢的东西或停止做我喜欢的活动，我会不高兴，并向你"抱怨"。有时候，我的要求很高。

☑ 如果你问我："妈妈在哪里？"我会转过头去找妈妈。

☑ 我的注意力时间延长了，我可以独自玩一会儿玩具。

父母行动指导

• 了解宝宝的性格，更好地帮助他成长。如果宝宝比较谨慎，开始新活动前要先帮助宝宝热身，做好准备。如果宝宝比较害羞，在和陌生人见面时要给予他安抚。

• 宝宝发出声音（哭闹或烦躁）后，你一边猜测和满足他的需求，一边和宝宝说话。如果你不能马上到宝宝身边，可以先让宝宝听见你的声音，宝宝就会知道你听到他的哭声了一会儿就会过来。你可以告诉宝宝你正在做的事情，比如加热宝宝的食物或清洗玩具。

- 有时当宝宝自己不能完成某件事时，会感到烦躁或生气。此时，你需要提供支持，帮助他去解决问题。例如，也许他需要你拉一下才能靠你更近一些，或他需要你帮忙换个姿势。同时，你可以告诉宝宝你正在做什么来帮助他。

- 如果宝宝脾气暴躁，你应该减少对他的刺激，帮助他平静下来。有时他想要你抱抱他，有时他想独自待一会儿。

- 继续给宝宝做按摩。

- 如果宝宝仍然很怕生，不喜欢接触陌生人或去新的地方，你可以口头安抚他，并不断让宝宝接触新的环境和人。

- 建立日常生活的固定模式，增强宝宝的安全感。白天小睡和夜晚睡觉前的例行程序尤其重要。宝宝知道接下来会发生什么后他更容易放松和入睡。在宝宝完全睡着前把宝宝放下，让他学会自己入睡。

- 把婴儿床搬到宝宝自己的卧室。当你在自己的卧室时要能够听见宝宝的哭声，否则需要安装婴儿监视器。对于你和宝宝来说，此时过渡到分房睡很困难，宝宝需要不断地被安抚才行。

头部控制

☑ 不论是坐着、站着还是被抱着，我都能稳住自己的头。

☑ 趴着时我可以轻松地抬起头和肩膀。

父母行动指南

- 当宝宝坐着时能够稳住自己的头部和上半身后，你就可以让宝宝坐高脚婴儿椅了。

- 如果宝宝的头歪向一侧或向前倾，应该停止让宝宝坐着玩游戏。你可以在宝宝身体的两侧各放一个毛巾卷或枕头，防止宝宝的身体歪向一侧。

视力

☑ 我可以看见所有的颜色。

☑ 我喜欢看不同形状、颜色和图案的玩具。

☑ 我喜欢看绘本。

☑ 我正在学习识别面部表情，例如开心、生气和悲伤。

☑ 我仔细地观察你，模仿你的动作。

父母行动指导

• 多和宝宝一起看绘本，用手指着图片给宝宝看。

听力

☑ 我正在学习各种词语的意思，例如，"爸爸""妈妈""狗"和"不"。

☑ 听到自己的名字时我会转过头。我喜欢你叫我的名字。

☑ 我开始明白不同语音、语调的含义了，可以听出你是高兴还是生气。

☑ 我开始明白简单的词语，比如"过来"。

父母行动指导

• 6个多月时，宝宝的耳朵可以区分语言的发音了。他会非常仔细地听你说出的词语，观察你是如何说出来的，还可能会模仿你。

• 继续每天给宝宝读书，让他听语言的各种发音。

• 当你想引起宝宝的注意时，呼唤宝宝的名字。

"说话"

☑ 我会复制你的声音。如果我听见你咳嗽，我就会咳嗽。如果你笑，我就会跟着你一起笑（即使我不明白你为什么笑）。

☑ 我喜欢伸出舌头，发出咂舌音。

☑ 我正在学习发出不同的声音，例如"吃""波""嗒""呷"。

☑ 我可以说出几个简单的词语，例如"爸爸""妈妈""哒哒"。

☑ 我可以模仿动物的声音，例如"汪汪""咩咩""喵"。

☑ 我可以改变自己的语音、语调，表达高兴和不开心。

父母行动指导

- 和宝宝说话、唱歌。

- 照顾宝宝时可以告诉他你正在做什么；给宝宝穿衣服时告诉他穿的是什么衣服；吃饭时告诉宝宝吃的是哪些食物；还可以和宝宝谈一谈天气如何；等等。总之，聊什么都可以。

如果宝宝出现以下情况，请咨询医生：

- 你握住宝宝的手后，宝宝还不能双脚站立。

- 身体两侧的动作不对称。

- 趴着时，宝宝不能抬起上身。

- 不能用手臂支撑自己坐着（青蛙坐）。

- 坐着时，不能稳住头部，身体歪向一侧。

- 不能一只手拿住玩具。

- 不能把手、玩具或食物放进嘴里。

- 没有支撑时，自己不能坐着。

- 呼唤宝宝名字时，宝宝没有反应。

- 不看房间里周围的物体和人。

- 对眼。

- 不会发出声音。

- 不会笑或尖叫，发出的声音比较小。

矫正月龄 9 ～ 12 个月

看我！已经超过预产期 9 ～ 12 个月了。我喜欢走来走去，探索自己周围的世界，制造各式各样的麻烦。我可以自己玩很长时间。我正在学习发音和理解各种词语，我甚至掌握了一些简单的指令性词语。在这个阶段，我最主要的任务就是准备自己站立。

下面是在矫正月龄 9 ～ 12 个月时我要学习的技能，以及你可以给我的一些支持和帮助。

动作

☑ 我可以向前或向后爬。

☑ 我可以自己坐起来。

☑ 我可以自己坐一会儿。

☑ 坐着时，我可以转身，甚至转一圈。

☑ 我喜欢跟着音乐摇摆身体和跳舞。请抓住我的手，否则我会摔倒！

☑ 抓着你的手指或扶着家具，我可以走几步。

☑ 我正在学习爬楼梯，通常我都是用膝盖爬。尽管我做得还不太好。

☑ 你给我穿衣服时我可以帮点忙。例如，在你给我穿裤子时我会伸直腿。

☑ 我喜欢玩拍手游戏，我喜欢拍拍手。

☑ 我喜欢自己吃饭，虽然我会搞得一团糟。我会用自己的手，学着把勺子放进嘴里。

☑ 我可以用杯子喝水了。

☑ 我可以用拇指和其他手指配合（被称为"钳子抓握"）拿起玩具。

☑ 我可以从一个容器中拿出玩具，再放进另一个容器里。

☑ 如果你想要，我可以把手里的玩具给你。只要你有礼貌地提出请求，我可能会答应。

☑ 我可以将玩具从一只手放到另一只手上。

☑ 我喜欢拍打水花。我洗澡的时候可能会弄湿你，对不起啦！

☑ 我会扔球，请帮我捡起来，让我再玩一次吧。

☑ 我可以翻书。纸板书不容易被撕破，它更适合我。

☑ 在这个阶段快结束时，我可以自己站起来。

☑ 在这个阶段结束时，我可以自己站一会儿。起初也许会站得不太稳当。

父母行动计划

• 给宝宝选择适合婴儿的安全玩具，并放在一个安全的地方。定期轮换玩具，这样宝宝每次玩耍时都会有惊喜。玩耍也是宝宝的学习方式。

• 在游戏时间让宝宝做主导。对宝宝来说，把玩具扔得到处都是或把玩具扔掉再让你捡起来，都是很有趣的游戏。只要玩具非常安全，让宝宝自己决定应该怎么玩儿，他的奇思妙想会让你很惊喜，哪怕是一根木勺或电话。

• 把玩具摞起来，摞成"高塔"。然后你们一起把"高塔"推倒，宝宝一定会很兴奋。

• 把各式各样的玩具放进一个箱子里，包括婴儿书、塑料容器、泰迪熊布偶等，让宝宝探索箱子里的东西，就像是在玩一个淘宝游戏。

• 给宝宝一些摇晃或敲打时能发出声响的玩具，铃鼓就很不错。有的玩具简单操作（按键或拍打）后会弹出东西或发生变化，也比较适合给宝宝玩。

• 和宝宝面对面玩拍手游戏。

• 和宝宝玩追逐、挠痒痒的游戏。这会很有趣。

• 和宝宝玩"开飞机"游戏的升级版。你能让宝宝"飞"向玩具，并用手抓住玩具吗？宝宝需要很大的力气和很好的协调性才能完成这个动作。

• 和宝宝一起跟着音乐跳舞。

• 把玩具轻轻地扔出去，鼓励宝宝去捡回来。让宝宝自己想办法应该怎么完成这个任务。你会发现宝宝很有创意。如果他能够站着，你可以握着他的手走过去。然后，让宝宝自己想办法弯腰捡起来。

• 用枕头和玩具设置障碍，和宝宝一起玩跨越障碍的游戏。宝宝需要自己想办法跨越障碍物来到你的身边。

- 帮助宝宝学习如何上下楼梯。你要在旁边照看，以防宝宝跌倒。游戏结束后，要把楼梯护栏锁好，防止宝宝独自上下楼。

- 多带着宝宝到户外玩耍。

- 让宝宝玩水、拍打水花，但必须有人看护。即使水深只有 5 厘米，宝宝都有可能掉进去并溺水。

- 可以考虑让宝宝参加婴儿游泳项目。温暖的水会让宝宝感觉更舒服。

- 宝宝坐在婴儿用品上时，比如婴儿高脚椅、婴儿车、秋千等，必须扣好安全带，防止宝宝摔下来。

行为

☑ 我的注意力持续时间更长了。做游戏时，我可以玩儿很久都不会感到无聊或厌倦。

☑ 我会模仿你的动作，例如，把电话放在耳边、自己吃饭、用纸巾捂住鼻子、拥抱和亲吻洋娃娃或泰迪熊布偶。

☑ 我能听懂简单的词语，例如"上""不"和"都走了"。我最不喜欢"不"这个词。

☑ 如果我做的事情让你高兴或开怀大笑，我会重复一遍又一遍。

☑ 如果你让我松开一个玩具或把玩具给你，我会按照你说的去做。但如果是我最喜欢的玩具，我就不愿意了。

☑ 我会表达自己的情绪，例如开心、喜爱、害怕或嫉妒。

☑ 我可能还会怕生，包括陌生人和新环境，我会看向你寻求安慰。如果我看到你不害怕，我就会放松一些。

☑ 我会自己站起来，但累的时候却不知道怎么坐下来，所以可能我会哭起来，请帮帮我！

父母行动指导

- 按照固定的生活模式安排宝宝每日的生活，包括做游戏、阅读、喝奶或吃饭、洗澡和小睡。当这些惯例被打破时，比如在旅行期间，宝宝可能会不安心，需要你的安抚。

- 遵守固定的睡前安排程序，这样会让宝宝知道什么时候该睡觉了，会比较有安全感。现在让宝宝在自己的房间睡觉还比较困难。所以继续安抚宝宝吧！如果宝宝在一个新的地方睡觉，一开始可能睡不好。

- 继续熟悉宝宝的个性。你猜到宝宝的想法后，可以和他谈谈这种感受，用语言描述他的心情，例如，"你今天肯定很开心"或"你看起来很累"。如果宝宝情绪很低落，可以让他待在一个安全的、安静的地方，这能使他逐渐放松下来。

- 给宝宝自己选择的机会，例如，"你想要蓝色的还是绿色的衬衫？""你想吃胡萝卜还是豌豆？"

- 在安全的环境中放置适合婴儿的安全玩具，然后让宝宝自己探索。

- 保持童心，和宝宝一起玩耍。

- 在这个阶段，宝宝怕生的情况应该会有所缓解。你可以继续让宝宝接触新的环境和人。宝宝会观察你的反应，如果你表现出害怕或担心，宝宝也会变得焦虑。如果他看到你不害怕，他就更容易放松下来。你微笑地面对新环境，就是对宝宝最好的鼓励。

- 宝宝对食物很好奇，会搞得一团糟，这很正常，这是宝宝认识食物、学习进食的好机会。宝宝在吃东西前，你可以脱掉宝宝的上衣，以免弄脏衣服。等宝宝吃完后，再做清洁工作吧！

视力

☑ 我喜欢模仿你的面部表情。

☑ 我的手眼协调能力提高了。我可以准确地拿到想要的东西。

☑ 我的眼睛可以追踪快速移动的物体。

父母行动指导

- 让宝宝坐在你的大腿上，和他一起看书，你可以一边用手指着，一边告诉宝宝图片中的物体的颜色和形状。你还可以让宝宝找出书中的物体，例如"红色的球在哪里？"

- 让宝宝找到家里的物品，例如"你的绿色小卡车在哪里？"

- 带着宝宝在户外玩耍时，你可以指着远处的东西告诉宝宝它的名字。例如："看，小鸟！"

听力

☑ 我可以听出自己的名字。

☑ 你对我说话时，我在认真地听。

☑ 听到新的声音时，我会做出反应。

☑ 如果我保持不动和安静，我可以听见寂静中物体发出的声音。

父母行动指导

- 每天继续给宝宝读书，要绘声绘色地读。不同的角色要使用不同的声音，例如，读故事《小红帽》时，讲到小红帽用细细的声音，讲到大灰狼用低沉的声音。和宝宝一起看动物图片时，你可以指着图片，并发出这种动物的叫声。

- 如果想引起宝宝的注意，请呼唤宝宝的名字。

"说话"

☑ 我会叫"爸爸"和"妈妈"了。

☑ 我喜欢和你一起唱歌，虽然我的发音还不准确。

☑ 我很喜欢和你一起玩模仿声音的游戏。

☑ 我会使用自己的声音，来得到我想要的东西。如果我没有得到自己想要的，我会提高音调，这听起来似乎是我在生气。

父母行动指导

- 告诉宝宝周围物品的名字，指着这件物品然后说出它的名称，例如"狗""鞋""书""树""汽车"。你还可以描述一下物体的特征，例如，"软软的小熊""凸起的玩具""湿湿的布"。

- 向宝宝描述你的日常活动。

- 宝宝正在学习语言，因此不要使用婴儿语言，而要使用简短的命令或句子，例如，"你饿了吗？""爸爸呢？""别碰。"

- 和宝宝在一起时，要以身作则，树立良好行为的榜样，并使用礼貌用语，例如"谢谢""请"。

如果宝宝出现以下情况，请咨询医生：

- 不能独立坐着。

- 不会爬行。

- 拉着你的双手时自己不能站起来。

- 没有你的帮助时不能站立。

- 用脚趾站立。

- 站立时不能轻微上下弹跳（膝盖稍微弯曲，然后伸直）。

- 不能捡起小玩具或小块食物。

- 身体两侧的动作不对称。

- 不会模仿声音。

- 不会使用具有意义的词，例如"妈妈"或"爸爸"。

- 回避眼神接触。

- 对玩耍或阅读不感兴趣。

- 不会观察周围的事物。

- 关于宝宝 1 周岁以后的生长发育标准，有很多资料可以参考，宝宝的医生可能也会给出建议。另外，你可以访问我们的网站 www.preemiecare.ca，获取更多的资源。

最后的话

通过与宝宝交流，了解宝宝与外界互动的方式，你们会建立起牢固的亲子关系。在和宝宝做游戏的过程中，你为宝宝的成长提供了最佳的支持。祝你和宝宝玩得开心！

　　孩子长得很快。转眼间，宝宝会自己坐着了，然后开始走路，很快她就要去上学了。我想对其他父母说，享受和宝宝在一起的每时每刻吧。不要急着向下一个发育阶段出发，不要总是想开始下一个任务，不要为了未来而活，要活在当下，活在今天。什么也不做，就陪着宝宝玩一个玩具，宝宝想玩多久，就玩多久，这也挺好的。让日常生活变得有趣些吧！如果你要叠衣服，可以把衣服倒在地板上，让宝宝挑选先叠哪一件。如果你要清洁地板，可以打开音乐，和宝宝跳着舞一起做。不要总是举着相机给宝宝拍照。先拍一张照片就好，然后全心全意地陪宝宝。这些和宝宝在一起的时光，才是你最珍贵的礼物。

专家建议

早产儿父母度过这一阶段的关键策略：

- 了解宝宝的独特气质。

- 了解宝宝发出的信号。

- 通过"你来我往"的互动活动来开发宝宝的大脑。

- 练习趴着，这是宝宝的一项关键技能。

- 学会辨别宝宝的不同哭声，了解对应的含义。

- 尝试用我们的建议，来安抚烦躁或哭闹的宝宝。

- 了解宝宝的矫正月龄。

- 使用生长发育检查表来监测宝宝的成长。

- 根据"父母行动指导"去做，能更好地促进宝宝的发育。

- 如果实施"父母行动指导"后，宝宝仍未达到相应月龄的发育里程碑，或者你很担心宝宝会有任何发育问题，请咨询医生。

第七章

浮出水面——自我照顾

许多父母在照顾早产儿时，忽视了自己的个人需求。与照顾足月儿相比，早产儿父母要承担更多的任务和责任，也会面临着更大的精神压力。为了宝宝的健康，他们牺牲了很多。宝宝在离开 NICU 后，便成了父母关注的焦点，这一点无可厚非。然而，"过来人"会告诉你，你也需要照顾好自己，不能长期忽视自己的需求。否则，你、宝宝和家人的身心健康都会受到影响。

宝宝出院后，父母应该如何照顾好自己呢？这是本章的重点。在工作中，我们遇到过一些成功且幸福的父母，他们能够在婴儿的需求、其他的人和事物之间找到平衡。他们的经验和策略值得思考。另外，我们研究文献，为早产儿父母找到了非常实用的方法，可以在繁重的家庭任务中保持身心健康。我们为你出谋划策，帮你保持经营个人生活和承担家庭责任的平衡。在接宝宝出院回家后的第 1年里，我们提供的 6 个关键点会是你的"救生圈"，当你不堪重负快被淹没的时候，可以用它浮上水面，开始呼吸。如果你获得的支持不足，时常感到心力交瘁，很容易患上心理疾病。对此，我们也会关注并给出了合理的建议。最后，我们希望每位父母都能到达成功的彼岸：与宝宝一起乐享生活，并在照顾早产儿的经历中找到生命的意义。

♥ 每位父母都想竭尽全力做到最好，想同时照顾好新生宝宝、大一些的孩子和家庭其他成员。我觉得自己有第一个孩子时做得很好，但他是一个足月儿。然后我们有了第 2 个孩子，他先是在 NICU 里待了很长时间，然后带着氧气包出院回家了。宝宝回家时，我的身体还比较健康，因为产后已经恢复好几个月了。但是我完全没有想到，照顾一个早产儿会那么累，好多的医院复查、频繁吸奶、给宝宝哺乳和用奶瓶喂奶，还要小心不要让宝宝反流，要做的事情太多了。我只能让大宝总是看电视和吃快餐。我们都感到生活很紧张，快崩溃了。我和伴侣几乎没时间说话。我感觉自己身体有些不舒服，心里也似乎觉得不复原来。我又回到了原来宝宝所在的 NICU。宝宝的护士问我最近怎么样，我哭了。我不知道怎么做才能让我的生活和家庭回到正轨。虽然我很能干，却没有意识到我不应该忽视自己的需求那么久。我被压得快喘不过气来了。

打造你自己的救生圈

做出一些细微的改变，让自己更舒适一些。这是保护身心健康的首要措施，也是最重要的一步。作为宝宝的看护者，照顾好自己是避免精疲力竭的关键，这对父亲和母亲都很重要。自我照顾有几个关键的领域，本章将为你提供详细信息，并告诉你在生活中可以做出哪些积极的改变。以下 6 个方面是自我照顾的基本点，可以保障你和家人的身心健康。

营养充足

NICU 的经历犹如一场噩梦。在第一章里，我们提供了应对策略，希望可以帮助你照顾好自己，并知晓充足的营养在自我照顾中的重要作用。现在，接宝宝出院回家了，你要全权负责照料早产儿和你自己，吃好饭可能都很困难了。也许你会感觉不饿或大多数时候只吃不健康的方便食品。事实上，每天定时吃有营养的食物可以让你的身体感觉好一些，更有能力处理日常事务。

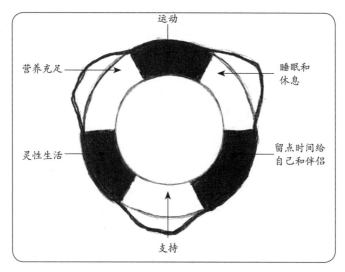

这 6 个关键点帮你浮出水面、自由呼吸

我记得丈夫下班进门时我看着他泪流满面。晚餐我们只有爆米花，家里没有吃的了。我靠咖啡和米糕支撑着。我们互相看了看，意识到必须做出一些改变。如果想照顾这个早产儿和我们自己，我们需要制定和实施更好的膳食计划，准备充足的食物，加强营养。

你可以改善自己的饮食习惯。

行动计划：加强营养
采用下面的方法，可以帮助你加强营养：

- 制订膳食计划。找到可以帮助你准备餐食的人，一起坐下来，为接下来的 3 ~ 4 天计划简单的膳食。制定购物清单，安排购买食品。如果经济上比较宽裕，可以联系和预约餐饮服务。即使每周 2 ~ 3 天，也会有很大改善。

- 你在家里忙碌时，可以随身带一个水瓶并装上牛奶、富含维生素和矿物质的饮料、水或果汁。口渴的时候可以随时喝一口。如果你要给宝宝哺乳或吸奶，不要饮用大量含有咖啡因的饮品，这会影响宝宝的睡眠，导致他焦躁不安。

- 每两个小时吃一些健康的零食。谷物、蛋白质、水果和蔬菜、乳制品，这 4 类食物比较合适。每次少吃一些，每天吃 6 次就能基本满足你的需求了。

- 出门时，为自己准备一份食物，可以是一瓶水和打包好的食物，例如，新鲜水果、饼干、麦片、奶酪棒、蛋白质棒或坚果。这样，出门在外时你也可以补充能量。

- 购买洗净的蔬菜（小胡萝卜、樱桃番茄、袋装沙拉、新鲜水果或水果干）。

- 选择健康、易于烹制的谷物（糙米、全麦面食、藜麦、全麦卷饼或玉米饼、皮塔饼和全麦米饼）。

- 多喝牛奶、强化营养大豆饮料、杏仁奶、乳清蛋白奶昔、希腊酸奶（蛋白质含量更高），多吃奶酪。

- 购买容易制作的肉类和替代品：罐装食品和冷冻餐食，例如，冷冻鱼、冷冻肉馅饼、肉丸（火鸡或牛肉）、豌豆汤等。

- 分阶段完成食材准备的任务，不要一次性做完。例如，早上切菜、中午腌肉、下午削土豆皮。

- 提前准备好食材，然后小火慢炖。前一天晚上准备好食材，第二天只需要放入锅里慢慢地炖熟就可以吃了。

- 如果有人来拜访，送礼物或想为你做顿饭，安心接受就好。还可以请亲朋好友送食物给你。虽然鲜花很漂亮，但是只有食物才能填饱肚子。

......

运动

一天到晚忙忙碌碌，你可能觉得没有时间运动，或者你根本就不想运动。然而，即使少量运动也会有帮助。实际上，运动可以增加你的能量。别犹豫，你只需要迈出第一步就可以。

♥　　对我来说，重新开始运动很困难。在怀孕期间，我每周都会游泳、做瑜伽和上健身课。后来，医生告诉我要卧床休息，停止一切运动。然后我就接受了紧急剖宫产，我的早产宝宝在 NICU 里待了两个月，后来我们就出院回家了，我也几乎没时间再开始运动了。当我意识到运动的重要性以后，我又开始了比较有强度的运动。因为体重增加了，我运动时感到重心都不稳了，以前可以做的动作，现在却很困难，这让我十分惊讶。于是，我慢慢地从头开始，先从低强度运动开始，例如，先经常出去散散步、呼吸下新鲜空气。渐渐地，我的体重减轻了，我感觉自己好像恢复到了从前。所以，新妈妈想运动的话不要心急，从点滴开始，积少成多，要记住，对自己要多一些关心。

经常运动会有诸多好处，它是自我照顾的重要部分。

- 运动会刺激身体分泌"快乐"激素，提升你的情绪和能量水平。

- 能减轻压力和焦虑。

- 有助于建立良好的睡眠。

- 减少肌肉张力，让你感到放松。

- 让头脑冷静，获得更好的视角，以便应付紧张或焦虑的情绪。

- 增强自信心。

- 有机会多与他人社交，多些个人空间。

- 有助于减肥、调理身体状态。

行动计划：提升活跃度

采用下面的方法，可以提升你的活跃度：

- 咨询医生你有什么运动限制。

- 选择适合自己的运动。也就是选择自己喜欢的运动形式，这样才比较容易坚持。

- 与其偶尔长时间运动一次，不如进行定期、短时的运动。

- 找人帮忙照顾宝宝。这样你才有自己的时间锻炼身体。

- 带着宝宝一起运动。你可以用婴儿背带、自行车拖车或婴儿车，让宝宝和你一起运动。

- 参加"妈妈和宝宝"的健身课程。

- 和朋友一起锻炼，或看看社区有没有婴儿车散步项目。

- 在家锻炼。可以参考一些运动相关的书籍，或者利用一些健身手机软件。

- 最开始5分钟的运动量就可以了，也许就是走到街区尽头再走回来。这样活动5分钟后，如果你愿意，可以继续走，但这不是必须做的。一开始，你只要完成5分钟的运动量就可以了。

♥ 　　胸前式背包和婴儿车就是我的新健身器材。早上健步走很棒，宝宝全程在睡觉。傍晚，我就和伴侣或我的妈妈推着婴儿车散步。起初，我们走得比较慢，因为我的身体还没有完全恢复。现在，我们走路的速度加快了。宝宝长大一些后，我才能重新开始定期锻炼。在此之前，健步走就是很不错的运动。

睡眠和休息

睡眠和休息对于身心健康非常重要。然而，一旦宝宝出院回家后，你就很难获得充足的睡眠和休息。很多早产儿妈妈都不能连续睡觉几个小时，主要原因是需要照顾宝宝。睡眠不足会损害心理健康，因此，尽量做好日常安排，多睡、多休息很重要，在这方面花时间是值得的。

♥
　　宝宝睡,妈妈也睡。但是我做不到。我的家人住得离我很远,根本帮不上什么忙。我要做的事情太多了(吸奶、洗奶瓶、记录宝宝的吃奶量、给宝宝预约复诊),根本没有时间小睡一会儿。这让我疲惫不堪。连续几周,我每天只能断断续续地睡大约4个小时。由于睡眠严重不足,我都想离家出走了。我的脑子迷迷糊糊的,但当时我不知道这是睡眠不足引起的,我以为我要疯了。现在回想起来,我知道我的感觉和持续睡眠不足有直接关系。我请丈夫帮忙,他开始负责一部分夜里给宝宝喂奶的任务,这样我就可以睡觉了。或者在他给女儿喂奶的同时我吸奶,这样在两次喂奶之间,我们俩都可以睡一会儿。我的夜间睡眠基本有保障了。几个晚上以后,我就感觉好多了。

行动计划:睡眠和休息

采用下面的方法,可以改善睡眠和休息:

- 请求帮助。你可以请朋友或伴侣帮忙照看宝宝或分担一些家务,以便你可以早点睡觉或小睡一会儿。很多妈妈都说,连续5个小时的睡眠可以有效缓解焦虑、改善不良情绪、提高应对压力的能力。

- 建立一个睡前仪式或习惯。宝宝出院回家了,你可能需要调整自己以前的睡前习惯。睡前有个帮助放松的仪式或习惯,可以提高我们的睡眠质量,例如:泡个热水澡、轻松愉悦地阅读、听轻音乐、做深呼吸或放松练习等。每次睡觉前,先自己抽出一点儿时间放松下来。

- 每天晚上尽量在固定的、合理的时间上床睡觉。这有助于大脑和身体保持稳定的状态,让身体知道什么时候应该保持清醒,什么时候应该睡觉。

- 重视自己的休息时间。即使你睡不着,躺下来休息一会儿也很好。

- 请记住,如果你夜里经常起来照顾宝宝,白天就应该多休息,以弥补夜间失去的睡眠。

- 白天宝宝睡觉的时候,强迫自己躺下休息至少一次。即使休息20分钟,对你的身体也会很有好处;休息45分钟,你会感到神清气爽;休息 90 分钟，就是一个完美的睡眠周期。

- 快到睡觉时间时，不要给自己安排任务，留出一点时间制定明天的待办清单，允许自己把任务留到明天再完成，以便应对日常生活的压力。

- 调整对自己的期望值。家里有了一个早产儿，生活上势必要做出许多改变。如果你不能调整自己的标准，就很难安排时间，获得自己需要的休息或睡眠时间。

- 选择舒适、放松的地方睡觉。大多数人在黑暗、安静且有点凉爽的卧室睡得最好。摆满物品的沙发可不是小睡的好地方。

- 睡前 2 个小时减少或停止喝含有咖啡因的饮品。一些专家建议，下午 4 点以后避免饮用任何含有咖啡因的饮料。

- 睡前两小时不要运动。虽然定期运动有助于睡眠，但是如果运动时间离睡觉太近，你可能很难入睡，因为你的身体仍然处于活跃的状态。

- 睡前避免饥饿或吃得太饱。如果睡前饿了，可以吃一些低碳水化合物零食如麦片。

♥　极度缺乏睡眠时，我的焦虑达到了顶点，我也意识到了自己严重睡眠不足。在这种时候，我会告诉自己，不要想太多事情。我还会让伴侣提醒我，感觉心情很糟糕是因为我太累了，只要休息一下我就会感觉好些。

♥　宝宝刚出院回家时，夜里我和伴侣轮流小睡，才度过了那段困难的时期。第 1 个孩子出生时，我给她哺乳，所以夜里我自己起来就可以了。然而，照顾这个早产儿时，夜里我只负责吸奶，伴侣负责喂奶，这样我们共同承担了喂夜奶的任务。我用吸奶器吸奶，没有给宝宝哺乳，这让我有点儿难过。但是伴侣分担了给宝宝喂夜奶的事情，让我可以睡个好觉，这真的很重要。我起床照顾宝宝时，夜里静悄悄的，我可以很专心地陪着他，心里满是爱意，因为我休息好了。

留点时间给自己和伴侣

成为父母后，你很容易忘了给自己留点时间。如果你有个早产儿，尤其如此。对于有些女性来说，会因为给自己安排了个人时间、没有一直照顾宝宝，而感到内疚。大多数男人忙于赚钱养家，同时努力为妻子分担照顾宝宝的事情。如果你是单亲家庭，为自己留点儿时间会非常困难，因为你有很多事情需要处理。然而，宝宝出院回家后，给自己留些时间是自我照顾中很重要的一部分，也是心理健康的保障。

行动计划：放松

采用下面的方法，可以帮助你留出时间让自己放松一下：

- 为自己做一些事情，让自己感觉很舒适和快乐。每天都应该有一些开心的时刻，这可以保护我们的身心健康，免受负面压力的影响。通常，人们在感到压力或时间紧迫时，会自动减少生活中有趣的部分，这不但于事无补，还会降低生活和工作质量。如果每天的生活全都是围绕着照顾宝宝和家务展开，你的心情很容易沮丧，也做不好事情。

- 为自己留出更多的时间。有些女性调整了自己的预期，并做到了这一点。例如，做有些家务的频率可以降低，或只做一部分家务。还可以从待办事项清单中删除一些不必要的任务，例如，可以不自己做饭或者购买熟食或预制食品。节省下来的时间就可以留给自己支配。生活中，有些事情是你能够控制的，那就好好利用这部分。至于你不能控制的，那就顺其自然吧。

- 确保每天都有休息或放松的时间。在宝宝心满意足或睡觉的时候，你就可以利用起来。不要从早到晚都忙忙碌碌，没有时间放松自己。一定要有休息的时间，即使很短。为此，你需要降低预期，停止要求自己每天完成很多任务，放慢日常生活的节奏，学会"活在当下"，这会让你感觉更好。下面是一些放松和休息的建议：

  涂点儿有香味的乳液　　　　在图书馆看看书

  画画或涂色　　　　　　　　联系老朋友

做做白日梦	进行可视化冥想
拼拼图	用茶具沏茶品茗
喝一碗热乎乎的汤	做些园艺
出去走走	记日记
编织	让别人抱抱你
听你最喜欢的音乐	看看老照片
冥想	涂指甲油
逗逗你的猫或狗	练习渐进式肌肉放松
练习放松呼吸	尽量抽出一些时间阅读
在舒适的毯子上休息	坐在摇椅上摇一摇
坐在阳光下	安静地坐 5 分钟
在大自然中待一会儿	洗个澡
看场电影	看看落日

- 请求别人帮忙或接受别人的帮助。不要独自默默地忍受，要告诉别人你的需要。从长远来看，这对每个人都有好处。

- 多与他人联系。在人际关系上花些时间，例如，写封简短的邮件、给朋友打个电话、约朋友喝杯咖啡、和伴侣共度一段美好时光等。

- 找些乐趣。玩耍是自发的，你可以暂时放下日常生活的责任，培养自己的一些兴趣爱好。

- 维护你和伴侣的关系。两个人团结在一起力量会更强大。找个时间安顿好宝宝，你们两人单独在一起。你可以请亲友团的人帮忙照顾宝宝。早产儿父母可能会担心宝宝太脆弱了，别人可能不知道该怎么照顾他。因此，你需要找一个可靠的帮手，并教他照顾宝宝的特殊方法。起初，你离开的时间应该比较短，以后可以慢慢地延长。对于能够有时间重新开始性生活的夫妻，要注意一点，即使你正处于哺乳期，也要采取避孕措施，以免怀孕。除非你希望家里再增加一个宝宝，否则请使用避孕措施。早产后，如果间隔时间很短再次怀孕，可能会导致连续早产，且早产时间可能会比前一个婴儿更早。再次怀孕之前，你的身体需要休息和恢复。关于怀孕间隔，你可以咨询医生，并讨论如何使用避孕药，因为避孕药会影响母乳分泌。如果你不确定使用哪种方式避孕，请咨询医生。留出时间给自己和伴侣会帮助你应对日常生活的压力。这一点应该享有优先权！

孩子出院回家后的几个月里，伴侣和我感觉就像在黑夜里行船。我们用一些细小的方式，维持彼此的联结，并努力坚持。例如，每天我们一起坐在沙发上待 15 分钟。我告诉他，我很感激他努力工作，支撑着这个家；对我的付出，他也表示感谢。有时候，我们会讨论一些预防措施：如果我们有一方心理上出现问题，我们应该怎么做。有时候，我们一起坐着看熟睡中的宝宝们，感叹他们是生命的奇迹，以及我们所经历的艰难时刻，包括从宝宝进入 NICU，到出院回家，一直到此时此刻。每次这样做之后，我们都感到心里又充满了力量，获得了很多宝贵的新观念。

我和丈夫两个人经常开玩笑说，我们在为人父母方面能够突飞猛进，但在夫妻关系方面却懈怠不前。女儿出生前，我们有很多时间可以做任何我们想做的事情。现在，我们每天的生活都围绕着照顾孩子展开。一天结束后，我们精疲力竭，没有多少精力留给彼此了。起初，我们都觉得把孩子留在家里两人单独出门不合适，于是我们策划了"在家约会之夜"。我们，点燃壁炉，一起做晚饭，一起坐在地毯上聊天。我们充分利用这段时间维护我们的关系。为人父母的生活总是忙忙碌碌，但我们会继续优先考虑"二人世界"的安排。

寻找自己需要的支持

为人父母后，生活会发生很多变化。此时，家人朋友也会提供很多支持，发挥重要作用。对于早产儿家庭，他人的支持更加重要。另外，健康的人际关系可以保护人们的心理健康。实际上，多建立和加强健康、支持性的人际关系是生活幸福的重要方法。

他人给予的支持有很多种形式，例如，情感支持、具体事务支持和社交支持。在第一章里，我们提供了很多方法，指导你构建自己的支持系统。现在，我们一起来复习一下：

支持的类型

	定 义	自我提问
具体事务支持	帮助你完成一些基本的具体事务，包括待办清单上的事情；能提供这种帮助的人有你的家人、有责任感的邻居或雇人帮忙	需要帮手时，我可以给谁打电话？谁可以帮忙跑腿？谁可以帮忙做日常家务？谁可以帮忙照顾孩子
社交支持	可以提供社交机会和陪伴的人或团体，例如，你在NICU里认识的父母、你的朋友等	和哪些人在一起时你有归属感，更放松？你想再次联系哪位（哪些）朋友？你能联系哪位早产儿的父母
情感支持	给予你情感或精神支持的人或团体，例如，你最好的朋友、心理咨询师	在你的生活中，谁可以让你的自我感觉很好？可以让你更自信、更有力量？遇到烦恼或担心的时候，你会和谁聊聊

能够提供这3种类型支持的人或组织有很多，例如：

- 你的伴侣、父母、兄弟姐妹、大家庭其他成员。

- 你的朋友、同事、在NICU里遇到的其他早产儿的父母。

- 你的邻居、社区工作人员。

- 支持团体，如产后支持小组、母乳喂养小组、年轻或单身妈妈小组、移民妇女协会、文化团体、原住民中心、社交媒体（例如，针对早产儿父母的互助小组等）。

- 雇佣支持，如保姆、管家、导乐（为孕产妇提供支持的人）、产后服务公司、小时工。

- 医疗保健，如家庭医生、儿科医生、公共健康护士、心理学家、精神科医生、健康顾问、社会工作者。

行动计划：支持

采用下面的方法，可以帮助你构建自己的支持系统：

根据上文的 3 种支持类型，想一想在你的生活中谁可以提供什么样的支持。然后列出名单，填入下面的表格，并写出他可以做什么来支持你。

你的支持系统

支持类型	人、团体、机构	如何支持你
具体事务	1. 2. 3.	
社交支持	1. 2. 3.	
情感支持	1. 2. 3.	

寻找自己需要的支持，你可能有些犹豫，担心别人太忙或觉得别人应该知道你需要什么。别瞎猜，直接开口说吧。首先，你要明白自己需要什么。你想寻找什么类型的支持？需要别人动手帮助你做哪些事情？还是需要一个听你倾诉的朋友？你需要一次，还是每周一次？把你的需求填入上面的表格，然后开口寻求支持。照顾一个早产儿是很繁重的任务，很多时候，其他人不明白这一点，所以你需要讲出来。总会有人回应你的需求，帮助构建你的救生圈。

♥ 在 NICU 里结交的朋友给了我们很多的支持，因为他们以如此独特的方式理解我们。现在，我们成为了终生的朋友。我们家庭中有些成员不明白，为什么宝宝从 NICU 出院回家后，我们花了那么长时间才回归正常生活？虽然他们不完全理解，但依然给了我们很多的支持。当他们最初提出质疑的时候，我感到十分气馁。但是，我们认识到，不同的人可以给予不同的帮助，特定的事情需要特定的支持。因此，我们学会了分类使用各种支持资源，有些支持用于后勤，有些用于照顾宝宝，想要讨论面临的困难和情感问题时我们就寻求专业心理咨询的支持。

"救生圈"不够用了，怎么办

早产妈妈承受的压力水平远远高于足月分娩的妈妈，且更容易发生孕产后心理健康问题，包括焦虑症和抑郁症，以及创伤后应激障碍（Post-Traumatic Stress Disorder, PTSD）综合征，甚至早产儿的爸爸也会经历这些问题。早产可能对母亲和婴儿造成实际的或潜在的严重伤害或死亡，是具有创伤性的事件。

本章节包括一些常见的心理健康问题和症状。这些心理健康问题会影响母婴依恋关系和宝宝的发育，因此你最好能够识别自己或伴侣的症状、知道应该怎么做，并知道如何去获得帮助。如果你感觉自己和平时不太一样或发现自己的伴侣表现不正常，要及时寻求帮助。一定要多关注自己的心理健康问题，可以问问伴侣和朋友，你看起来是否正常。

令人欣慰的是，你可以找到帮助。受心理健康问题影响的女性和男性都不必默默忍受，可以接受治疗。在适当的照顾和支持下，你可以完全康复。

出现心理健康问题的高风险因素

如果你有以下情况，出现心理健康问题的风险可能更大：

- 曾经患过精神类疾病，如焦虑、抑郁、双相情感障碍、强迫症。
- 家庭成员中曾有人患过围产期精神疾病。

- 没有人帮忙照顾宝宝、睡眠不足、过度疲劳。

- 婚姻或家庭关系紧张。

- 有经济压力。

- 你自己、亲人或宝宝身体健康有问题。

- 生育多胞胎，例如双胞胎或三胞胎。

- 是 A 型或完美主义人格。

焦虑或担忧

随着早产儿的出生，父母经历了很多变化，面临很多的不确定性，进而会感到担忧。父母担心宝宝，这是很正常的。更何况自己的宝宝提早出生，身体很脆弱，并住进了 NICU，父母自然会感到压力重重。

> ♥ 　　在 NICU 时，每时每刻我都在担心自己的宝宝。他能活下来吗？他疼吗？他体重增加了吗？随着他变得强壮，我的担忧也从未消失，只是内容发生了变化。现在，我会担心下周和未来的事情。他在学校会好吗？他会恋爱结婚吗？为人父母，心里的牵挂永远不会消失。欢迎来到父母的世界。

对许多父母来说，在 NICU 里的日子很艰难。但是，接宝宝出院回家后，担心和焦虑并没有结束。你可能会害怕无法在家照顾宝宝。宝宝的身体状况可能会出现反复，或不得不重新住院，或出现新的疾病。你本身也在经历着各种变化，包括人际关系、生活方式，还可能面临经济压力和医疗费用。有些父母更容易焦虑，虽然意识到自己的恐惧有点夸大或不现实，却无法停止这些令人焦虑的想法。低水平的焦虑是有益的，可以激励我们去完成任务、提高注意力、保持警觉、躲避危险。然而，当焦虑变得强烈、且持续很长时间或干扰正常生活时，你必须寻求帮助。如果过度担忧或害怕占据了你大量的时间和能量，并影响到了正常的生活质量，你可能是患上了过度焦虑症。

> ♥ 每时每刻，我都担心女儿的吃奶量。我计算着她喝的每一毫升，希望能够达到护士建议的目标数量。每天我都祈祷她能够达到目标。而女儿很少能够成功，我越来越担忧。几个月过去了，我的女儿开始吃辅食了，体重增加得很棒，但我依然很焦虑她的饮食，每天475毫升（两勺）已刻进了我的大脑。我向一位社会工作者寻求帮助，她专门研究围产创伤。在她的支持下，我克服了那些焦虑。作为早产儿的父母，我们的经历难以预料、令人害怕，是一个充满艰辛的学习过程，需要学会求助。向朋友和家人请求帮助是很正常的。如果出现问题，应该及时寻求专业帮助，不要感到难堪。

以下焦虑症状需要引起注意：

- 呼吸急促。

- 胸痛或胸闷。

- 感觉自己的心脏怦怦在跳。

- 头晕。

- 发抖。

- 出汗或发冷。

- 恶心。

- 感觉麻木或刺痛。

如果你的焦虑持续发展，并出现上述症状，那么你的焦虑可能已经发展成为广泛性的焦虑。如果这些症状突然出现并伴随着强烈的恐惧感，那就是惊恐发作。这是身体的压力反应系统发出的"误报"。如果你认为自己的焦虑可能是焦虑症的表现，请咨询健康专家。

> ♥ 4个月前，我生下了26周大的双胞胎。在NICU里，我们度过了90多天，经历了很多起起落落。出院后，我没有时间照顾自己。宝宝

们的需求很多，每3个小时喂一次奶，我睡得很少。有时候，我觉得身体很不舒服和心情烦躁。我感到气喘吁吁、心跳加速、汗流浃背、手脚刺痛。我怀疑自己是否是心脏病发作，快要死了。第一次发生这种情况时，我去看了急诊，但医生说我的心脏没有问题，可能是惊恐发作，然后让我回家了。

这种发作让我很害怕，而且越来越频繁，每次症状突然就出现了。大多数发作是在我离开家的时候，尤其是当我在超市或拥挤的地方时。我开始避免离开家。我不明白这怎么会发生在我身上——我一直都很独立。我开始不喜欢自己的宝宝了。

我害怕人们认为我疯了，所以不敢告诉任何人自己的想法和恐惧。幸亏我妈妈注意到我有些不对劲，她劝我去跟医生谈谈。医生帮助我获得了所需的治疗。在接下来的几个月里，我的症状减轻了，而且越来越喜欢和宝宝们在一起了。

焦虑可能伴随着抑郁，可能是因为持续的焦虑令人感到抑郁。抑郁症和焦虑症的症状有些相似。下面会有更多关于抑郁的内容。

在一定程度上，每个人都会担心。然而，对某些人来说，这种担心会变得过度，让人难以承受。有些女性在孕期或产后会陷入过度担心，此前她们从不认为自己是个容易担心的人。还有些女性曾经历过焦虑，现在她们的焦虑症状又出现了或更加严重了。

在许多情况下，这种过度担心还伴随着身体不适，例如：

• 烦躁不安，感觉"紧张"或"快崩溃了"。

• 疲劳。

• 难以集中注意力。

• 易怒。

• 肌肉紧张、疼痛、酸痛。

• 有睡眠问题。

对某件事过度担心的人，会从他人那里寻求信息或安慰，以便暂时缓解自己的担心。然而，担心很快又会回来，又会开始担心其他事情。这种过度担心侵扰了大部分的日常生活，会影响到正常活动。然而，当事人并不清楚什么情况会触发过度担心，而且这种过度担心常常会伴随着最坏的场景。这些想法似乎是强行侵入心里，令人无法控制。

如果你发现自己清醒时的大部分时间都在担心，且很难停止这些想法，那么你可能已经陷入过度担心。这些担心和害怕会像滚雪球一样，发展成为焦虑，最终影响你的行为。

如果出现以下情况，你可能已经陷入过度担心：

- 不能将宝宝留给他人照顾，或不能让宝宝离开你的视线。

- 夜间多次醒来，查看宝宝是否有呼吸。

- 因为担心自己睡着的时候宝宝会发生意外，所以无法入睡。

- 频繁给医生打电话。

- 频繁向他人寻求帮助。

- 由于过度担心宝宝健康，频繁在互联网上搜索相关的医疗信息。

不幸的是，这些行为虽然出于善意，但最终会使焦虑持续下去。记住，我们每个人都会时常感到焦虑，尤其是当我们感到受到威胁的时候。有些经历很容易触发我们大多数人的焦虑。

陷入焦虑，要主动寻求帮助

主动寻求帮助很重要。不幸的是，家里有早产儿出生后，许多人都陷入了焦虑，却没有寻求治疗。有些人担心自己会被贴上标签，或害怕别人认为自己小题大做，所以觉得难以启齿，无法向他们的保健服务人员倾诉自己的感受。有些人感到很羞耻，因为自己没有像人们期望的那样开心。有些人害怕别人会认为自己无法照料宝宝。还有些人心里有可怕的、想伤害宝宝的想法；或觉得自己太焦虑了，无法带宝宝去医院体检或复查，无意间让宝宝的情况恶化了。由于这些想法，过度焦虑者可能不会寻求帮助。尤其是男性，因为他们很少接受医疗服务，很少发生健康问题，所以往往更不愿意寻求帮助。另外一个阻碍可能是费用，因为有些专业服务价格昂贵，且不在医疗保险的范围内。你可以咨询医生，看看是否有价格合适的心理专业服务。

> ## 行动计划：焦虑
>
> **采用下面的方法，可以帮助你应对焦虑：**
>
> - 正如本章节开头所述，在生活中做出一些细小的改变，开始照顾自己。这是关键的一步，可以让你开始感觉好一些。
>
> - 找到更多可以给你社交支持的人。
>
> - 参加支持小组。
>
> - 接受心理咨询服务。
>
> - 定期看医生，可能还需要服用处方药。

早产儿出生后，针对父母陷入的过度担心或焦虑，有很多有效的治疗方法。第一步是把你的症状告诉医疗保健专业人员，从而获得帮助，让自己感觉好一些。对于许多人来说，过度和无法控制的担忧属于焦虑症，是可以治愈的。专业的医疗人员会评估你的情况，确定你是否属于这种症状。你可以和医疗保健人员谈一谈，选择适合你的治疗方案。

♥

这些感觉很正常。明白这一点很重要。陷入焦虑的父母不敢寻求帮助，因为担心其他人会认为自己无法照顾孩子。实际上，专业人士认为，寻求帮助是一种很有力量的表现。

回想起来，我生完第一个孩子的时候，可能就需要帮助，来缓解我的焦虑。然而，我不敢告诉任何人自己的内心感受，因为我不想让别人认为我不能照顾自己的孩子。后来，我的第二个孩子在 NICU 时，我知道我又陷入了焦虑中，我需要帮助。我坦率地和一位心理治疗师谈了谈，并制定了应对策略。起初，我觉得自己很脆弱，但心理治疗师向我保证，我的感受很普遍和正常。过了很长时间，我学会了控制自己的焦虑。这改变了我的整个生活，帮助我成为一个更好的妈妈。

•••••••••••••••••••••••••••••
抑郁和产后抑郁症（PPD）

多达 25% 的女性会经历产后抑郁症（Postparturm Depression, PPD），早产还会增加这种可能性。虽然孩子的出生会带来很多积极的东西，但也需要我们对生活的重心做出重大调整，还会改变我们看待世界的方式。宝宝出生后，生活发生了许多重大变化，尤其是在睡眠、日常生活、角色和人际关系方面。

宝宝出生后，如果妈妈陷入了抑郁，也会影响到宝宝的情绪、行为、思想和身体健康。下面的表格列出了抑郁的特征和症状：

抑郁的症状

与抑郁症相关的情绪	与抑郁症相关的行为
●极度悲伤	●以前喜欢的事情，现在没有兴趣了
●易怒	●面对有趣的事情，不觉得好笑
●愤怒	●无缘无故地哭泣
●内疚	●对自己无法控制的事情，感到自责
●害怕	●精力不足
●无价值感	●难以集中注意力
●绝望	●比平时睡得多或少
●不知所措	●比平时吃得多或少
●与宝宝在一起时不开心	●远离家人、朋友和社交圈
●缺乏为人父母的快乐	●想伤害自己、宝宝或他人

! 如果你有伤害自己或他人的想法，请立即寻求帮助。

有时，当人们感到非常焦虑和（或）沮丧和绝望时，他们会想到伤害自己或他人。如果你有这样的想法，必须把这些想法告诉你信任的人，并紧急预约医生，立即就医。你还可以拨打当地的心理健康危机热线。如果你担心自己不安全，请拨打紧急求助电话或前往最近的急诊室。

! 如果您感觉自己看到或听到什么（幻觉或幻听），感到绝望，头脑非常混乱，或者觉得不能信任任何人，请拨打紧急求助电话或前往最近的急诊室。

上述症状可能是产后精神病。这种情况非常罕见，但生完孩子后，可能会出现。如果你有任何这些症状，需要立即寻求帮助。请拨打紧急求助电话或前往最

近的急诊室。

可能导致抑郁的危险因素。宝宝出生后，许多女性感到沮丧，且对这种沮丧的感觉感到惊讶和失望。早产是具有创伤性的事件，可能会导致产妇抑郁。在此期间，还有其他因素也可能引发抑郁，包括：

- 与伴侣、家人和朋友的关系发生变化。

- 成为妈妈，发生重大的角色转换。

- 职业或工作中断。

- 生活方式的变化，例如经济压力增加了。

- 疲劳和睡眠不足。

- 除了照顾宝宝，还有其他责任要承担。

- 女性身体发生重大变化，例如体重增加、乳房发生变化。

- 激素水平发生显著变化。

有抑郁或焦虑病史的女性更容易患产后抑郁症。在怀孕前或怀孕期间，医生建议停止服药。分娩后，这些妇女的焦虑或抑郁症状可能会变得严重。

父母有抑郁症会影响宝宝。如果产后抑郁没有得到有效治疗，会影响父母和婴儿之间的关系。陷入抑郁的父母无法和孩子建立联结，感受不到亲密关系带来的喜悦。他们很少对宝宝微笑和说话，对宝宝的需求不敏感或反应迟钝。父母的这些行为会影响宝宝的发育。父母深陷抑郁，宝宝又是早产，在双重影响之下，宝宝很可能发育不良。

> ♥
>
> 我没有精力照顾女儿。我让她吃饱穿好，仅此而已。这些已经耗尽了我的所有能量。我们无法分享快乐时光。作为一位妈妈，我觉得自己毫无价值。心里的内疚让我更加难过，我感到更加抑郁和绝望，就像一个恶性循环。我告诉公共健康护士我的感受，她给我做了产后抑郁症筛查，发现我属于这种情况。

当妈妈情绪低落的时候，就不太可能和宝宝玩耍，以及促进宝宝成长。因此，这些宝宝的安全依恋和信任感比较低。有研究显示，抑郁妈妈生的宝宝容易有行为困难、睡眠障碍，并产生认知、语言、情感和运动发育迟缓等问题。对你和宝宝来说，治疗抑郁症至关重要。抑郁的妈妈接受治疗，并开始采取措施促进宝宝的生长发育后，她们的孩子在游戏中会表现出积极的互动，喂养更顺利，宝宝发出的需求信号会更明确，睡眠模式也更合理，生长发育也有明显改善了。为了你和宝宝，你必须寻求帮助。

父亲和抑郁症。多数研究的重点是母亲和产后抑郁，我们对父亲的情况知之甚少。最近有发现指出，在 NICU 期间和出院后，父亲也会经历压力和抑郁。抑郁症的诱发因素也有很多，包括人际关系和生活方式的变化、经济压力，以及身为提供者/保护者的焦虑，担心无法支持伴侣。父亲目睹了母亲创伤性分娩或婴儿的疾病，这些都成为抑郁的触发原因。身为父亲和家庭的经济支柱，男性可能认为自己应该坚强，应该应付自如并掌控一切。这种巨大的压力让人难以承受，并导致抑郁症的发作。

♥ 在 NICU 期间或出院之后，没有人询问过我伴侣的心理健康状况。直到我寻求一些帮助后，我才意识到他内心备受内疚的折磨，因为宝宝出生后，他不得不陪着我们的宝宝去 NICU，而不能在手术室里陪着我。虽然这个决定是我们一起做的，但他一直对此耿耿于怀，心里充满自责。另外，宝宝出生后的最初时刻，他亲眼看到宝宝小小的身体接受了很多治疗。随后，他有过多次关于这些情景的闪回。他说，他承认自己陷入了心理困扰，感觉很愚蠢。他还说，所有的事情都"发生"在我和宝宝身上，他觉得自己没有权利有心理健康方面的需求。我不得不提醒他，他必须忍受可能失去伴侣和宝宝的恐惧，同时还要努力控制自己，去照顾家里的另一个宝宝。

♥ 在我怀孕期间、宝宝在 NICU 接受治疗期间和出院回家所有过程中，丈夫是我们的依靠。几个月后，我感觉自己的力量恢复了很多，我们的女儿也在健康成长。直到那时，他才承认自己很艰难地应付着这一切。他找到心理专业人员，讨论了自己面临的情况。能够向第三方坦言自己的感受，这对他很有帮助。他终于可以面对自己内心的恐惧和担忧，倾诉一路走来的心理路程了。

　　通常在焦虑或抑郁筛查方面，医疗保健专业人员会更关注母亲，而非父亲。男性可能不会表达他们的情感，不想表现得脆弱、虚弱或无能为力。压抑的情绪损害了他们的心理健康。然而，令人遗憾的是，大多数男性都采取了错误的应对方法，即忽视这些焦虑或抑郁的感觉。事实上，父亲的心理健康和母亲的一样重要。

行动计划：抑郁

采用的方法，可以帮助你应对抑郁：

- 告诉医疗保健专业人员你目前的症状。获得帮助是让自己感觉好些的第一步。

- 正如本章节前面所列出的相关内容，做出一些细小的变化，照顾自己，包括保证充足的营养、合理的休息和适当的运动。

- 避免吸毒或酗酒。

- 设定小且容易实现的目标。

- 咨询医生如何补充维生素和 omega-3 脂肪酸。多吃一些含有 omega-3 脂肪酸的食物也可以，例如鱼肉。

- 与伴侣、好友或家人聊聊你最近的情况。请你的主要支持者每周联系你一次。

- 定期去找医疗保健专业人员复查。

- 寻求心理咨询。许多心理咨询师、精神病学家和心理学家专门研究抑郁症。治疗焦虑和抑郁的方法有认知行为疗法和人际关系疗法。个人、夫妻、家庭或团体都可以接受心理治疗。请医生或其他人推荐合适的心理咨询师，选择一个你感觉比较舒服的人。你可以和多位心理咨询师都试一试，直到找到合适的人选。

- 和医生或精神科医生讨论抗抑郁的处方药。你可能需要尝试不同的药物或不同的剂量，直到你觉得有效果。定期去看医生，接受复查。在停止服药前，请先咨询医生。

- 心理咨询和药物治疗同时进行的话，效果会更好。

> ♥
>
> 　　开始接受心理治疗前，每天伴侣都下班回家了，而我仍然穿着睡衣，也没有吃多少东西。他鼓励我和医生谈谈，但我拖了很久，想着过段时间就好了。现在看来，我真应该早点寻求帮助。心理治疗引导我从不同的角度看待自己的生活，并制定应对方法。药物帮我恢复到正常生活。

　　和医疗保健人员交谈，确定你可以采用的治疗方案。你可以和亲近的人一起讨论，帮你比较各种治疗方案的优缺点，以及如何更好地安排治疗和生活。你也可以考虑让家人或好友来家里帮忙，直到你感觉好些了。记住，治疗的目的是减轻你的症状，改善身体和心理整体的健康状况，以便你可以充满能量，完成那些对你来说很重要的事情。人们会选择适合自己的方式，让自己感觉好起来。总而言之，只有你自己才能决定关于治疗的事情。

创伤后压力

　　从 NICU 接宝宝出院回家后，许多父母都反映，有一段时间，他们感到精神十分脆弱。此前，在 NICU 里的那段时间，你的肾上腺素飙升，一直在恐惧和焦虑中忙忙碌碌，可能会感到身心疲惫，但是那时你会发掘潜能，找到更多的能量度过那段艰难的日子。现在，终于可以接宝宝回家了，你的能量也终于见底了。

> ♥
>
> 　　在家和医院之间往返奔波，这就是那段时间的生活。其他一切事情都被搁置，以便可以陪着宝宝。那时你处在生存模式。现在终于可以接宝宝出院回家，真是太好了！你不用每天早上往医院跑，每天吃餐馆的饭菜等。但是这个转变对于你的身体来说，却是个巨大的冲击。你习以为常的忙碌、喧嚣骤然停止。当你偶尔安静下来反思的时候，那些回忆汹涌而来，把你淹没了。

　　现在，你不需要依靠肾上腺素维持奔跑了，恐惧和焦虑也开始消退。此时，一些原始情绪可能会浮出水面。你可能突然觉得自己和平时不一样了，烦躁、没精打采、一惊一乍，或有睡眠障碍。你的家人和朋友也可能会注意到你的这些变化。

如果你正处于这种状态，不要忽视这些症状，应该听从你内心的声音或他人的意见。你的创伤性经历可能已经持续数周或数月了，包括充满压力的孕期、早产或创伤性分娩、早产儿或生病的新生儿，你感到无助，有时甚至是绝望。在情感上，这些经历令人精疲力竭。

宝宝出院回家了，生活压力比以前少了很多。的确，这很让人高兴。但是，这并不能停止你的想法：刚刚过去的那一切太艰难了。在很多方面，这种感觉就像创伤后应激障碍（PTSD）。这种情况不仅限于退伍军人或目睹暴力犯罪的人。有了 NICU 的经历后，父母也可能会患上创伤后应激障碍。关于那些可怕经历的记忆或唤醒这些记忆的事件，都有可能触发创伤后应激障碍的症状。而且，随着时间的推移，症状可能会发生变化。这些症状出现在创伤性经历后的 1 个月内，但也可能在数月或数年后才出现。

创伤后应激障碍的症状包括：

- 反复出现的侵入性记忆、闪回、梦境 / 噩梦。

- 回避思考或谈论创伤经历。

- 感到绝望、麻木、消极、压抑、内疚。

- 不愿意参加任何活动，不愿意与人交往。

- 难以入睡和集中注意力。

- 出现自伤行为。

♥ 双胞胎出院回家后，我偶尔会泪流满面。然后，我开始做噩梦，并伴有记忆闪回，好像自己又回到了 NICU。在那里，有一次我看到邻床的婴儿正在接受心脏复苏治疗。这段记忆不断地出现在我的脑海里，让我的心脏狂跳不止。而且，我难以入睡，这已经影响到了我的工作。我没有意识到究竟发生了什么。作为家里的男人，我必须成为妻子的依靠。后来，我在网上搜查了自己的症状，了解到产后创伤性应激障碍——正如我的情况。我终于意识到，我不舒服是因为生病了，我真高兴，并找到了一些帮助。

你经历了一次重大的事件，可以和家人、朋友谈谈你的感受。如果你的伴侣有上述一些症状，你应该支持他/她去寻求专业帮助。适当的治疗可以帮助你或家人恢复正常，继续享受生活。你也可以利用社区资源，例如医生，他们会向你推荐心理学家、心理咨询师或精神科医生。许多产科诊所提供长达1年的心理健康资源。另外，有证据表明，记日记、正念和冥想等方法也会有所帮助。请参考上面关于抑郁症的行动计划。

"脆弱儿童综合征"和过度警觉

早产儿在生命初期是比较脆弱的。然而，即使早产儿生长发育得很好，一些父母仍然十分谨慎、保护欲很强。考虑到你所经历的一切，想要保护宝宝免受疾病和伤害是很自然的。但有些父母变得过度警觉，产生一些不必要的担心，例如，稍有顾虑就带宝宝去看医生，打击孩子积极探索周围世界的欲望，避免自己的孩子与其他人和孩子接触以预防疾病，限制孩子参与很多活动，避免可能的危险。这种过度的保护会阻碍宝宝的正常生长发育。他们可能会变得没有安全感、害羞、依赖他人和缺乏自尊。脆弱儿童综合征不是婴儿早产的结果，而是与家长的养育方式有关。

> ♥　　谢天谢地，那位护士一直对我说我的宝宝很"正常"，我应该像对待正常孩子一样对待他。如果不是护士的建议，我还会一直对宝宝娇生惯养，于是我开始让他练习卧着、做刺激练习并让他在游戏垫上自己玩耍。

一旦宝宝的状态稳定下来，而且生长发育都很好，你就应该像对待其他孩子一样对待他，因为他已经不是从前那个脆弱的早产儿了。如果你觉得自己很难做到这一点，可以和其他早产儿父母聊一聊，还可以找宝宝的医生或护士谈一谈。

适应生活新常态

对于家庭来说，早产儿的出生是一件创伤性事件，每个家庭的反应不尽相同。然而，大家的目标都是相同的，即在这次创伤性事件后，每个人都可以恢复到正常的功能水平。找到生活新的常态需要时间，而且每个人和家庭的新常态也不一样，具有独特性。个人优势、牢固的人际关系和以前面对逆境的经验可能会帮助你更快地从创伤性事件中走出来，恢复正常生活。关键是要有耐心，过好当下的每一天，照顾好自己和家人。

现在，你可以计划明年和家人一起去度假。有了宝宝以后，这是全家第一次去度假。外出度假不需要安排得多么奢华。度假可以是一两天或 1 周的时间，可以去拜访住得远一些的朋友或家人。即使是去车程不到 1 小时的地方来一次野餐，也有助于建立你的信心和幸福感。如果宝宝有特殊的健康需要（例如吸氧），则需要额外做些准备，但你仍然可以带着宝宝一起去度假，这可以帮助你喜欢上生活的新常态。

早产儿出生后，有些父母能够快速适应和成长。据他们说，他们对生活有了新的看法。虽然有很多压力，失去了很多梦想，但他们从自身经历中看到了积极的一面，或找到了生命的意义。面对生活中的挑战，他们学会了应对的方法。

♥　其实，宝宝具有惊人的力量。你肯定会感到特别震撼。你已经看过他最脆弱的时候，现在他在你眼前慢慢长大。每天都有新变化，在不知不觉中，他已经会咯咯笑、会坐、会吃辅食、会叫"妈妈"和"爸爸"、会爬上楼梯。宝宝刚出生时，你经历了深刻的担忧和焦虑，现在看到小家伙能顺利实现那些生长发育指标，你会十分兴奋，内心充满深深的感激之情。

♥　是的，我女儿患有脑瘫，需要器械辅助才能走路。但这并不是她生活的全部。她聪明，喜欢阅读；她有趣，喜欢讲笑话；她有爱心，有很多朋友。她只是不能自己走路而已。我们过得很好。生活给了我们柠檬，那我们就做柠檬汽水。

很多早产儿家庭稳定下来并开始愉快地生活以后，他们会想着回馈社会，包括指导其他父母、为 NICU 筹款、在社交媒体和博客发帖分享经验、为其他早产儿编织帽子、为 NICU 的新父母装护理包、成为 NICU 的义工，以及参加世界早产儿日（11 月 17 日）的活动。通过参加这些活动，早产儿父母找到了新的使命，获得了成就感。当你以积极的态度分享自己的故事时，你就帮助了自己和其他人，看到了生活的其他可能性。

> ♥　　现在轮到我帮助别人了。在家待了 1 年后，我打算开始着手做一些有意义的事情。我成了 NICU 的同伴导师，每月做几次志愿者。能够帮助其他家庭度过艰难的 NICU 之旅，我感到非常高兴。

如果早产儿家庭在经历困难或令人悲伤的事件之后，能够恢复正常生活，他们将学到重要的人生经验和应对策略。将来再次面临挑战时，这些家庭往往能够找到解决方法，更快地恢复生活。在本书的第八章中，有些儿早产家庭分享了他们具有震撼力和鼓舞人心的故事。请继续阅读吧！

最后的话

你有什么新策略来搭建自己的"救生圈"？请在下面的横线上写下来吧。

1.＿＿＿＿＿＿＿＿＿＿＿＿＿＿＿＿＿＿＿＿＿＿＿＿＿＿＿＿＿

2.＿＿＿＿＿＿＿＿＿＿＿＿＿＿＿＿＿＿＿＿＿＿＿＿＿＿＿＿＿

3.＿＿＿＿＿＿＿＿＿＿＿＿＿＿＿＿＿＿＿＿＿＿＿＿＿＿＿＿＿

> ♥　　熬过了 NICU 的艰难时刻，出院回家后，我们还得小心翼翼地照顾宝宝。别的父母有了孩子似乎都是喜气洋洋的，我怀疑自己是否会有那样的感觉。我只有睡眠不足、一个接一个的复查、吸奶、喂奶，疲惫不堪。当然，我也很幸运，得到了很多支持。我找到一位了不起的心理学家，帮助我重新梳理 NICU 的经历，并提高我应付创伤后应激障碍的能力。最终，我们的生活安稳了下来。现在，我们的女儿 13 个月大了。看着她长大，圆满实现一个个生长发育目标，成为一个活泼、快乐的孩子，我的内心充满了喜悦。美好的记忆开始越来越多，冲淡了我的可怕的记忆。回忆往事，我不禁对那段经历心存感激。每天太阳升起来，我们都比前一天更强大。

专家建议

早产儿父母度过这一阶段的关键策略：

- 只有照顾好自己，才能照顾好宝宝。

- 搭建自己的支持系统。

- 坦诚地表达你的内心感受和需求。

- 注意过度担心或焦虑、产后抑郁症和创伤后应激障碍的症状。

- 注意自己和伴侣是否有焦虑和抑郁的症状。

- 如果有心理健康问题，不要犹豫，立即寻求专业帮助。

- 开始和宝宝一起迎接生活的新常态。

- 从你自己的经历中看到生命的意义。

第八章

顺利度过早产儿出生后的第一年——成功案例

早产儿出生后的第一年里，你们的生活充满起起伏伏，就像在波涛汹涌的海面上行船。与足月儿相比，照顾早产儿很有挑战性，需要父母花更多的时间和精力。很多早产儿都有持续性的健康问题，需要较长时间慢慢恢复。有时，早产儿的健康状态还会恶化甚至再次住院。简单的感冒可能意味着重新吸氧。早产儿的健康和发育需要密切关注。

早产儿出院回家后，生活上会经历一个艰难的过渡期。父母需要付出大量的耐心和操劳，帮助宝宝恢复健康、治愈和成长。养育早产儿是一项艰巨的任务。通常，父母必须学习特殊的护理技巧，满足早产儿的独特需求。他们经常求助于互联网，寻找相关的健康信息，以便解答自己心中的疑惑，并常常陷入疲惫、担心和不确定中。另外，为了自身的健康，父母也需要获取可靠的信息，以及家人、朋友和社会的支持。

早产儿出生后的第一年里，你们的生活充满坎坷。我们衷心希望本书中的建议可以让你们的生活更加顺利。这些建议都是经过实践检验的，而且覆盖全面。我们希望这些策略可以帮助你们获得力量和信心，从而成为最好的父母。我们希望你们的宝宝健康、快乐、发育良好。祝你们和宝宝顺利开始第二年的生活。在第一年中，你们表现得非常出色。记得和宝宝一起享受生活，拥有更多美好的时刻。

在服务早产儿家庭的工作中，我们发现早产儿父母喜欢听取其他早产儿父母的信息。身为早产儿父母，他们知道自己并不是唯一有这样经历的家庭，会感到十分欣慰。他们十分重视其他早产儿家庭提出的意见，也乐于倾听其他早产儿家庭描述自己的经历。这种分享减少了早产儿家庭的孤独感。我们知道如果没有他们的声音，这本书是不完整的。我们衷心感谢早产儿父母互助小组，他们在书中讲述了自己的经历和经验，丰富了本书的内容。他们主动分享自己的内心感受、自豪感、眼泪、技巧和鼓励。他们这样做，是为了帮助其他早产儿父母顺利度过早产儿出生后的第一年。

本书最后收录了他们的生存故事和巨大的成功经验。曾经的早产儿历尽艰辛，开始健康成长。你可以真切地感受到父母对宝宝满满的爱意和自豪感。

♥ 在我怀孕 30 周时，亚历山大就出生了，体重 1100 克。她在 NICU 里度过了 63 天，经历了坏死性小肠结肠炎和过敏结肠炎。出院前，我强烈感觉到她患有反流，虽然医生没有识别出反流症状，我们还是采取措施缓解了症状。回家两天后，有一次给她喂完奶我们直立抱着她时，她突然全身瘫软、脸色发青。我们只得紧急呼叫救护车，把她送到医院，于是她又住院两周。最后，医生正式确诊她患有胃食管反流，并给予药物治疗，这才逐渐康复起来。

我们曾担心她能否长成一个"正常"的孩子，跟上同龄人的步伐。当看到她实现那些看似普通的生长发育指标时，我们感到无比自豪，比如翻身、迈出第一步、吃辅食。现在，她是一个 4 岁的学龄前儿童了，好奇心强、精力充沛、活泼可爱。她喜欢装扮成自己最喜欢的超级英雄，和小伙伴们一起玩耍，从餐盘里挑出所有的绿色蔬菜，就像所有的 4 岁孩子一样正常。在NICU 的经历给我们最有用的告诫是：父母是孩子最好的守护者。相信你作为父母的第一感觉，当你发现孩子有不对劲的时候，一定要警惕。同时，你也是孩子最大的依靠，帮助她克服面对的困难，是你需要做的。

——戴安娜

♥ 埃米特和卢卡斯，我的两个神奇的宝贝。他们在我孕期 25 周零 3 天时出生，体重分别为 708 克和 765 克。卢卡斯在 NICU 里住了 132 天，埃米特回家则早一些。相对来说，卢卡斯情况更差一些，他用了 72 天的呼吸机，先后因为坏死性小肠结肠炎、动脉导管未闭症及脑出血接受了手术。我们在家处理过喂奶、反流和吸氧的问题。宝宝们出院回家后的第一年，他们的肌肉张力不足，尤其是肩膀处的肌肉，这是一个巨大的挑战。两个孩子努力把手臂举起来玩耍，练习抬头花了很长时间。他们的力量远远低于同龄人。现在，他们已经上二年级了，外表和行为都像典型的 7 岁男孩。毕竟，他们必须努力才能跟得上同龄人，他们正在茁壮成长。他们是我们知道的最坚强、最善良、最有趣的孩子。医生曾告诉我，卢卡斯可能永远不会使用他左侧的身体，还有可能患脑瘫，永远不会跑。但是永远不要低估早产儿的力量。

——米歇尔

♥ 在我怀孕 26 周时，伊斯安出生了，体重 640 克。我们在 NICU 里度过了 110 天。伊斯安需要管饲近两周，使用呼吸机一个半月，接受了治疗动脉导管未闭的手术，患有脑出血，母乳喂养和用奶瓶喂养都很困难。值得庆幸的是，所有这些问题在医院时就都解决了。回家后，我们很不适应 NICU 以外的生活，这是宝宝出院后我们面临的最大困难。我们精心测量他每天需要摄入的液体量，每天给他称重。他不再使用婴儿监视器了，没有了仪器的保障，我们总是担心他睡觉时出现意外，总想抱着他，舍不得把他放到床上睡觉。然而，随着时间的推移，我们变得越来越放松，并意识到如果医护人员认为宝宝有问题，就不会让他出院了。看着伊斯安逐个实现生长发育指标，成为一个如此健康、快乐的孩子，真是太棒了！现在，他 2 岁了，开始蹒跚学步，非常活跃、喜欢冒险、充满好奇心。所以，面对生活一定要有耐心，每天前进一小步，生活就会慢慢地越变越好。

——琳德莎和迈克

♥ 我在孕期患上了子痫前期，经过长时间、可怕的治疗过程，简妮在 29 周时出生了，体重 1080 克，并在两个 NICU 里度过了 59 天。在那里，她遇到一群最有才华和富有同情心的医疗护理专业人员，获得了最好的医治。我们最大的困难是喂养宝宝。这个问题一直持续到她吃辅食才真正得到解决。简妮无法接受哺乳（虽然我们尝试了 5 个月），只能喝早产儿专用配方奶。她的体重增加很慢，用奶瓶吃奶的技巧也不好。我们尝试了很多办法，都没有效果。最后，在简妮大约 6 个月时，在一位作业治疗师的帮助下，她开始学会吃奶的技巧。开始吃辅食以后，这种情况大为改善。现在，简妮两岁了，身体健康，是我们知道的最有活力、最时髦、最快乐的女孩。她讲话滔滔不绝、喜欢加拿大国旗、能在便盆里小便、在水坑里跳来跳去、爱吃零食。这些小小的奇迹就像特殊的魔法。所以，请多点耐心，宝宝会找到适合自己的成长路。

——莎拉和拜伦

♥ 在我怀孕 23 周零 1 天时，蕾娜出生了，体重 500 克，身长 30 厘米。当时，因为胎儿窘迫且臀围小，我不得不接受紧急剖宫产。蕾娜出生后还经历了几分钟的心跳骤停。我们辗转在 3 个 NICU 之间，在那里度过了 155 天。在那期间，蕾娜面临无数的健康问题，包括肠穿孔和大面积的肺出血，还进行了第 2 次心肺复苏。然而，她克服了所有困难，出院时不用吸氧而且完全能从口腔进食。现在，她 16 个月了，爱笑、活泼可爱，语言发育和喂养方面发育很好。毫无疑问，她出生后的前 5 个月是最困难的时期。一方面，我们知道有可能会失去这个宝宝；另一方面，看着这个小家伙经历了那么多苦难，太让人心碎了。然而，每一天又都很精彩。蕾娜让我们认识到，活着就是一个礼物。要满怀信心，即使有时候生活看起来很艰难，但也不要放弃。不要让任何人给你的宝宝贴标签，相信你的直觉，照顾好自己，守护和支持宝宝。无论如何，保持信心。虽然有些人的生命之旅比较短，但每个生命都值得为之奋斗。

——芙拉维亚和丹尼尔

♥ 我在怀孕刚满 29 周时，金斯顿和杰克逊就出生了，那时刚好赶上圣诞节，他们的体重分别是 1020 克和 1162 克。实际上，我们的故事在怀孕早期就开始了，我的两个孩子被诊断为双胎输血综合征。在两个大城市之间往返多次就医后，我接受了子宫内手术，挽救了他们的生命。他们出生后，连续 9 天我们都无法亲手抱抱两个宝宝。在 NICU 住院期间，他们吸氧 73 天，有时还需要隔离、接受疝气手术，眼睛和心脏也有问题。虽然辗转了几家医院，他们还是有可怕的反流和喂养问题。在宝宝出生后 45 天，我们想给他们购买医疗保险，但鉴于宝宝当时的状况，保险公司拒绝了我们的申请。我们强烈建议其他父母，在宝宝出生后 30 天内必须给宝宝申请保险。在 NICU 里度过 113 天后，我们的双胞胎出院了，但仍患有慢性肺病，而且需要接受心脏病、反流和喂养的随访，每月需要支付高达 600 多美元的医药费。出院回家后的几个月里，多亏了有一个医疗团队的帮助，我们得以在家里安顿下来。现在，我们的两个儿子都快两岁了。他们非常有韧性、坚强，是我见过的最快乐的小家伙。我们充满了感激之情。

——黑丝尔和杰森

♥　在我怀孕 27 周零几天时，玛玛出生了，体重 905 克。虽然她很弱小，但生命力顽强。她在两家医院的 NICU 里度过了 89 天。在 NICU 时，她表现得很好，但是因为患上流感，所以在医院多待了两周。接玛玛出院回家后，没有婴儿监视器保障她的安全，我们觉得很害怕。但感恩的是，玛玛按照自己的节奏，轻松地实现了每个阶段的生长发育指标。这是我们最大的快乐。现在，她已经两岁了。大多数的日子里，我都忘记了曾在 NICU 的经历，因为她发育得很好。不管你感觉希望多么渺茫或害怕，都要享受每一天，因为黑暗的尽头就是光明。

——安妮和米歇尔

♥　在我怀孕 27 周时，诺亚出生了，体重 800 克。这太让人吃惊了！因为我们的第一个孩子是足月出生的。诺亚在两个 NICU 里度过了 66 天，他面临呼吸问题、早产儿视网膜病变、动脉导管未闭、喂养困难、反流和疝气修复等问题。现在，他是一个了不起的两岁男孩，充满活力，我们一直深受鼓舞。而且，他的生长发育水平已经赶上了同龄人。诺亚是早产儿，照顾他非常消耗精力，所以我们有时很难照顾到大宝的需求。回顾在 NICU 里的经历，我们的收获很多，对很多事情的看法也有了改变。每一天，我们都心怀感激。我们相信，早产儿的父母是最坚强、最具韧性的人。恭喜！你创造了奇迹！你成功了！

——尼科洛和米歇尔

♥　沃利是我们的第一个孩子，他在我怀孕 26 周时就出生了，体重 766 克。沃利的早产让我们着实很吃惊。然而，我们永远无法确定是什么原因导致了我的早产。沃利在 NICU 里待了 113 天，经历了早产儿视网膜病变、坏死性小肠结肠炎、发育不良、喂养困难、胃食管反流以及呼吸、睡眠问题。当我们感到不知所措时，会先冷静一下，努力相信每个艰难的时刻都会过去。这样的想法帮助我们渡过了难关。在沃利出生后近两年的时间里，他断断续续一直需要呼吸支持。然而，他是一个非常活泼的孩子，虽然早期经历很多困难，但他仍然长成了一个快乐、健康的 4 岁男孩。最后，我们终于可以带着他外出了，一家人一起感受生活，真是太棒了！

——阿曼达

♥　在我怀孕 26 周时，通过紧急剖宫产生下了威廉和亚历山大。威廉体重 682 克，亚历山大体重 992 克。威廉不得不几次使用呼吸管呼吸，还患有严重的早产儿视网膜病变，需要注射治疗。后来，他又接受了眼科激光手术。此外，他反流严重，导致厌恶口腔进食。亚历山大肠道有问题，并影响到了他的呼吸。亚历山大在 NICU 里住了 4 个月，然后出院回家。威廉手术后，又在儿童医院待了两周才出院，回家时带着氧气包和饲食管，这让我们的家庭生活变得很复杂。我们最大的成就是帮助威廉摆脱管饲。现在，他们矫正月龄 10 个月了，喜欢到处爬和争抢彼此的玩具。拥有早产儿是一项艰巨的挑战，但也是一份意外的礼物。当我们在晚上第一次被宝宝的哭声吵醒时，我感到特别神奇，心中充满感激之情：我们的孩子终于回家了！

——坎达斯和易安

致　谢

我们十分感谢早产儿父母的无私奉献和贡献。这些家长分成主题小组，帮助我们确定了本书的重点，提供了饱含深情和震撼人心的故事，评审了各章节内容的相关性和完整性。凭借他们各自的生活经历，让本书的内容十分生动，充满了生活气息。

我们还要感谢自己的家人。在我们投入这个重大的项目时，他们给予了很多的支持、鼓励和耐心。很多时候，写书的事情占用了我们的家庭聚餐、做家务和购物的时间，但没有人抱怨。我们家的小狗也一直陪伴着我们。家人的陪伴很有疗愈作用，偶尔把我们从工作中唤醒，告诉我们：应该休息啦！

我们衷心地感谢审稿人仔细评审我们的稿件，并提出了编辑意见。还要感谢插画师凯莉·萨沃瓦德，接受这个任务时，她正在完成视觉传达设计学位最后一年的学习。在婴儿绘画方面，她的艺术天赋给了我们一个惊喜。希望这个项目能助她的事业一臂之力。

作为初次写书的作家，我们十分感谢出版顾问公司"第二页策略"（Page Two Strategies），为我们提供了专业的出版知识。以前，我们发表的作品大多数都是学术方面的文章，为早产儿群体写作是新的挑战。多亏了"第二页策略"的帮助，我们学会了用适合家长的语言，传达我们作为专家的建议。另外，他们帮助我们揭开了出版行业的神秘面纱，整个合作过程非常便捷和简单明了。如果没有他们对细节和时间的严格把控，这本书可能会花更多的时间，也许永远都完不成！

塔米还要感谢她所在的大学准许她一年的假期，全身心投入这个项目，把梦想变成了现实。

我们在一次静修写作时，遇到了一位善良的陌生人。他被我们的热情和愿景吸引，赠给我们一瓶很好的红酒。我们坐在壁炉旁，一边品着红酒，一边构思本书的开头，思绪自由地流动……在此，我们对这位陌生人表示真诚的谢意。

我们也要感谢彼此。我们两个人在教育、职业和个人生活中，有很多交集。

我们在两所不同的学校里，完成了各自的专业学习；我们在同一个团队里工作；我们都曾做过彼此的领导；我们各自有两个孩子；我们都很喜欢金毛犬；我们注定要在如此大的项目上合作。共同创作有很多困难，但我们努力一起写作、编辑、讨论增加或删除某些内容，我们是亲密的朋友和同事。